GREEN NOTE

麻酔科グリーンノート

国沢卓之 監修
旭川医科大学麻酔・蘇生学講座教授

岩崎 肇 編著
旭川医科大学病院麻酔科蘇生科

中外医学社

執筆者（執筆順）

山 本 兼 二	名寄市立総合病院 麻酔科
佐 古 澄 子	千葉県こども病院 麻酔科
飯 田 高 史	旭川医科大学 麻酔・蘇生学講座
吉 村 　 学	宇部興産中央病院 麻酔科
林 　 健太郎	旭川医科大学病院 麻酔科蘇生科
神 田 浩 嗣	旭川医科大学 麻酔・蘇生学講座
島 田 舞 衣	旭川医科大学病院 麻酔科蘇生科
大 城 　 茜	旭川医科大学病院 麻酔科蘇生科
岩 崎 　 肇	旭川医科大学病院 麻酔科蘇生科
菅 原 亜 美	旭川医科大学病院 麻酔科蘇生科
田 中 博 志	旭川医科大学病院 麻酔科蘇生科
稲 垣 泰 好	名寄市立総合病院 救急科
和 泉 裕 己	旭川医科大学病院 麻酔科蘇生科
笹 川 智 貴	旭川医科大学病院 麻酔科蘇生科
佐 藤 　 慎	旭川医科大学病院 麻酔科蘇生科
小野寺美子	旭川医科大学病院 緩和ケア診療部
神 田 　 恵	旭川医科大学 麻酔・蘇生学講座
衛 藤 由 佳	旭川医科大学病院 集中治療部
高 橋 桂 哉	旭川医科大学病院 麻酔科蘇生科
丹保亜希仁	旭川医科大学 救急医学講座
山 口 卓 哉	旭川医科大学病院 麻酔科蘇生科
平 川 　 啓	旭川医科大学病院 麻酔科蘇生科
大 城 正 哉	旭川医科大学病院 麻酔科蘇生科
呉 　 健 太	旭川医科大学病院 麻酔科蘇生科
鷹 架 健 一	旭川医科大学病院 麻酔科蘇生科
遠 山 裕 樹	旭川医科大学 麻酔・蘇生学講座
山 本 邦 彦	札幌禎心会病院 麻酔科
工 藤 愛 理	旭川医科大学病院 麻酔科蘇生科

井尻えり子	旭川医科大学病院 麻酔科蘇生科
森　千惠	旭川医科大学病院 麻酔科蘇生科
多田雅博	名寄市立総合病院 麻酔科
鷹架博之	遠軽厚生病院 麻酔科
宮下佳子	メディカルトピア草加病院 麻酔科
菊地千歌	宮城県立こども病院 集中治療科
黒澤　温	旭川医科大学病院 手術部
山岸昭夫	元生会森山病院 麻酔科
矢野喜一	旭川医科大学病院 麻酔科蘇生科
杉浦孝広	国立病院機構東京医療センター 麻酔科
川村大資	旭川医科大学病院 麻酔科蘇生科
佐藤　泉	旭川医科大学病院 麻酔科蘇生科

監修の序

　本書籍は，株式会社中外医学社企画部の鈴木様にお声がけい
ただいたところから企画立案が開始されました．「臨床現場で本
当に必要な情報を凝縮したポケットマニュアル」というコンセ
プトに惹かれ，「内容に統一性を図るため，一施設で実施されて
いる臨床内容で構成する」というシリーズの対象に本教室を選
んでいただいたことが光栄であり，二つ返事で承諾いたしまし
た．あれからたった一年で，監修の序を記載できるようになっ
たスピード出版に，編集者・執筆者・出版社企画者の皆様には
感服の至りです．

　項立てを行う際に，麻酔科領域に存在する数多くの研修マ
ニュアルを拝読し，全ての書籍が「非常に洗練されて，臨床に
役立つ書籍」であることを再認識しました．そこで，どのよう
な書籍を目指すかと考え，「シンプルなのに一網打尽」という
キャッチフレーズを編集者と企画者にお伝えしました．麻酔を
実施する場合には広い分野の知識が必要で，時に特殊疾患の概
要を知っている必要もあります．麻酔科医には「バランスと調
和」が必要であると常に思っています．ある一つの事象に捕ら
われて全体を見られなくなっても困りますし，かと言って，理
論に裏付けられた知識なしに，妥協からの選択をすることも許
容されません．故に，今回目指した専攻医のためのマニュアル
は，知りたいことがすぐわかる書籍でありながら，重要事項を
網羅している必要がありますし，結果として，専門医でも手に
したくなるマニュアルにもなると感じております．

　「マニュアル世代」と揶揄されることもありますが，マニュア
ルがない時代の医療は，「指導者からの教え」や「書籍・論文な
どの情報」を断片的につないで，個人が体系化することが多かっ
たと思います．これは，時に，多様な臨床や秀でた手法に繋が
るかも知れません．しかし，私を含めた指導者は，「同じ所」を
強調し，時に，伝え忘れたり，誤った情報や古い概念を伝えた
りする可能性もあります．マニュアルで標準化された医療を習

得した上で，そこから発展させることに，確実な医療の進化があると感じています．

　今回，編集作業を担当した岩崎 肇先生は，視野が広く，全体を把握した上で細部にまで気を配ることに長けているので，私の無茶なコンセプトを理解し，理想的な書籍に仕上げてくれました．この書を手にした皆様，周りの医療スタッフにとって，臨床に役立つことが一つでも多くありますこと，一人でも多くの患者様と御家族がその恩恵を受けられることを願いつつ，出版に関わられた全ての皆様に感謝申し上げ，監修の序といたします．

　　2018 年 3 月

旭川医科大学 麻酔・蘇生学講座

国沢卓之

編集の序

　『麻酔科グリーンノート』は，麻酔学を学ぶ初期研修医や後期研修医向けの教科書を目指して編集を始めました．執筆は旭川医科大学 麻酔・蘇生学教室の医局員と同門の先生方のみで担当し，総論・各論共にそれぞれの分野のスペシャリストに依頼しました．結果として，麻酔科専門医を取得後も十分使える教科書になったと思います．総論では，一般的な内容に加え，経食道心エコーや脳代謝モニタリングなどの周術期モニタリングの内容を充実させました．近年話題の肺エコーや，今後注目されるかもしれない眼底血流など，まだ一般的な書籍には掲載されていないような内容も含めました．当教室が得意とする神経ブロックに関しても，手技だけではなく，実際に用いたらよい薬剤の濃度・量などの一例も記載しました．各論では，内容を術前・麻酔・術後に分けて記載することにより，手術中だけではなく，周術期の管理を理解できるようにしました．

　紙面構成においては，すべての項目の冒頭に P O I N T を配置し，特に重要なことが一目でわかるようにしました．また，memo ，注意 ，Advice などで知っておくべきポイントを抽出しました．薬物名はなるべく一般名と商品名の両方を記載し，商品名を調べる手間を省きました．予期せぬ合併症が発生した場合も，本書でそれを調べ，すぐに対処できるはずです．

　最後に，本書を編集する機会を与えて下さいました旭川医科大学 麻酔・蘇生学講座 国沢卓之教授をはじめ，分担執筆者の先生方，中外医学社社長 青木 滋様，企画部・編集部の皆様に深く感謝申し上げます．

2018 年 3 月

旭川医科大学病院 麻酔科蘇生科

岩崎　肇

目次

I 総論

1 術前管理

1 ▶	説明と同意	〈山本兼二〉	2
2 ▶	術前診察，術前評価	〈山本兼二〉	4
3 ▶	術前絶飲食	〈山本兼二〉	9
4 ▶	麻酔前投薬	〈佐古澄子〉	11
5 ▶	手術の中止・延期	〈佐古澄子〉	14
6 ▶	術前の使用薬物	〈飯田高史〉	16
7 ▶	緊急手術の術前評価	〈山本兼二〉	19

2 モニタリング

1 ▶	循環モニタリング		21
	心電図	〈吉村　学〉	21
	非観血的動脈圧（NIBP）	〈吉村　学〉	24
	観血的動脈圧	〈吉村　学〉	27
	中心静脈圧（CVP）	〈吉村　学〉	30
	肺動脈圧，肺動脈楔入圧	〈林　健太郎〉	32
	混合静脈血酸素飽和度	〈林　健太郎〉	36
	心拍出量	〈林　健太郎〉	39
	経食道心エコー（TEE）	〈神田浩嗣〉	43
2 ▶	脳代謝モニタリング		51
	NIRS, rSO_2, SjO_2	〈島田舞衣〉	51
	運動誘発電位（MEP）	〈大城　茜〉	54
3 ▶	脳循環モニタリング		56
	経頭蓋超音波ドプラ（TCD）	〈神田浩嗣〉	56
	眼血流	〈神田浩嗣〉	59
4 ▶	筋弛緩モニタリング	〈岩崎　肇〉	62
5 ▶	麻酔モニタリング		65
	BIS（bispectral index）モニター	〈菅原亜美〉	65
	薬物動態・薬力学モニタリング	〈菅原亜美〉	67
6 ▶	肺エコー	〈田中博志〉	70

ix

7 ▶ 凝固モニタリング ……………………………………〈飯田高史〉 75

▌3▌ 術中使用薬

1 ▶ 吸入麻酔薬 …………………………………………〈稲垣泰好〉 77
2 ▶ 静脈麻酔薬 …………………………………………〈菅原亜美〉 81
3 ▶ 麻薬性鎮痛薬・拮抗薬 ……………………………〈和泉裕己〉 87
4 ▶ 筋弛緩薬 ……………………………………………〈笹川智貴〉 91
5 ▶ 心血管系作動薬 ……………………………………………………94
　カテコラミン ……………………………………〈佐藤　慎〉 94
　降圧薬, その他 …………………………………〈佐藤　慎〉 97
6 ▶ 局所麻酔薬 ……………………………………………………………99
　局所麻酔薬 ………………………………………〈小野寺美子〉 99
　局所麻酔薬中毒 …………………………………〈小野寺美子〉 102
7 ▶ 輸液・輸血 …………………………………………………………105
　輸液製剤…………………………………………〈神田　恵〉 105
　輸血製剤…………………………………………〈神田　恵〉 108

▌4▌ 全身麻酔の実際

1 ▶ 麻酔器の構造・始業点検 …………………………〈稲垣泰好〉 112
2 ▶ マスク換気 …………………………………………〈衛藤由佳〉 115
3 ▶ 声門上器具 …………………………………………〈衛藤由佳〉 118
4 ▶ 気管挿管 ……………………………………………………………121
　挿管器具・チューブの種類と選択 ……………〈衛藤由佳〉 121
　気管挿管方法 …………………………〈衛藤由佳/高橋桂哉〉 125
　DAM（difficult airway management） …………〈田中博志〉 129
　抜管 ………………………………………………〈田中博志〉 133
5 ▶ ライン確保 …………………………………………〈林　健太郎〉 136
6 ▶ 呼吸器の設定 ………………………………………〈丹保亜希仁〉 141
7 ▶ 麻酔維持 ……………………………………………………………144
　バランス麻酔 ……………………………………〈山口卓哉〉 144
　TIVA ……………………………………………〈島田舞衣〉 146
　VIMA（吸入麻酔による麻酔導入と維持） ………〈稲垣泰好〉 148
8 ▶ 鎮静 …………………………………………………〈和泉裕己〉 150

▌5▌ 鎮痛法

1 ▶ 脊髄くも膜下麻酔 …………………………………〈平川　啓〉 153

2 ▶ 硬膜外麻酔，仙骨硬膜外麻酔 ……………………〈平川 啓〉156

3 ▶ 神経ブロック ………………………………………… 160
　　　上肢 …………………………………〈小野寺美子〉160
　　　下肢 …………………………………〈高橋桂哉〉165
　　　体幹，その他 ………………………〈高橋桂哉〉172

4 ▶ その他の鎮痛法：iv-PCA ………………………〈平川 啓〉177

II ▶ 各 論

┃1┃ 各科麻酔

1 ▶ 外科 ……………………………………………………… 182
　　　胃切除…………………………………〈大城正哉〉182
　　　食道全摘……………………………〈大城正哉〉184
　　　肝切除…………………………………〈大城正哉〉185
　　　膵頭十二指腸切除 …………………〈大城正哉〉187
　　　イレウス・腸切除 …………………〈大城正哉〉188
　　　腹腔鏡下胆嚢摘出・腹腔鏡下結腸切除 ………〈大城正哉〉190

2 ▶ 胸部外科 ……………………………………………… 192
　　　肺切除 ………………………………〈呉 健太〉192
　　　漏斗胸手術 …………………………〈鷹架健一〉195
　　　縦隔腫瘍手術 ………………………〈鷹架健一〉197

3 ▶ 血管外科 ……………………………………………… 199
　　　腹部大動脈瘤手術 …………………〈呉 健太〉199
　　　胸部大動脈瘤手術 …………………〈呉 健太〉205
　　　内頚動脈内膜剥離 …………………〈山口卓哉〉211
　　　上腕動脈表在化 ……………………〈山口卓哉〉213

4 ▶ 心臓外科 ……………………………………………… 215
　　　人工心肺下心臓手術 ………………〈遠山裕樹〉215
　　　CABG ………………………………〈遠山裕樹〉219
　　　僧帽弁形成術・置換術 ……………〈遠山裕樹〉222
　　　大動脈解離手術 ……………………〈遠山裕樹〉226
　　　TAVI …………………………………〈遠山裕樹〉229
　　　小児心臓手術 ………………………〈佐藤 慎〉233

5 ▶ 脳外科 ………………………………………………… 240
　　　未破裂脳動脈瘤手術（開頭クリッピング）………〈山本邦彦〉240
　　　脳腫瘍手術 …………………………〈和泉裕己〉243

下垂体腺腫手術 ……………………………〈山本邦彦〉246

6 ▶ 整形外科 ……………………………………………… 249

脊椎手術………………………………………〈工藤愛理〉249

股関節手術（人工股関節置換術）…………〈井尻えり子〉251

膝関節手術（人工膝関節置換術，前十字靭帯再建術）

………〈井尻えり子〉253

上下肢骨折手術 ……………………………〈井尻えり子〉256

下肢切断術 …………………………………〈井尻えり子〉259

7 ▶ 泌尿器科 ……………………………………………… 261

経尿道的膀胱腫瘍切除術（TUR-Bt），

経尿道的前立腺切除術（TUR-P）…………〈森　千惠〉261

膀胱全摘術，前立腺全摘術 …………………〈森　千惠〉263

経尿道的尿管砕石術（TUL），膀胱尿管新吻合…〈森　千惠〉265

褐色細胞腫摘出術 ……………………………〈多田雅博〉266

8 ▶ 耳鼻科 ………………………………………………… 268

耳下腺腫瘍摘出，鼓室形成術………………〈大城　茜〉268

声帯手術………………………………………〈島田舞衣〉269

喉頭微細手術（ラリンゴマイクロ手術）…………〈大城　茜〉272

甲状腺摘出術 …………………………………〈大城　茜〉273

扁桃摘出，アデノイド切除 …………………〈大城　茜〉274

9 ▶ 眼科 …………………………………………………… 276

硝子体手術，強膜内陥術，斜視手術 ………〈鷹架博之〉276

10 ▶ 精神科 ………………………………………………… 278

電気痙攣療法 …………………………………〈多田雅博〉278

11 ▶ 婦人科 ………………………………………………… 280

子宮鏡手術，子宮内膜掻爬術………………〈鷹架博之〉280

子宮全摘術（単純，広汎，腹腔鏡下，膣式）…〈鷹架博之〉282

子宮外妊娠，卵巣腫瘍手術 …………………〈鷹架博之〉284

12 ▶ 産科 …………………………………………………… 286

総論 ……………………………………………〈宮下佳子〉286

帝王切開術 ……………………………………〈岩崎　肇〉291

妊婦の麻酔 ……………………………………〈宮下佳子〉295

13 ▶ 小児科 ………………………………………………… 298

総論 ……………………………………………〈佐古澄子〉298

低出生体重児の麻酔 …………………………〈菊地千歌〉305

鼠径ヘルニア，臍ヘルニア …………………〈菊地千歌〉307

食道閉鎖，鎖肛 ……〈菊地千歌〉309
14 ▶ 移植 …… 312
肝移植術 ……〈黒澤　温〉312
腎移植術 ……〈黒澤　温，山岸昭夫〉314
15 ▶ ロボット支援手術 …… 316
ロボット支援腹腔鏡下前立腺全摘術（RALP），他
……〈森　千惠〉316

2 合併症とその対策

1 ▶ 呼吸器系 …… 319
低酸素 ……〈山口卓哉〉319
気管支喘息 ……〈山口卓哉〉322
喉頭痙攣 ……〈矢野喜一〉325
2 ▶ 循環器系 …… 327
低血圧，高血圧 ……〈丹保亜希仁〉327
不整脈 ……〈丹保亜希仁〉330
心停止 ……〈丹保亜希仁〉335
アナフィラキシー ……〈丹保亜希仁〉338
肺血栓塞栓症 ……〈杉浦孝広〉341
3 ▶ 消化器・代謝系 …… 343
悪性高熱 ……〈矢野喜一〉343
術後悪心・嘔吐（PONV）……〈矢野喜一〉345
シバリング ……〈山本邦彦〉347
4 ▶ 中枢・末梢神経系 …… 351
硬膜穿刺後頭痛（PDPH）……〈矢野喜一〉351
術後嗄声 ……〈呉　健太〉353
術後神経障害 ……〈山本邦彦〉356
5 ▶ その他 …… 361
再手術，再挿管 ……〈岩崎　肇〉361

3 合併症を有する患者の麻酔

1 ▶ 腎機能障害 …… 363
腎不全・透析患者 ……〈神田　恵〉363
2 ▶ 肺機能障害 …… 366
肺気腫，巨大ブラ ……〈神田　恵〉366

3 ▶ 上気道閉塞 ………………………………………………………… 368
　　睡眠時無呼吸症候群（SAS），放射線照射後，咽頭腫瘍
　　　　　　　　　　　　　　　………………〈多田雅博〉 368
4 ▶ 肝機能障害 ………………………………〈多田雅博〉 371
5 ▶ 虚血性心疾患 ……………………………〈杉浦孝広〉 374
6 ▶ 低心機能患者 ……………………………〈杉浦孝広〉 376
7 ▶ ペースメーカー …………………………〈杉浦孝広〉 378
8 ▶ 内分泌疾患 ………………………………………………………… 380
　　糖尿病 ……………………………………〈川村大資〉 380
　　甲状腺機能亢進・低下症 ………………〈川村大資〉 382
9 ▶ 関節リウマチ ……………………………〈川村大資〉 384
10 ▶ 統合失調症 ………………………………〈川村大資〉 386
11 ▶ 抗凝固薬・抗血小板薬使用患者 ………〈飯田高史〉 388
12 ▶ ヘパリン起因性血小板減少症（HIT）………〈小野寺美子〉 392
13 ▶ 重症筋無力症………………………………〈岩崎　肇〉 395
14 ▶ 輸血拒否患者………………………………〈黒澤　温〉 397
15 ▶ 稀な疾患 …………………………………〈佐藤　泉〉 400
　　①神経・筋疾患 …………………………………………………… 400
　　②呼吸器疾患 ……………………………………………………… 404
　　③循環器疾患 ……………………………………………………… 406
　　④内分泌・代謝疾患 ……………………………………………… 410
　　⑤皮膚・粘膜・結合織疾患 ……………………………………… 414
　　⑥血液疾患 ………………………………………………………… 417

索引 …………………………………………………………………… 421

I

総 論

1. 術前管理

▶1 説明と同意

POINT
- 患者が理解できる説明を心がける．
- 一方的な説明ではなく，患者の心情への十分な配慮をする．
- 同意を取得したからといって，トラブル時にはすべての責任を回避できるわけではない．

▶インフォームドコンセントとは

- 医療においてインフォームドコンセントとは「説明の上での同意」，「納得医療」などといわれる．医師法第23条，医療法第1条4第2項 memo が医療行為に対する説明義務の根拠となっている[1]．
- 患者背景を把握するために過去の診療記録などからの事前の情報収集は綿密に行い，個々の状況に即したインフォームドコンセントに努める．説明は患者が十分に理解できるように，平易な言葉やイラストなどを用いて行うのがよい．また，患者は手術に対する不安を抱えていることを理解し，心情への十分な配慮が不可欠である．

> 医師法第23条：医師は，診療をしたときは，本人又はその保護者に対し，療養の方法その他保健の向上に必要な事項の指導をしなければならない．
> 医療法第1条4第2項：医師，歯科医師，薬剤師，看護師その他の医療の担い手は，医療を提供するに当たり，適切な説明を行い，医療を受けるものの理解を得るように努めなければならない．

▶インフォームドコンセントの実際

- 実際には，同意書に麻酔方法と麻酔合併症についての説明を記載し，必要に応じてパンフレットやイラストなどを用いて説明を行い，署名で同意を取得する．
- 精神疾患，認知症，意識障害，未成年者などの同意能力や自己決定に問題がある場合は保護者などの代理人による同意が必要となる．

▶麻酔方法の説明

- 全身麻酔，硬膜外麻酔，脊髄くも膜下麻酔，神経ブロックなどの具体的な麻酔方法，動脈ライン確保，中心静脈カテーテル留置などの処置について提案し，イラストなどを使ってわかりやすく説明する．
- 手術当日の術前カンファレンスで最終的な麻酔方法を決定するの

で，実施する可能性がある方法についてはすべて説明が必要である．麻酔方法に関する患者の希望がある場合には配慮が必要となる．

● 「入室したら手術台で仰向けになり，点滴を取り，マスクを当て，深呼吸をして…」のような具体的な流れを説明すると入室後の患者の不安軽減につながる．

▶ **合併症について**（表1）

● 実施する麻酔方法によって起こり得る合併症について，頻度が高い，もしくは予後不良なものについては説明の必要がある．

● 患者の既往により重点的に説明すべきポイントは異なる（例：心筋梗塞の既往があれば心合併症について）．

● 合併症リスクについての説明を詳細に行うだけではいたずらに患者の不安を煽ることになるため，「いかなる状況においても対処できるような十分な準備をして麻酔を行っている」ことを伝え，患者からの信頼を得ることが大切である．

表1 麻酔による主な合併症

麻酔方法	合併症
全身麻酔	心筋梗塞，脳卒中，肺炎，ショック，術中覚醒，歯牙損傷，術後悪心・嘔吐（PONV），嗄声
硬膜外麻酔，脊髄くも膜下麻酔	硬膜外血腫，硬膜外膿瘍，神経損傷，硬膜穿刺後頭痛（PDPH），馬尾症候群，血圧低下・ショック
神経ブロック	神経損傷，穿刺部感染，局所麻酔薬中毒，気胸（傍脊椎ブロックなど）
その他	肺血栓塞栓症，アレルギー，不穏，気胸・心タンポナーデ（中心静脈カテーテル，肺動脈カテーテル），食道・歯牙損傷（経食道心エコー），術前合併症によるリスク

参考文献
1) 西山美鈴. 麻酔科レジデントマニュアル. 3版. 東京: ライフリサーチ・プレス; 2008. p.11-29.
2) 菊地千歌, 岩崎 寛. 術前回診の基本とインフォームドコンセント. In: 永井良三, 他編. 麻酔科研修ノート. 1版. 東京: 診断と治療社; 2012. p.46-9.

〈山本兼二〉

1. 術前管理

▶2 術前診察，術前評価

P O I N T
- 術前診察，術前評価は安全な麻酔管理の第一歩である．
- 十分な術前評価によって周術期のリスク回避が可能となる．
- 評価すべきポイントを理解しよう．

▶術前診察・術前評価の意義

- 術前診察を行うことで，術前に対処可能な既往歴，アレルギー歴，リスク因子などの把握が可能である．その上で安全な周術期管理のための最善の麻酔法の選択を上級医と共に行い，術当日のカンファレンスで患者情報を提示し，最終的に麻酔方法を決定する．

▶術前診察の実際

- 緊急手術→Ⅰ-1-7. 緊急手術の術前評価（19頁）参照．
- 通常はあらかじめカルテや術前検査の情報を収集した上で，手術前日にベッドサイドにて患者および家族に医療面接，診察を実施する（図1）．
- 病室が個室ではない場合は，プライバシーへの配慮が必要であり，場合によっては面談室などを確保するなどの対処が必要である．
- 図2のような各施設独自の術前評価シートを用いて情報収集，術前評価を行う．
- 術前に把握すべきポイントは以下のようなものである[1,2]．
  - ・全身状態（ASA physical status 分類〔表1〕，NYHA 分類〔表2〕，Hugh-Jones 分類〔表3〕）
  - ・検査データ（血液検査，血液ガス分析，心電図，呼吸機能検査，胸・腹部レントゲン，CT，MRI，心エコー　など）
  - ・既往歴，合併症（アレルギー，喘息，喫煙歴・禁煙期間〔表4〕，ラテックスアレルギーに関する食品や職業歴なども〔表5〕）
  - ・麻酔歴（麻酔合併症の既往なども）
  - ・内服歴
  - ・気道確保困難の評価〔表6, 7〕（Mallampati 分類〔図3〕，3-3-2チェック〔図4〕，upper lip bite test〔図5〕，thyroidmental distance〔図6〕など）
  - ・その他（意思疎通，聴力・視力，出血傾向，消毒液アレルギー，運動・神経障害，動揺歯，感染症，悪性高熱症の家族歴など）

Anesthesiology Green Note

1 術前管理

```
情報収集
(カルテ,看護記録,
術前検査,術式把握)
  →
医療面接・診察
術前IC・同意取得
  →
病棟指示
(内服,絶飲食など)
麻酔方法の決定
```

図1 術前診察の流れ

手術前評価記録用紙

氏名：
ID：

麻酔計画・周術期リスク項目

ASA　Ⅰ Ⅱ Ⅲ Ⅳ Ⅴ Ⅵ：E
NYHA　Ⅰ Ⅱ Ⅲ Ⅳ
H-Jones　Ⅰ Ⅱ Ⅲ Ⅳ Ⅴ
Mallampati分類　Ⅰ Ⅱ Ⅲ Ⅳ

歳　　　cm　　　kg
BMI：

SAS・いびき	+/−
開口制限	+/−
動揺歯	+/−
頸伸展困難	+/−
脳血管障害	+/−
瞳孔不同	+/−
神経障害	+/−
喘息	+/−
喫煙　本/日　年	
風邪(1カ月以内)	+/−
高血圧	+/−
心疾患	+/−
腎疾患	+/−
肝疾患	+/−
糖尿病	+/−
アレルギー	+/−
出血傾向	+/−
麻酔歴	+/−
悪性高熱症	+/−
妊娠・授乳	+/−
予防接種	+/−
静脈確保	難/易
Allen Test　右	可/不可
左	可/不可

心電図
HR
NSR ・Af ・AVB
NAD ・LAD ・RAD
LVH ・ST change

呼吸機能
%VC　　VC
FEV1%　　FEV1

最終経口摂取時間

日付/診察医署名
　　年　　月　　日　　(担当医)　　　　　　/(指導医)

図2 術前評価記録用紙

表1 ASA physical status分類

Class 1　正常健康患者
Class 2　軽度の全身性疾患を有する患者（軽度の糖尿病，高血圧症，喫煙，肥満など）
Class 3　高度の全身性疾患を有する患者（軽症のCHF，安定狭心症，病的肥満など）
Class 4　常に生命を脅かすほどの高度の全身性疾患を有する患者（不安定狭心症，症候性CHFなど）
Class 5　手術を行わなければ延命が期待できない瀕死の患者
Class 6　ドナー目的で臓器摘出される脳死宣告された患者
※緊急手術には末尾にEをつける

表2 NYHA（New York Heart Association）心機能分類

1度　心疾患を有するが，そのために身体活動が制限されることがない患者．日常動作で疲労，動悸，呼吸困難，狭心症症状を起こさない．

2度　心疾患を有し，そのために身体活動が軽度に制限される患者．安静時は無症状だが，通常の身体活動で疲労，動悸，呼吸困難あるいは狭心症症状を起こす．

3度　心疾患を有し，そのために身体活動が高度に制限される患者．安静時は無症状であるが，通常以下の身体活動で疲労，動悸，呼吸困難あるいは狭心症症状を起こす．

4度　心疾患を有し，そのために非常に軽度の身体活動でも愁訴をきたす患者．安静時においても心不全症状あるいは狭心症症状をきたす．

表3 Hugh-Jonesの呼吸困難の重症度分類

1度　同年齢の健康者同様の労作ができ，歩行や階段昇降も同様にできる．
2度　同年齢の健康者と同様に歩行はできるが，坂道や階段の昇降はできない．
3度　平地でさえ健康者並には歩けないが，自分のペースならば1.6km以上は歩ける．
4度　休みながらでなければ50m以上は歩けない．
5度　会話，衣服の着脱にも息切れがする．息切れのために外出できない．

表4 禁煙期間と効果

	呼吸器		循環器・その他
4〜6日	線毛運動の回復	12〜24時間	CO・ニコチン血中濃度減少
5〜10日	気道過敏性の回復	24〜48時間	酸素運搬・組織微小循環改善
2〜6週間	喀痰分泌の正常化	3〜4週間	創傷治癒遷延改善・感染症減少
3カ月以上	気道クリアランスの改善	2カ月	免疫反応と薬物代謝正常化
4週間〜6カ月	末梢気道障害の改善		

(讃岐美智義. In: 高崎眞弓, 他編. 麻酔科トラブルシューティングA to Z. 1版. 東京: 文光堂; 2010. p.14-5 [3]; 飯田宏樹. 日臨麻会誌. 2013; 33: 709-18 [4])

表5 ラテックスとの交差抗原性を有する食品

高リスク	バナナ,アボカド,クリ,キウイ
中リスク	パパイア,マンゴー,メロン,桃,ニンジン,リンゴ,イチジク
低リスク	小麦,セロリ,プラム,アプリコット,ソバ

(旭川医科大学病院手術室. 手術予定患者ラテックスアレルギー対応フローチャート ver.23より抜粋)
※高リスクほどアレルギー発症頻度が高い.

表6 喉頭展開困難の評価・診察のポイント

項 目	ポイント
1. 上顎切歯の長さ	長くないか
2. 閉口時の上下顎切歯の関係	反っ歯,オーバーバイト
3. 最大下顎前突時の位置	下顎切歯が上顎切歯を越えない
4. 開口時の上下切歯間距離	3cm以下
5. 口蓋垂の見え方	Mallampati分類Class 2以上
6. 口蓋の形	アーチ状,狭い
7. 下顎部分の状態	硬い,腫瘍がある,弾力性がない
8. 甲状頤距離	6cm以下
9. 首の長さ	短い
10. 首の太さ	太い
11. 頭頸部の可動性	顎が胸に付かない,後屈できない
12. 輪状甲状間膜	触れるか

(中川雅史. In: 高崎眞弓, 他編. 麻酔科トラブルシューティングA to Z. 東京: 文光堂; 2010. p.4-5[5])

表7 マスク換気困難の危険因子

ひげ,BMI>26,歯牙欠損,55歳以上,いびき,睡眠時無呼吸,Mallampati分類Class 3 or 4,下顎前突高度制限,頸部放射線照射歴

(中川雅史. In: 高崎眞弓, 他編. 麻酔科トラブルシューティングA to Z. 東京: 文光堂; 2010. p.4-5[5])

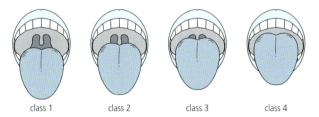

図3 Mallampati分類 (西山美鈴. 麻酔科レジデントマニュアル. 3版. 東京: ライフリサーチ・プレス; 2008. p.4-10[2])

座位で開口して舌を突出させて,「あー」と声を出してもらう.
Class 1: 軟口蓋,口蓋垂,扁桃が見える.
Class 2: 軟口蓋は見えるが,口蓋垂の先端が見えない.
Class 3: 軟口蓋は見えるが,口蓋垂は基部のみ見える (挿管困難の可能性あり).
Class 4: 軟口蓋しか見えない (挿管困難の可能性が高い).

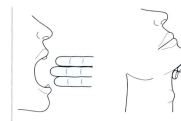
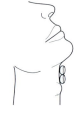

開口　　　　　　　頤-舌骨距離　　　　舌骨-甲状軟骨距離

図4 3-3-2チェック（中川雅史. In: 高崎眞弓, 他編. 麻酔科トラブルシューティングA to Z. 1版. 東京: 文光堂; 2010. p.4-5 [5])
下記以上あれば低リスクである.
開口（3横指以上），頤－舌骨距離（3横指以上），舌骨-甲状軟骨距離（2横指以上）.

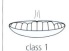
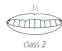
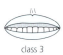

class 1　　　　　　　class 2　　　　　　　class 3

図5 Upper lip bite test（讃岐美智義. In: 高崎眞弓, 他編. 麻酔科トラブルシューティングA to Z. 1版. 東京: 文光堂; 2010. p.14-5 [3])
下顎の歯で上唇を噛む.
Class 1: 下の歯で上口唇がすべて隠れる.
Class 2: 下の歯で上口唇を部分的に噛むことが可能である.
Class 3: 下顎歯が上口唇に触れない.

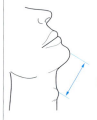

図6 Thyroidmental distance
頤～甲状軟骨の距離が6cm未満で挿管困難が予想される.

参考文献
1) 弓削孟文. 術前評価とインフォームドコンセント. In: 小川節郎, 他編. 麻酔科学スタンダードI臨床総論. 1版. 東京: 克誠堂; 2003. p.3-23.
2) 西山美鈴. 麻酔科レジデントマニュアル. 3版. 東京: ライフリサーチ・プレス; 2008. p.4-10.
3) 讃岐美智義. 喀痰が非常に多い. In: 高崎眞弓, 他編. 麻酔科トラブルシューティング A to Z. 1版. 東京: 文光堂; 2010. p.14-5.
4) 飯田宏樹. 周術期禁煙と麻酔. 日臨麻会誌. 2013; 33: 709-18.
5) 中川雅史. 気道確保困難が予測される. In: 高崎眞弓, 他編. 麻酔科トラブルシューティング A to Z. 1版. 東京: 文光堂; 2010. p.4-5.

〈山本兼二〉

1. 術前管理

➤ 3 術前絶飲食

P O I N T

- 待機的手術とそれ以外の手術では術前絶飲食指示が異なる.
- 麻酔導入時の嘔吐, 誤嚥リスクの高い患者については絶飲食指示の内容を指導医と相談しよう.

▶術前絶飲食の意義

- 全身麻酔による手術では, 麻酔導入時における嘔吐および誤嚥の発現が危惧される.
- これまでは長時間の術前絶飲食は誤嚥の防止のために行われてきた. しかし, 長時間の絶飲食は, 患者の口渇感や空腹などの苦痛を与え, 脱水や周術期の合併症を増やす可能性がある.
- Enhanced recovery after surgery (ERAS) プロトコールが提唱されて以降, 近年は多くの研究で絶飲食時間短縮の安全性と有効性が実証されており, 日本麻酔科学会でも術前絶飲食ガイドラインが作成された[1].

▶術前絶飲食の実際

- 表1 を参考にして, 手術前日に術前絶飲食の指示を出すことになる.
- 予定されている麻酔方法が区域麻酔のみの場合でも, 全身麻酔への移行の可能性があるため, 術前絶飲食指示が必要である.
- ただし, 表1 の対象はあくまでも待機的手術患者であり, 消化管狭窄患者, 消化器機能障害患者, 気道確保困難が予想される患者, 緊急手術患者, 妊婦は除外され, これらの患者に対する指示は指導医との相談が必要である.

表1 術前絶飲食時間

摂取物	絶飲食時間 (h)
清澄水 (水, お茶, スポーツ飲料など)	2
母乳	4
人工乳, 牛乳	6
固形物 (軽食)	6
固形物 (揚げ物, 脂質, 肉)	8〜
※固形物についてはエビデンスが不十分である.	

(日本麻酔科学会. 術前絶飲食ガイドライン[1])

Enhanced recovery after surgery (ERAS) プロトコール：ヨーロッパ静脈経腸栄養学会が提唱した消化器手術後の迅速な回復促進のためのプロトコール．周術期の栄養管理に関しては，外科的糖尿病と呼ばれる術後のインスリン抵抗性悪化を回避するために，術前から炭水化物飲料を摂取し，内因性のインスリン分泌を促進させることで，インスリン抵抗性の悪化を軽減させることが推奨されている．また，この方法は術前補水も兼ねるため，術前絶飲食による口渇感，空腹感，気分不快も改善できる[2]．さらに，絶飲食期間短縮による経腸的栄養投与の促進が腸管免疫低下を抑え，周術期の感染防御能低下を防ぐことも知られている[3,4]．

胃エコーによる胃内容量の評価[5]：緊急手術やイレウス患者の誤嚥リスクの評価のために，超音波で胃内容の評価が可能である．仰臥位，もしくは右側臥位の患者に対してコンベックスプローブを心窩部に長軸方向に当てて肝左葉と下大静脈と上腸間膜静脈を目標に胃幽門部の横断面を描出する．幽門部横断面の前後径と頭尾径を計測し，(前後径)×(頭尾径)×π/4 で胃幽門部断面積（cross-sectional area：CSA）を算出する．仰臥位の場合，CSA が $2.5cm^2$ 未満だと胃内容量はほぼないと推測される．画像の描出方法などは，文献 5 以外にも『あてて見るだけ！劇的！救急エコー塾』(鈴木昭広，編．羊土社) を参考にされたい．

参考文献

1) 日本麻酔科学会. 術前絶飲食ガイドライン. http://www.anesth.or.jp/guide/pdf/kangae2.pdf
2) 桜井康良. 術前飲食. In: 森本康裕, 編. 麻酔科医のための知っておきたいワザ 22. 1 版. 東京: 克誠堂出版; 2014. p.3-13.
3) 深柄和彦. ERAS プロトコールにおける栄養管理. 栄養−評価と治療. 2012; 29: 32-4.
4) Kudsk KA, Laulederkind A, Hanna MK. Most infectious complications in parenterally fed trauma patients are not due to clevatedblood glucose levels. JPEN J Parenter Enteral Nutr. 2001; 25: 174-9.
5) 桜井康良. 胃超音波. In: 森本康裕, 編. 麻酔科医のための知っておきたいワザ 22. 1 版. 東京: 克誠堂出版; 2014. p.81-90.

〈山本兼二〉

1. 術前管理

▶ 4 麻酔前投薬

POINT
- 患者の不安の軽減, 口腔・気道内分泌物の抑制, 副交感神経反射の抑制, 誤嚥性肺炎予防などが目的である.
- 前投薬には利点・欠点があり, 患者の状態に合わせて投薬の是非を考慮するべきである.
- 患者の不安の軽減には, 術前診察時の麻酔科医からの適切な説明が重要である.

- 前投薬は漫然と投与されるべきではなく, 患者の状態に合わせて考慮されるべきである.

▶鎮静薬

- 患者の不安を軽減するために用いられる.
- 近年, 手術室入室時の本人確認の重要性が高まり投与の機会は減少した. このため, 手術室への入室方法として歩行入室を基本とする施設も増えている. 麻酔前投薬の有無で術前不安感に差が認められなかったという報告[1] や, 患者の不安に対しては鎮静薬よりも術前診察時の適切な説明が重要であるという報告[2] もルーチン投与の回避を後押ししている.
- パニック発作や自閉症などで手術室入室が困難になる症例, 心疾患や大動脈疾患のため交感神経過緊張のリスクが大きいと判断される症例では, 前投薬が考慮される.

▶小児の鎮静薬

- 小児は親から引き離されると分離不安が生じる.
- 不安で暴れる患児を押さえつけ無理に麻酔導入を行うと, 心的外傷を負わせ, 情緒・精神障害を引き起こす可能性がある. 麻酔導入時の涕泣は気道分泌物増加を引き起こし, 呼吸トラブルの要因にもなる.
- 分離不安の強い乳児期後期から幼児期では鎮静薬の麻酔前投与が考慮される.
- もやもや病や無酸素発作を起こす Fallot 四徴症などは前投薬のよい適応である.
- 分離不安の生じない新生時期から乳児期中期では基本的に前投薬は不要である.

睡眠時無呼吸や肺疾患など気道・呼吸トラブルが懸念されるなど前投薬によるデメリットが大きいと判断した場合は，投与しないか減量を行う．

▶小児の前投薬の例

▶ミダゾラム（ドルミカム®）
- 作用発現が速やかで作用時間が短く，小児の前投薬としてよく使われる．痛みがなく不快感の少ない経口・経直腸投与がよく行われるが，麻酔前投薬として筋注以外は適応外使用である．最大投与量は10mgとし，入室15〜30分前に投与する．
- 経口投与：0.5mg/kg．本邦には静注薬しかない．苦みが強いのが欠点である．単シロップや少量のスポーツドリンク・柑橘系のジュースに混ぜると苦みがまぎれる．
- 経直腸投与：0.3〜0.5mg/kg．排出されて効果が不十分なことがある．薬剤のみでは容量が少ないため，筆者は生理食塩水2mLで希釈して投与している．
- 経鼻投与：0.1〜0.3mg/kg
- 筋注：0.08〜0.15mg/kg

▶ジアゼパム（セルシン®，ダイアップ®，ホリゾン®）
- 麻酔前投薬の適応があり，内服用のシロップ・散剤・錠剤がある．
- 0.5mg/kgを入室30分〜1時間前に内服する．最大10〜15mg．

▶トリクロホスナトリウム（トリクロールシロップ10%®）
- 剤形は内服用のシロップである．手術室外での検査時の鎮静薬としてよく使われる．麻酔前投薬としては適応外である．
- 20〜80mg/kgを入室30分〜1時間前に内服する．最大2gまで．

▶副交感神経遮断薬：抗コリン薬

- 副交感神経反射予防や気道内分泌の抑制目的で投与されていたが，従来のアトロピン筋注では徐脈に対する効果は不完全であり，口渇による不快感や筋注による痛みを伴う．
- 必要な患者では手術室入室後に静脈内投与を行うべきである[3]．
- 虚血性心疾患や心房細動合併患者での頻脈の危険性，高齢者での認知機能障害をきたすリスクがある．

▶ヒスタミン H_2 受容体拮抗薬

- 誤嚥性肺炎のリスク軽減を目的とする．
- H_2 受容体拮抗薬は胃液量を減らし胃液のpHを上昇させるが，誤嚥性肺炎の発生率を低下させるという明確なエビデンスは得られていない．
- ASAガイドラインでは，誤嚥のリスクを伴わない患者に対する

ルーチン投与は推奨されていない[4].

参考文献

1) 井村奈美, 田中克拓, 平手博之, 他. 前投薬の有無による患者の術前不安感の比較. 麻酔. 2002; 51: 1217-25.

2) Egbert LD, Battit G, Turndorf H, et al. The value of the preoperative visit by an anesthetist. JAMA. 1963; 185: 553-5.

3) 平林由広, 他. 脊椎麻酔中の徐脈に対するアトロピンの効果. 麻酔. 1994; 43: 1861-5.

4) Practice guidelines for preoperative fasting and the use of pharmacologic agents to reduce the risk of pulmonary aspiration: application to healthy patients undergoing elective procedures: an updated report by the American Society of Anesthesiologists Committee on Standards and Practice Parameters. Anesthesiology. 2011; 114: 495-511.

〈佐古澄子〉

1. 術前管理

▶5 手術の中止・延期

POINT
- 手術を中止・延期するメリットとデメリットをよく考慮する.
- 手術の緊急度に応じて臨機応変な対応が求められる.
- 小児の上気道炎は周術期呼吸器合併症のリスクを増加させる.

▶基本的な考え方

- 周術期合併症のリスクが手術によるメリットを上回る場合,手術の延期や中止を考える.
- 術前スクリーニングで重篤な合併症がある場合,必要に応じて検査を追加する.術前治療で改善される可能性があれば,手術の緊急度に応じて延期の是非を決定する.
- 手術や麻酔に関する同意は,患者の合併症に応じたリスクの評価と説明を行った上で得なければならない.
- 当該合併症に関する専門医のバックアップ体制,周術期管理に必要な機材・スタッフ・集中治療室の運営状況によっては,より多くの診療科のある施設での手術が望ましい場合もある.周術期に関わるスタッフで検討を行う.
- 周術期管理に影響を与える合併症には様々なものがある.各合併症の詳細は,Ⅱ-3. 合併症を有する患者の麻酔(363〜420頁)参照.ここでは特に小児の上気道炎,予防接種に関して述べる.

▶小児の上気道炎と麻酔のリスク

- 上気道炎では,気道過敏性亢進のため周術期呼吸器合併症(喉頭痙攣,気管支攣縮,無気肺,低酸素血症,咳嗽,気道閉塞,吸気性喘鳴,息こらえなど)のリスクが高まる[1].
- 気道過敏性亢進は,症状消失後も長期間持続するとされており,報告により2週間から6週間と様々な意見がある.
- 呼吸器合併症の多くは軽微だが,稀に危機的状況を招く可能性もある.小児の術中心停止の原因として呼吸原性イベントは心血管イベントに次いで多く,呼吸原性心停止の原因で最も多いのが喉頭痙攣である[2].
- このため明らかな発熱や湿性咳嗽がある場合には,少なくとも2週間以上の手術延期が望ましい.症状が軽い,ないしは現在症状はないが2週間以内に上気道炎に罹患している場合も,特にリスクの高い症例 memo では手術延期を考慮する.
- かぜスコア(表1)も,上気道炎の客観的評価に有用である.

耳鼻咽喉科関連の手術,気道の異常(声門下狭窄,口蓋裂,Pierre Robin連鎖,喉頭軟化症など),受動喫煙,喘息やアトピー性疾患の既往・家族歴,年少児(特に新生児や乳児)では周術期呼吸器合併症のリスクが高い.

表1 乳幼児のかぜスコア

	項目(各1点)
1	鼻閉,鼻汁,くしゃみ
2	咽頭発赤,扁桃腫脹
3	咳嗽,喀痰,嗄声
4	呼吸音異常
5	発熱(乳児38.0℃,幼児37.5℃)
6	食欲不振,嘔吐,下痢
7	胸部X線写真異常
8	白血球増多(乳児12,000,幼児10,000/mm³以上)
9	かぜの既往(入院前2週間以内)
10	年齢因子(生後6カ月未満)

合計 0〜2点:健常群,3〜4点:境界群,5点以上:危険群
(水嶋章郎,他.臨床麻酔.1989; 13: 28-34[3])より改変)

▶予防接種

- 周術期の侵襲は免疫機能に影響を及ぼすといった報告が多数あり,予防接種の効果の減弱や予防接種の副反応の増強が懸念される.
- しかし,現在までに予防接種に対する麻酔の影響を直接調べた研究はなく,手術のために予防接種を延期するエビデンスは乏しい[4].
- 予防接種の副反応と周術期合併症の鑑別のため,可能であれば副反応が起きる可能性のある期間(生ワクチン3週間,不活化ワクチン48時間)を術前にあけるのが望ましい[4].

ただし,上気道炎・予防接種ともに緊急性の高い手術では,手術が優先される.

参考文献
1) Tait AR, Malviya S, Voepel-Lewis T, et al. Risk factors for perioperative adverse respiratory events in children with upper respiratory tract infections. Anesthesiology. 2001; 95: 299.
2) Brananker SM, Ramamoorthy C, Geiduschek JM, et al. Anesthesia-related cardiac arrest in children: update from the Pediatric Perioperative Cardiac Arrest Registry. Anesth Analg. 2007; 105: 344.
3) 水嶋章郎,里吉光子.かぜスコアによる乳幼児かぜ症候群の評価.臨床麻酔. 1989; 13: 28-34.
4) Silbert JN, Posfay-Barbe KM, Harbe W, et al. Influence of anesthesia on immune responses and its effect on vaccination in children: review of evidence. Paediatr Anaesth. 2007; 17: 410-20.

〈佐古澄子〉

1. 術前管理

▶ 6 術前の使用薬物

POINT
- 患者高齢化に伴い入院患者が使用している薬物の数は増加している.
- 基本的には術前の内服薬は術当日も継続するが, 術中使用薬との相互作用に注意する.
- ビタミン・薬草・栄養補助食品の摂取歴も確認する.
- 不必要な薬剤の休薬期間は半減期の3～5倍と考える.

▶術当日には服用させない薬物

▶降圧薬
- アンジオテンシン変換酵素（ACE）阻害薬やアンジオテンシンⅡ受容体遮断薬（ARB）は麻酔導入後に血管拡張による重篤な低血圧をきたすことがあるため術当日には中止する. カリウム保持性利尿薬は人工心肺を使用する場合, 術当日には中止する.

▶ジギタリス製剤
- 人工心肺を使用する場合, 原則48時間前に中止する. 非心臓手術で上室性頻拍以外に対して使用されている場合は24時間前に中止する.

▶抗不整脈薬
- β遮断薬とカルシウム拮抗薬の併用は循環虚脱を引き起こす可能性が高いので注意する.

▶抗精神作用薬
- モノアミンオキシダーゼ阻害薬（MAOI）は神経伝達物質（セロトニン, ノルアドレナリン, ドパミン, アドレナリン）の神経内濃度を上昇させる. その結果, エフェドリンのような間接的交感神経系作用物質との相互作用として, 痙攣と高体温性昏睡（特に麻薬投与後）を引き起こすことがあるので手術の2～3週前に中止する. MAOIを内服中患者の緊急手術では循環動態が不安定となる可能性がある. 炭酸リチウムは2週間前に休薬し, 三環系抗うつ薬は術当日には中止する.

▶抗凝固薬, 抗血小板薬
- 麻酔法として, 末梢神経ブロックや神経幹ブロックを施行する場合には術前の中止を考慮する必要がある. 詳細はⅡ-3-11. 抗凝固薬・抗血小板薬内服患者（388頁）参照.

▶インスリン
- 基本的には短時間作用型のインスリンは使用しない. 1型糖尿病では常用している長時間作用型インスリンを術当日午前中に少量

16　　　　　　　　　　　　　　　　　　　　　　　JCOPY 498-05536

(通常の 1/3) 使用することもある．持続静脈内投与中の患者では基礎量を継続する．術中低血糖に注意する．

▶経口血糖降下薬
- 術当日には中止する．

▶勃起障害治療薬
- 血管拡張作用をもつため 36 時間前に中止する．

▶ビタミン，薬草，補助食品
- 各ビタミンは術当日には中止するが，ハーブなどの薬草や栄養補助食品の中には抗凝固作用をもつものがあるため手術 7 日前に中止する．

▶術当日にも服用を継続させる薬物

▶降圧薬
- β 遮断薬（プロプラノロール，エスモロール），α 遮断薬（フェントラミン），脳幹交感神経系作用薬物（クロニジン），カルシウム拮抗薬は術当日も継続する．

▶ジギタリス製剤
- 非心臓手術で上室性頻拍に対して使用されている場合は継続する．

▶抗不整脈薬
- 術当日も服用するが，β 遮断薬とカルシウム拮抗薬の併用は循環虚脱を引き起こす可能性が高いので注意する．

▶冠血管拡張薬
- ニコランジルは血行動態への影響も少ないため継続する．

▶スタチン製剤
- 周術期心血管イベントを減少させるため継続する．

▶抗精神作用薬
- フェノチアジン誘導体（クロルプロマジン）は術当日も継続するが，麻酔薬による中枢神経抑制効果を増強することを念頭におく．

▶抗てんかん薬
▶抗 Parkinson 病薬
▶コルチコステロイド
- 吸入，内服ともに術当日も継続する．1 年以内に 1 週間以上のステロイド治療を受けている場合は副腎皮質抑制が起こる．

▶甲状腺ホルモン，抗甲状腺薬
- 術前に甲状腺機能が正常化していることを確認する．

▶麻薬ほか
- 緩和医療やペインクリニックで使用されているオピオイドをはじめとする薬物は継続する．

貼付剤の中には裏側がアルミとなっているものがあるが，電気メス使用により温度が上がったり破損する可能性がある．

参考文献

1) Coriat P, Richer C, Douraki T, et al. Influence of chronic angiotensin-converting enzyme inhibition on anesthetic induction. Anesthesiology. 1994; 81: 299-307.

2) Stack CG, Rogers P, Linter SP. Monoamine oxidase inhibitors and anaesthesia. A review. Br J Anaesth. 1988; 60: 222-7.

3) POISE Study Group, Devereaux PJ, Yang H, et al. Effects of extended-release metoprolol succinate in patients undergoing non-cardiac surgery (POISE trial): a randomised controlled trial. Lancet. 2008; 371: 1839-47.

4) Hills LD, Smith PK, Anderson JL, et al. 2011 ACCF/AHA Guideline for Coronary Artery Bypass Graft Surgery. A report of the American College of Cardiology Foundation/American Heart Association Task Force on Practice Guidelines. Developed in collaboration with the American Association for Thoracic Surgery, Society of Cardiovascular Anesthesiologists, and Society of Thoracic Surgeons. J Am Coll Cardiol. 2011; 58: 123-210.

〈飯田高史〉

1. 術前管理

➤ 7 緊急手術の術前評価

POINT

- 緊急手術の際には限られた時間で患者の状況，手術の緊急度，術式を把握する必要がある.
- 限られた情報で迅速に患者状態に合わせた麻酔方法を選択する.

▶緊急手術の術前評価

- 緊急手術が麻酔科に申し込まれてから手術室入室までは，じっくり患者情報を収集する時間的余裕がないことが多い．限られた時間で患者情報を集め（表1），必要な麻酔準備を行う.
- 以下の①〜⑧の項目は最低限把握するように努める[1].

▶①ショックの有無

- 血圧，心拍数，呼吸数，体温，末梢湿潤などの所見はショックの有無の評価に必須である．麻酔導入時の交感神経抑制による血圧低下が予想される場合はあらかじめ昇圧薬の開始（中心静脈路確保）や補液，輸血などの治療を開始する必要がある．ショックまたはプレショックの患者に対しての脊髄くも膜下麻酔や硬膜外麻酔は麻酔導入後の低血圧のリスクが非常に高いため避けるべきである．大量輸血が必要と考えられる場合は早めの輸血製剤の院内

表1 緊急手術の際に必要な患者情報（すべての情報がそろうことは稀である）

項目	備考
患者の状態	バイタルサイン，SpO_2，意識レベル，尿量，ASA-PS
気道評価	挿管困難評価（外傷によるものも），歯牙の評価
既往歴，手術歴，喘息，アレルギー，ADL	家族や付添人からの情報も必要である
最終飲食	詳細不明，重症外傷，妊婦，急性腹症，胃切除後，大量腹水などの患者はフルストマックとみなす
ルート，投与薬剤	ゲージ数，留置部位，投与中の薬剤の流量
採血・血液ガス分析	血算，凝固系，肝機能，腎機能，乳酸，酸素化，電解質
心電図	心拍数，不整脈，ブロック，ST-T変化などの有無
呼吸機能	血液ガス分析や過去の胸部CTなどで代用可
胸部・腹部レントゲン，CT	呼吸・循環，胃内容の評価
主治医・執刀医・紹介状からの情報	病態，これまでの処置，手術内容など

表2 ショックインデックス

脈拍数÷収縮期血圧	重症度	出血量
～1.0	軽症	1L以下
1.5前後	中等症	1.5L
2.0以上	重症	2.0L以上

各科ごとの緊急手術のポイントについてはⅡ-1の各項を参照のこと.

在庫確認と製剤発注をすべきである（表2）.

▶②挿管困難の有無
● 開口障害, 頚椎損傷, 口腔内の状態などを確認する.

▶③血液ガス分析
● Hb, pH, 酸素化, 電解質などの情報が迅速に得られる.

▶④アレルギー・喘息の有無
● 術中に使用する薬剤の選択やラテックスフリー対応, 麻酔方法の選択に必要な情報である.

▶⑤既往歴
● 心・腎・脳・肺などの重要臓器の疾患の把握が麻酔管理の際に有用である.

▶⑥全身麻酔歴
● 情報があれば挿管困難の有無や術中バイタル維持のための参考になる.

▶⑦最終飲食時間
● 軽食であれば6時間, その他の固形物であれば8時間以上で胃内からなくなるとされているが, 重症外傷, 妊婦, 急性腹症, 胃切除後, 大量腹水, イレウス, 重症糖尿病などの患者では消化管運動の低下により, 胃内容物が停滞する. そのような場合はフルストマックとして扱う必要がある.

▶⑧意識レベル
● Glasgow Coma Scale や Japan Coma Scale による評価を行う.

参考文献　1） 近藤一郎. 緊急手術の麻酔. In: 天木嘉清, 他編. 見て考えて麻酔を学ぶ. 2版. 東京: 中山書店; 2014. p.278-9.

〈山本兼二〉

2. モニタリング

▶ 1 循環モニタリング

心電図

POINT
- 侵襲がなく診断モニターとして最も汎用されている.
- 不整脈や心筋虚血の検出などの診断モニターとして威力を発揮する.

▶正常心電図

- 周術期において最も汎用されているのが心電図モニターである. 一般的に心尖部から右上方に向かう2誘導の電位変化を捉え, その波形をディスプレイに表示し患者の監視を行っている. 正常心電図モニター波形を図1に示す.

▶正常洞調律の条件
- R-R 間隔が一定で心拍数が正常範囲内にある.
- 正常な P 波が存在する.
- P-Q あるいは P-R 間隔が正常かつ一定である.
- QRS complex が形, 幅ともに正常である.
- 異常波形が存在しない.

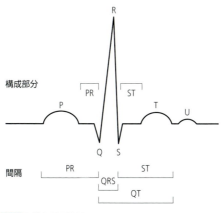

図1 正常心電図波形

▶3 電極システム

- 心電図を表示するのに3つの電極だけを使用する. 手術室で最も使用されている方法である. 心電図は2つの電極間の双極誘導で

観察され他の1つは不関電極として働く．3電極システムは単純であるという利点をもつが，心電気活動の描写が狭いため心筋虚血での使用は制限される．

▶5電極システム

- 5電極を使用することにより6種類の標準肢誘導（I, II, III, aVR, aVL, aVF）と1種類の前胸部誘導が可能となる．赤・黄・黒・緑・白の5つの電極で導出する．それぞれ右肩・左肩・右腰・左腰・胸部に貼付する[2]（図2）．胸部誘導は第5肋間で前腋窩線に沿った場所をV5とする．これにより心筋の数カ所の部位での虚血モニタリングが可能となる．術中虚血に対するV4誘導の感度は61%，V5誘導の感度は75%とされる．3種類の誘導（II, V4, V5）を同時にモニターすれば術中虚血の診断感度は98%となる．

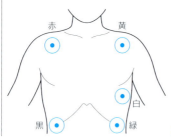

図2 5電極システム

▶不整脈の診断

- 周術期不整脈の発生にはいくつかの主要因子が関与している．
    ①全身麻酔薬
    ②局所麻酔薬
    ③電解質異常
    ④気管挿管
    ⑤迷走神経反射
    ⑥中枢神経刺激と自律神経系異常
    ⑦術前からの心疾患合併
    ⑧中心静脈挿入
    ⑨手術部位，特に心臓の手術操作
    ⑩アーチファクト

▶虚血の診断

- 全身麻酔中の患者では狭心症状の訴えがないため心電図による虚血の検出がより重要となる．いまやほとんどのモニターについている診断モードを選択できる機種では，常に診断モードにしてお

くことが重要である.
- 麻酔中の患者における虚血の心電図診断基準を示す (図3).
    上行傾斜型ST低下: 2mmの低下, J点から80ms
    水平型ST低下: 1mmの低下, J点から60〜80ms
    下降傾斜型ST低下: 曲線の先端からPQ接合部まで1mm以上
    ST上昇
    T波陰転化

心電図は心臓の電気活動を表しているだけなので, 心電図に波形が表れていても, 心臓が収縮していないために脈波が発生しないことがある. 心臓ペーシングを行っている患者に関しても, 同様にペーシングスパイクだけで心電図同期音がするので, 患者の心筋活動電位が発生して脈波が生じているか常に意識する必要がある.

完全左脚ブロックの患者と知らずに心電図モニターを付けるとSTが上昇しているようにみえてドキッとすることがある. もとからならよいが新規発症の完全左脚ブロックの一部は急性心筋梗塞を伴うことを知識として知っておくべきである.

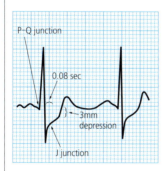

図3 虚血の診断

参考文献

1) Hillel Z, Thys DM. 心電図. In: Miller RD, editor. 武田純三, 監修. ミラー麻酔科学. 1版 東京: メディカル・サイエンス・インターナショナル; 2009: p.1081-100.
2) 奥村福一郎, 編. 心臓・血管麻酔ハンドブック. 改訂第3版. 東京: 南江堂; 1998. p.67.

〈吉村 学〉

2. モニタリング

▶ 1 循環モニタリング

非観血的動脈圧（NIBP）

POINT
- 最も一般的な循環モニタリングの1つである．
- 術中の血圧測定は主にオシロメトリック法で行われている．
- 臓器血流評価の指標は平均血圧であり，平均血圧は拡張期血圧に影響を受けている．

▶NIBPの測定原理

- 大部分の非侵襲的自動血圧測定はオシロメトリック法に基づいている（図1）．
- この方法ではカフ減圧中に動脈の拍動によって生じるカフ圧の脈動をセンサーが感知して動脈圧の測定に利用されている．カフ内の脈動の最大振幅が起こる圧力は直接的に測定された平均動脈圧と一致する．そして収縮期および拡張期血圧の値は脈動圧の変化率を算出する独特な公式から導き出される．収縮期圧は脈動が増加して最大値の25％から50％になった時の圧力であるとされている．拡張期血圧は一般的には脈拍の振幅が最大値よりも80％低下した時点での血圧が記録されている．

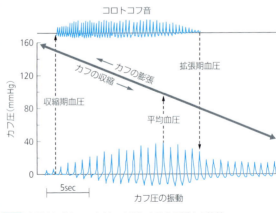

図1 聴診法とオシロメトリック法による血圧測定の比較

▶NIBPの注意点

- カフサイズが小さすぎるとカフ圧が動脈に伝わりにくく，血圧を

表1 上腕周囲長に応じた血圧計カフの適切なサイズ

上腕周囲長 (cm)	血圧計カフ	
	体格	大きさ (cm)
22〜26	小柄な成人用	12×24
27〜34	成人用	16×30
35〜44	大柄な成人用	16×36
45〜52	成人の大腿部用	16×42

高く評価してしまう. 逆に幅が広すぎると低く測定される. 適切なカフ幅（表1）は上腕周囲径の40〜50%とされている.
- カフの巻き方が緩すぎると血圧を高く測定してしまう. 逆にきつすぎると低く測定される. カフと上腕の間に2横指程度入る固さがよい.
- 体動, シバリング, 不整脈などの患者要因で不正確になる.
- 手術中の術者の体がカフに触れている場合には測定誤差が生じる.

▶NIBP に伴う合併症

▶カフ装着部位の局所障害
- 点状出血, 紅斑, 浮腫, 表皮びらんを伴うことがあり, 皮膚が脆弱な患者や高齢者では注意を要する. 予防としてカフ下に薄手の綿スリーブを利用するとよい.

▶肢虚血に伴う合併症
- 一過性の神経障害（正中・尺骨・橈骨神経）が報告されており, 予防措置としてカフの装着部位を肘窩から遠ざけるとよい. また長期使用に伴うコンパートメント症候群の報告では患者の体動や血行動態不安定に伴うカフ圧の異常上昇や測定の長時間化が原因とされる.

▶平均血圧

- 血圧モニタリングの最大の目的は臓器血流の評価である. 測定される血圧には収縮期血圧, 拡張期血圧, 平均血圧があり, このうち臓器血流の指標になるのは平均血圧である.

  平均血圧＝（収縮期血圧－拡張期血圧）/3＋拡張期血圧

- 平均血圧は収縮期血圧よりも拡張期血圧に大きく依存している. 主に収縮期血圧の数値で血圧を評価することの臨床的な意味合いは小さい.

▶非観血的測定法と観血的測定法

- 非観血的血圧測定法の精度には限界があり重症患者では深刻である.
- 特に循環ショックの患者においては全身血流量の減少（低血圧と

血管収縮）により精度が悪くなる．循環ショックの管理において
は信頼できる血圧測定が不可欠であり，観血的動脈内圧測定が推
奨される．

参考文献

1) Pickering TG, Hall JE, Appel LJ, et al. Recommendations for blood pressure measurement in humans and experimental animals: Part1: Blood pressure measurement in humans: a statement for professionals from the Sub-committee of Professional and Public Education of the American Heart Association Council on High Blood Pressure Reseach. Circulation. 2005; 111: 697-716.

2) Marino PL. 稲田英一, 監訳. ICU ブック. 4 版. 東京: メディカル・サイエンス・インターナショナル; 2015. p.103-7.

3) 今井英一. 非観血的動脈圧. In: 国沢卓之, 編. 麻酔科医として必ず知っておきたい周術期の循環管理. 1 版. 東京: 羊土社; 2016. p.157-61.

〈吉村　学〉

2. モニタリング

► 1 循環モニタリング

観血的動脈圧

POINT
- 状況に応じて動脈波形の形に注意し解釈する.
- 共振現象などのアーチファクトやトランスデューサーの高さに注意する.
- フロートラックセンサーを使用し,動的パラメータである SVV を表示することで輸液反応性の指標となる.

▶測定方法

- カニュレーションした動脈圧波形(図 1, 2)は,生理食塩水が充填されたチューブを介して圧トランスデューサーで圧から電気信号に変換される.得られた信号は圧アンプに出力される.

▶共振現象

- 生理食塩水で満たされたチューブが自発的に振動を生じることがあり,この振動によって動脈圧波形が変化する.共振周波数と減衰周波数という 2 つの要素で決まる.

▶アンダーダンピング(尖った波形)
- 入力信号の周波数がその系の共振周波数に近づくと入力信号に固有の振動が加わって増幅される.このタイプはアンダーダンプシステムという.収縮期の波形が尖っているため収縮期血圧を過大評価してしまう.小気泡の混入が考えられる.

▶オーバーダンピング(鈍った波形)
- 減衰係数が大きい場合ピークが減弱し脈圧が小さくなる.これにより動脈波形は減弱され見かけ上,低い収縮期血圧を示す.カテーテル先端の先当たり,血栓,加圧不足で生じる.

共振現象は心臓から動脈内を伝わる血圧波形でもみられ,心臓から遠位部の波形ほど収縮期先端の波形が尖っていく.収縮期血圧でなく平均血圧をみるようにすることでアーチファクトや波形変化に対応することができる.

▶フロートラックセンサー

- 間欠的動脈圧波形を用いて心拍出量を推定する方法である.動脈圧波形のデジタルポイントの標準偏差は脈圧に比例し,さらに脈圧は 1 回拍出量に比例するという生理学的原理を基に計算されている.

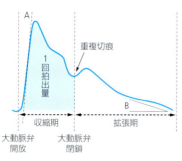

図1 動脈圧波形から得られる情報

大動脈弁が開放すると波形は立ち上がり，大動脈弁が閉鎖すると重複切痕ができる．収縮期（大動脈弁開放から閉鎖まで）の面積は1回拍出量を反映する．
A（波形の立ち上がり）：心収縮力がよい，または動脈のコンプライアンスが高いと急峻になる．
B（拡張期下降波の傾き）：血管抵抗が低いと急峻になる．

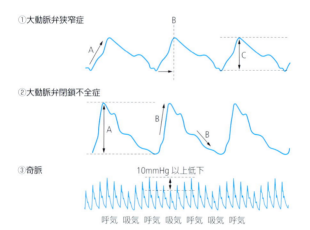

図2 動脈圧の異常波形

①大動脈弁狭窄症．A：立ち上がりの遅れ（遅脈），B：ピーク出現の遅れ，C：狭い脈圧（小脈）．
②大動脈弁閉鎖不全症．A：拡張期圧が低下し，脈圧が増大，B：立ち上がりが急峻，下降波が急峻．収縮ピークが2つ出現する場合がある（ダブルピーク）．
③奇脈．奇脈は自発呼吸の吸気時に呼気時より収縮期血圧が10mmHg以上低下することである．心タンポナーデ，心嚢液貯留，収縮性心膜炎などで心膜腔内圧が上昇することで起こる．

- 1回拍出量変動（stroke volume variation：SVV）の表示が可能である．20秒ごとに測定される1回拍出量を用いて陽圧換気に伴う胸腔内圧の変化と（最大SV－最少SV）/平均SVで算出する．自発呼吸や不整脈があると信頼性は低下する．SVV（基準値：10〜15％）は輸液管理の重要な指標として用いられる．
- フロートラックセンサーはIABP使用時，大動脈弁閉鎖不全症，小児（基礎データがない），末梢血管抵抗が極端に低下している場合や急激な血圧変動時には信頼性が劣る．

人工心肺離脱後に，橈骨動脈の観血的動脈圧が異常に低いが，大腿動脈圧などの中枢圧は保たれていることがある．時間が経つと徐々に圧較差は解消される．これは血管壁の弾性低下が原因と考えられている．

参考文献
1) Marino PL. 稲田英一, 監訳. ICUブック. 4版. 東京: メディカル・サイエンス・インターナショナル; 2015. p.107-11.
2) 今井英一. 非観血的動脈圧. In: 国沢卓之, 編. 麻酔科医として必ず知っておきたい周術期の循環管理. 1版. 東京: 羊土社; 2016. p.162-5.
3) 渡辺廣昭. 観血的血圧. INTENSIVIST. 2011; 3: 261-9.

〈吉村　学〉

2. モニタリング

▶ 1 循環モニタリング

中心静脈圧（CVP）

POINT
- 循環血液量や前負荷の指標といった容量モニタリングとしては信頼性が低く，輸液反応性の予測能も低い．
- 現在では急性右室梗塞や急性肺動脈塞栓での右心不全や，心タンポナーデ，胸郭コンプライアンスの低下など異常検知の役割が主体である．

▶CVP の現在

- CVP は長年循環血液量や輸液反応性の予測として位置づけられてきたが，現在では CVP の絶対値やその変化は輸液反応性の指標にならないと結論が出ている．

▶CVP の意義

- CVP は右房圧であり，循環血液量や左室の前負荷を評価することはできない．しかしながら，心房細動・粗動などのリズム障害や三尖弁閉鎖不全，右心不全の経過や心タンポナーデ，胸郭のコン

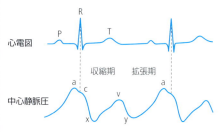

図1 CVP波形

点線は拡張終期を表している．c 波の始まりが拡張終期圧になる．

表1 CVP波形の構成要素

波形構成要素	心周期	波形を起こす事象
a波	拡張終期	右房収縮
c波	等容収縮期，心電図R波の直後	三尖弁が閉鎖し，右房側に突出
x下降波	収縮中期	右房弛緩
v波	収縮終期，心電図T波の直後	右房充満
y下降波	拡張早期	三尖弁開放による右房虚脱

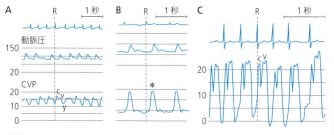

図2 CVPの異常波形

A: 心房細動. a波の消失, c波増大が特徴.
B: 房室解離. 収縮初期のキャノンa波（*）が特徴.
C: 三尖弁逆流. 高いc-v波が特徴. この波形は心房細動のためa波は消失している.

プライアンス低下の診断など臨床的に多くの有用な情報が得られる.
- CVP正常波形とその構成要素を図1, 表1に示す.
- CVPの異常波形を図2に示す.
- 容量評価を行う場合は1回心拍出量の呼吸性変動や尿量などの他の指標と合わせて参考にしていくべきである.

参考文献
1) 今井英一. 中心静脈圧. In: 国沢卓之, 編. 麻酔科医として必ず知っておきたい周術期の循環管理. 1版. 東京: 羊土社; 2016. p.166-70.
2) 武居哲洋. 中心静脈圧. INTENSIVIST. 2011; 3: 245-55.

〈吉村　学〉

2. モニタリング

▶ 1 循環モニタリング

肺動脈圧，肺動脈楔入圧

P|O|I|N|T
- 肺動脈カテーテルの留置により得られる指標は，(a) 心内圧（中心静脈圧，右房圧，右室圧，肺動脈圧，肺動脈楔入圧），(b) 心拍出量，(c) 混合静脈血酸素飽和度である．
- 肺動脈圧は右心機能，肺血管抵抗，左房充満圧を反映する．
- 肺動脈楔入圧は左房充満圧を反映し，左心前負荷の指標となる．
- 肺動脈カテーテルの使用により患者の予後は改善しないとの報告が多い[1] が，重症な患者において循環動態を適切にモニタリングすることにより死亡率を改善する可能性があるとした報告もある[2]．
- 重度心不全などハイリスク患者の循環管理において，功罪を評価し使用を検討する．

▶モニタリングの意義・有用性

- 肺動脈カテーテルの留置により得られる値は，(a) 心内圧（中心静脈圧＝右房圧，右室圧，肺動脈圧，肺動脈楔入圧），(b) 心拍出量，(c) 混合静脈血酸素飽和度である．肺動脈楔入圧は肺静脈圧＝左房圧を反映する．これらの圧測定値より左室充満圧を推定することができる．
- 臨床所見や他の検査データが不適切または信頼性が低いと考えられる場合に，輸液や循環作動薬を投与・調整する指標となる．具体的には右室機能不全，肺高血圧，左室機能不全の評価・管理，弁疾患の有無の評価が可能である．
- カテーテルは右心系に留置するが，左心系の評価もできる点が特徴である．

▶カテーテル留置と測定法

- 右内頸静脈から肺動脈カテーテルを挿入すると①〜④の順に特徴的な圧波形が認められる[3]（図1）．肺動脈カテーテル先端の位置の目安は，右内頸静脈の穿刺部位から① 20〜25cm で右心房，② 30〜35cm で右心室，③ 40〜45cm で肺動脈，④ 45〜55cm で肺動脈楔入部である．
- ①**右心房**：右房圧（RAP）波形は中心静脈圧波形と類似し，a 波，c 波，v 波が確認できる．
- ②**右心室**：右室圧（RVP）波形は一峰性の山型の波形で拡張期圧が

32

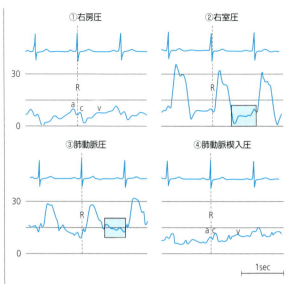

図1 肺動脈カテーテル挿入時の圧波形

(Mark JB. Atlas of Cardiovascular Monitoring. New York: Churchill Livingstone; 1998. Fig. 3-1[3])

ほぼ0となるのが特徴である.
③**肺動脈**: 肺動脈圧（PAP）波形は右室圧波形の拡張期圧のみが上昇した波形である. 拡張期に肺動脈弁が閉鎖し静水圧がかかるためである.
④**肺動脈楔入部**: 肺動脈楔入圧（PAWP）波形は左房圧波形を反映するため右房圧波形と類似し, a波, c波, v波から構成されるが, 肺血管の減弱効果でc波が不明瞭となる. バルーンが肺動脈に楔入すると右室収縮期圧がカテーテル先端に伝わらなくなるため, 肺動脈末梢の静水圧（肺静脈圧＝左房圧）のみが描出される.

▶肺動脈圧・肺動脈楔入圧の評価

▶①肺動脈圧（PAP）（図2）
- 基準値は以下に示す.
    収縮期肺動脈圧（SPAP）: 15〜25mmHg
    拡張期肺動脈圧（DPAP）: 8〜15mmHg
    平均肺動脈圧（MPAP）: 10〜12mmHg
- 肺動脈圧は右心機能, 肺血管抵抗, 左房充満圧を反映する. 肺動脈収縮期圧が上昇する代表病態として肺血管抵抗上昇（肺塞栓, 原発性肺高血圧症など）, 肺動脈拡張期圧が上昇する代表病態として

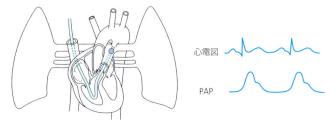

図2 肺動脈圧（PAP）波形
(エドワーズライフサイエンス株式会社提供資料より改変)

左心不全が挙げられるが，麻酔管理においては，絶対値ではなく経時的な変化で評価を行うことが重要である．

▶②肺動脈楔入圧（PAWP）（図3）
- 基準値は以下に示す．
  平均圧：6〜12mmHg
- 肺動脈楔入圧は左房充満圧を反映し，左房圧（LAP）および左室拡張末期圧（LVEDP）と相関するため，左心前負荷の指標となる．左心不全，hypervolemia で上昇し，hypovolemia で低下する．
- PAWP は胸腔内圧の影響を受けやすいため，陽圧換気時は大気圧と胸腔内圧が等しくなる呼気終末の値を用いて評価する．
- 実臨床では左室充満圧の推定には，肺動脈楔入圧の代わりに肺動脈拡張期圧を用いることが多い．肺実質および肺血管に異常のない場合，肺動脈拡張期圧は肺静脈および左房圧と釣り合う．また断続的に肺動脈カテーテルのバルーンを拡張させ測定する肺動脈楔入圧と比較し，連続測定が可能な肺動脈拡張期圧の方が有用なためである．

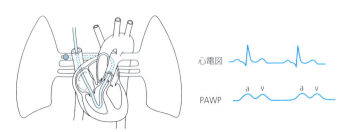

図3 肺動脈楔入圧（PAWP）波形
(エドワーズライフサイエンス株式会社提供資料より改変)

PAWPのピットフォール
- PAWPとLVEDPはカテーテル先端と左室の間（肺血管，僧帽弁）に異常がある場合には相関しない．
- PAWP<LVEDPとなる病態：大動脈弁閉鎖不全症，肺動脈弁閉鎖不全症，右脚ブロック，左室コンプライアンス低下，肺血管床の減少
- PAWP>LVEDPとなる病態：肺動脈弁狭窄症，肺高血圧症，PEEP，僧帽弁狭窄，僧帽弁閉鎖不全症，心室中隔欠損症，頻脈

測定時のピットフォール
肺動脈拡張期圧または肺動脈楔入圧から左室充満圧を正確に推定するには，カテーテル先端をWest分類のzone 3に位置させることが重要である（図4）．Zone 1に位置した場合，肺胞圧が肺動脈圧および肺静脈圧を上回り，zone 2に位置した場合，肺動脈圧が肺静脈圧を上回るため，肺動脈カテーテルによる測定圧は肺胞圧の影響を受け，左室充満圧との相関が失われる．しかし，臨床現場では肺動脈カテーテルを必要とする患者の多くは仰臥位であるためzone 3の条件を得やすく，問題とならないことが多い．

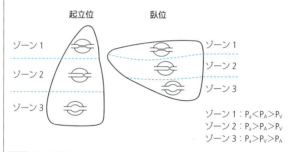

ゾーン1：$P_a < P_A > P_V$
ゾーン2：$P_a > P_A > P_V$
ゾーン3：$P_a > P_V > P_A$

図4 West分類

（エドワーズライフサイエンス株式会社提供資料より改変）

参考文献
1) Binanay C, Califf RM, Hasselblad V, et al. Evaluation study of congestive heart failure and pulmonary artery catheterization effectiveness: the ESCAPE trial. JAMA. 2005; 294: 1625-33.
2) Sotomi Y, Sato N, Kajimoto K, et al. Impact of pulmonary artery catheter on outcome in patients with acute heart failure syndromes with hypotension or receiving inotropes: from the ATTEND Registry. Int J Cardiol. 2014; 172: 165-72.
3) Mark JB. Atlas of Cardiovascular Monitoring. New York: Churchill Livingstone; 1998. Fig. 3-1

〈林　健太郎〉

2. モニタリング

▶1 循環モニタリング

混合静脈血酸素飽和度

POINT
- 混合静脈血とは肺動脈血のことであり，生理的に最も酸素飽和度が低い．
- 混合静脈血酸素飽和度（S$\bar{v}$O$_2$）は全身の酸素需給バランスのモニターである．
- 動脈血酸素飽和度（SaO$_2$），酸素消費量（$\dot{V}$O$_2$），ヘモグロビン（Hb）値，心拍出量（CO）の4つの因子によって値が変化する．
- SaO$_2$，$\dot{V}$O$_2$，Hb値が一定の場合，COをリアルタイムにモニタリングできる．

▶測定原理

- 酸素飽和度は酸化Hbと還元Hbの吸光度の違いを660nmの赤色光と940nmの近赤外光を用いた分光光度法で検出し測定する．
- 混合静脈血とは肺動脈血のことであり，生理的に最も酸素飽和度が低い．つまり混合静脈血酸素飽和度（S$\bar{v}$O$_2$）とは肺動脈血の酸素飽和度である．

分光光度法はBeer-Lambertの法則に基づき，溶液を通過する光の強度は溶質濃度に依存するため，Hbの変化が測定精度に影響を及ぼす．ヘマトクリット（Ht）値が6%以上，Hb値が1.8g/dL以上変化した場合はHt値（Hb値）の更新が推奨される．

▶測定方法

①オプティカルモジュールコネクター付き肺動脈カテーテル（スワンガンツCCOサーモダイリューション・カテーテル）（エドワーズライフサイエンス株式会社）を留置．
②コネクターをビジランスヘモダイナミックモニター（エドワーズライフサイエンス株式会社）のオプティカルモジュールに接続．
③体内キャリブレーションをした後，肺動脈カテーテル先端より採血し血液ガス分析を行う．
④Hb値またはHt値とS$\bar{v}$O$_2$値を入力すると，自動的に連続測定が可能となる．

▶S$\bar{v}$O$_2$の計算式

- Fickの原理に基づくと，全身の酸素消費量（$\dot{V}$O$_2$）は動静脈酸素含量の差（CaO$_2$ − C$\bar{v}$O$_2$）と心拍出量（CO）の積である．

$$\dot{V}O_2 = (CaO_2 - C\bar{v}O_2) \times CO \cdots\cdots ①$$

血液中の酸素含量は Hb（g/dL）と結合している酸素と溶存酸素の和であるため，

$$CaO_2 = 1.34 \times Hb \times SaO_2 + 0.003 \times PaO_2$$
$$C\bar{v}O_2 = 1.34 \times Hb \times S\bar{v}O_2 + 0.003 \times P\bar{v}O_2$$

となる．第2項はきわめて小さく無視できるので

$$CaO_2 = 1.34 \times Hb \times SaO_2 \cdots\cdots ②$$
$$C\bar{v}O_2 = 1.34 \times Hb \times S\bar{v}O_2 \cdots\cdots ③$$

①に②，③を代入すると

$$\dot{V}O_2 = 1.34 \times Hb \times (SaO_2 - S\bar{v}O_2) \times CO$$
$$S\bar{v}O_2 = SaO_2 - \dot{V}O_2 / 1.34 \times Hb \times CO$$

と表せる．

- よって動脈血酸素飽和度（SaO_2），酸素消費量（$\dot{V}O_2$），ヘモグロビン値（Hb），心拍出量（CO）の4つの因子によって値が変化する．

▶測定値の評価

- 正常の $S\bar{v}O_2$ は75%前後であり，5～10%の低下を有意とする．原因は前述のように，① SaO_2 低下，② $\dot{V}O_2$ 増加，③ Hb 低下，④ CO 低下である．麻酔中は SaO_2 が100%になるよう FiO_2 を調整し，また，代謝抑制と体温低下により $\dot{V}O_2$ は低下し大きく変動することはない．さらに出血がない限り Hb は一定である．よって $S\bar{v}O_2$ の増減は主に CO の増減を反映することとなり，循環動態のモニターとしての役割を果たす．$S\bar{v}O_2$ は連続心拍出量（CCO）測定値よりも先に変化するため，短時間で循環動態の変動が起こる心臓手術における有用性は高い[1]．

> 肺動脈カテーテルで測定される連続心拍出量（CCO）は測定値表示時点の5～10分前までの相加平均値であり，60秒ごとに更新される．一方，$S\bar{v}O_2$ は2秒ごとに更新される．

▶$S\bar{v}O_2$ のピットフォール

- シャント血流が存在（先天性心疾患，透析患者，肝硬変など）する場合，$S\bar{v}O_2$ は高くなる．また，敗血症では組織における酸素利用障害が起こるため，$S\bar{v}O_2$ が高くなるが，酸素供給が十分であるとは判断できない．

ScvO₂（中心静脈血酸素飽和度）
プリセップ CV オキシメトリーカテーテル（エドワーズライフサイエンス株式会社）を用いると中心静脈の酸素飽和度（ScvO₂）を測定できる．肺動脈カテーテルを留置しなくても SṽO₂ に類似したモニタリングが可能となり低侵襲なことがメリットだが，SṽO₂ との相違点を理解することが重要である．上大静脈は頭部と上肢のみから灌流を受けているため，ScvO₂ は全身の酸素需給バランスを反映していない．通常は SṽO₂ より 2～3％低い値を示すが，重症患者では SṽO₂ より 5％前後高くなり[2]，必ずしも SṽO₂ と相関しないため，臨床的有用性は議論の余地がある．

参考文献

1) Siegel LC, Hennessy MM, Pearl RG. Delayed time response of the continuous cardiac output pulmonary artery catheter. Anesth Analg. 1996; 83: 1173-7.
2) van Beest PA, van Ingen J, Boerma EC, et al. No agreement of mixed venous and central venous saturation in sepsis, independent of sepsis origin. Crit Care. 2010; 14: R219.
3) 国沢卓之. 麻酔科医として必ず知っておきたい周術期の循環管理. 東京: 羊土社; 2016. p.176-9.

〈林　健太郎〉

2. モニタリング

▶ 1 循環モニタリング

心拍出量

P O I N T
- 間歇法と連続法があり，連続心拍出量測定が主流である．
- 測定方法は多数あるが，簡便かつ連続心拍出量測定が可能である希釈法（特に熱希釈法）と動脈圧波形解析法が主流である．
- 熱希釈法は肺動脈カテーテル，動脈圧波形解析法は動脈カニュレーションが必要である．

- 心拍出量を測定する方法は，希釈法，動脈圧波形解析法，Fick 法，脈波伝播時間解析法，ドプラ超法（経気管法，経食道法，経胸骨法），バイオインピーダンス法，容積補償法，部分二酸化炭素再呼吸法，心エコー図法（経食道・経胸壁心エコー）がある．この項では，術中に簡便かつ連続心拍出量測定が可能である希釈法（特に熱希釈法）と動脈圧波形解析について述べる．

▶熱希釈法

▶間歇法
1) 測定原理
- 右房より注入された指示液が右室を経由し肺動脈に至るまでの温度変化から，右心系を通過した血流量を算出し心拍出量を測定する．右房より指示液として冷水を注入し，肺動脈に留置された肺動脈カテーテルの温度センサー（サーミスター）で温度変化を記録する．
- 温度変化から心拍出量の算出には Stewart-Hamilton の式[1] を用いる．

$$\dot{Q}=\frac{(T_B - T_I) \cdot K}{\int_0^\infty \Delta T_B \, (t) \, dt}$$

$\dot{Q}$＝心拍出量（L/min）
T_B＝血液温度
T_I＝注射液の温度
K＝計算上の定数
$\int_0^\infty \Delta T_B \, (t) \, dt$＝経時的な温度変化の積分

2) 測定方法
- 肺動脈カテーテルを留置し，右房に位置させた注入用側孔（図 1）より冷水を 5mL（高心拍出の場合は 10mL）素早く注入する．一定時間経過するとサーミスターで計測された温度変化が熱希釈曲

JCOPY 498-05536　　　39

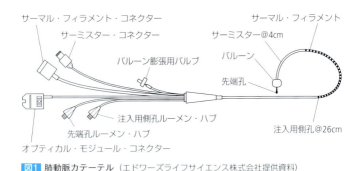

図1 肺動脈カテーテル（エドワーズライフサイエンス株式会社提供資料）

線として得られ，心拍出量が算出される．

3) ピットフォール
- 以下の場合に測定精度が低下するので注意が必要である．
- 指示液の温度，量，注入速度: 指示液の温度・量・注入速度が適切でない場合は，熱希釈曲線の計算に影響を与え，測定誤差の原因となる．注入液は室温でも測定可能であるが，冷水を用いた方が誤差は小さくなる．注入速度が遅くなると温度変化に影響を与え誤差が大きくなる．注入液は 10mL の方が誤差は小さいが，量が多いために注入速度が遅くなると誤差を生じる．
- 急速な体温変化: 悪性高熱症・悪性症候群，低体温療法からの復温，人工心肺離脱など急速な体温変化は，血液温度のベースラインに影響を与えるため，測定誤差の原因となる．
- 呼吸周期: 呼吸による静脈還流の変化も測定誤差の原因となるため，呼気終末に測定を行う．
- 逆流性弁疾患: 右心系の逆流性弁疾患（三尖弁閉鎖不全症，肺動脈弁閉鎖不全症）がある場合，指示液が逆流することにより指示液検出温度の減衰時間が延長し，熱希釈曲線の計算に影響を与え，測定誤差の原因となる．
- 心血管疾患: 心内シャント（心房中隔欠損症，心室中隔欠損症）がある場合は，指示液の温度変化に影響を与える可能性があり，測定誤差の原因となる．

▶連続法

1) 測定原理
- 右房と右室で温められた血液が肺動脈に至るまでの温度変化から，右心系を通過した血流量を算出し心拍出量を測定する（図 2）．

①右房と右室の間に位置させたサーマル・フィラメントでパルス状のエネルギーを 30～60 秒ごとに発信し，血液を加温する．サーミスターでパルスの作動配列を識別できるように，サーマル・フィ

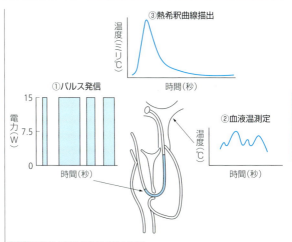

図2 連続心拍出量測定の測定原理
(エドワーズライフサイエンス株式会社提供資料より改変)

ラメントは擬似乱数の2進数列でon/offが入る．
②肺動脈に位置させた温度センサー（サーミスター）で温度変化を記録する．肺動脈血温度はパルスの作動配列との相互相関で識別する．
③サーマル・フィラメントの入力信号と一致した温度センサーの出力信号を検出し，熱希釈曲線を描出し，Stewart-Hamiltonの式を用いて心拍出量を算出する．

2) 測定方法
- サーマル・フィラメント付き肺動脈カテーテルを留置し，サーマル・フィラメント・コネクターとサーミスター・コネクター（図1）を心拍出量計に接続，測定開始すると，連続して心拍出量が算出される．5〜10分前までの相加平均値を表示し，測定値は1分ごとに更新される．

S$\bar{v}$O$_2$は2秒ごとに更新され，連続心拍出量測定値よりも先に変化するため，短時間で循環動態の変動が起こる心臓手術においてはS$\bar{v}$O$_2$がより有用である[3]．

3) ピットフォール
- 間歇法と同様の測定誤差が生じ得る．

▶動脈圧波形解析法

1) 測定原理
- 動脈圧波形を用いて断面積，脈圧，心拍数，キャリブレーション

係数などから心拍出量を算出するパルスカウンター法で心拍出量を推定する方法（心拍出量を直接計測するのではない）である.

●現在,本邦で使用できる機器はフロートラックセンサー,ボリュームビュー（共にエドワーズライフサイエンス株式会社),LiDCO-rapid（アルゴンメディカルデバイスズジャパン株式会社),PiCCO₂（株式会社東機貿）があり,各社で心拍出量推定のアルゴリズムが多少異なる.

2) 測定方法

●フロートラックセンサーと LiDCOrapid は動脈カニュレーションのみで測定が可能だが,ボリュームビューと PiCCO₂ は動脈と中心静脈の 2 カ所にカテーテル留置が必要であり,前者と比較し侵襲が大きい. 本項では,低侵襲で最も普及しているフロートラックセンサーについて説明する.

●動脈ラインとフロートラックセンサーを接続し,機器に年齢,性別,身長,体重を入力し,0 点設定を行うと自動的に連続心拍出量測定が開始される. 測定値は 1 分ごとに更新される.

3) ピットフォール

●小児では解析データがないため,正確に測定できない.

●大動脈内バルーンパンピング,大動脈閉鎖不全症では動脈圧波形が変形するため,測定精度が低下する.

●以前は末梢血管抵抗が低い高心拍出状態（敗血症,肝硬変など）での過少評価[2]や血圧の急激な変動時（大動脈遮断・解除,血管収縮薬・血管拡張薬開始）の過大・過少評価[4]が問題となっていたが,前者は第 3 世代で,後者は第 4 世代で改善され,より精度が向上している.

参考文献
1) Mark JB, Slaughter TF. Cardiovascular monitoring. In: Miller RD, editor. Miller's Anesthesia. 6th ed. Tokyo: MEDICAL SCIENCES INTERNATIONAL; 2007. p.1032.
2) Siegel LC, Hennessy MM, Pearl RG. Delayed time response of the continuous cardiac output pulmonary artery catheter. Anesth Analg. 1996; 83: 1173-7.
3) Marqué S, Gros A, Chimot L, et al. Cardiac output monitoring in septic shock: evaluation of the third-generation Flotrac-Vigileo. J Clin Monit Comput. 2013; 27: 273-9.
4) Suehiro K, Tanaka K, Mikawa M, et al. Improved performance of the fourth-generation FloTrac/Vigileo system for tracking cardiac output changes. J Cardiothorac Vasc Anesth. 2015; 29: 656-62.

〈林　健太郎〉

2. モニタリング

► 1 循環モニタリング

経食道心エコー（TEE）

POINT
- 経食道心エコーの適応と禁忌を理解する.
- 基本断面と画像のオリエンテーションを理解する.
- 原因不明の血圧低下時に経食道心エコーは非常に有効である.

- 経食道心エコー（transesophageal echocardiography：TEE）は心臓大血管手術ではもちろん，心疾患合併患者の非心臓手術や集中治療領域など様々な状況で使用されるようになり，その重要度が増加している.
- 2007年に米国麻酔学会は心臓麻酔科医に限らず，すべての麻酔科医に基礎的な TEE を習得する必要性を提唱した. これにより，TEE 普及への拍車がかかり，我々すべての麻酔科医が TEE の知識や技術を求められる時代になった.

►TEE 検査を開始する前に必要な知識

►診断モード

1) 断層法
- 最も使用頻度の高いモードであり，動画像からリアルタイムに心臓の形態と機能を知ることができる. 構造物を平面的に表示し，超音波信号の大小を輝度で表示する.

2) スペクトラムドプラ法
- ドプラの原理を利用して血流速度を測定するモードである. 特定部位の速度を測定するパルスドプラ法と高速の血流速度を測定する連続波ドプラ法がある.

3) カラードプラ法
- 断層画像上に心腔内血流をカラー表示するモードである. 探触子に向かってくる血流を赤色で表示し，探触子から遠ざかる血流を青色で表示する. 弁逆流の診断を容易にし，心内短絡の診断も視覚的に行うことができる.

4) M モード法
- 心臓のように運動している臓器の場合に，目的部位が時間の変化でどのように動くかを表示するモードである. 心腔内距離を測定したり，カラードプラ法と組み合わせることにより拡張能を評価することができる.

►TEE の適応と禁忌
- TEE は非侵襲的なモニターではないため，その適応と禁忌につい

て理解することが重要である.

1) TEE の適応

- 心臓手術,胸部大血管手術: 成人における開心術と胸部大血管手術では禁忌がなければ全例で TEE が適応となる.冠動脈再建手術においても様々な評価のために TEE の使用を考慮すべきである.小児では症例ごとに TEE の使用を検討すべきであると考えられている.
- 非心臓手術: 患者の有する疾患により重篤な循環動態の悪化や肺機能・神経学的機能の合併症を起こす可能性のある場合,原因不明の持続する低血圧や低酸素血症を認める場合,生命の危機に関わる低血圧になることが予想される場合に TEE の使用が推奨される.
- 集中治療領域: 適時に TEE を使用することで,経胸壁心エコーやその他の診断機器では得られない診断情報を取得することができ治療方針が変わることが予想される場合,原因不明の持続する低血圧や低酸素血症を認める場合に TEE の使用が推奨される.

2) TEE の禁忌

- 食道狭窄,食道手術後,食道気管瘻,食道外傷では,TEE は絶対禁忌である.
- 口腔,食道,胃の病変を有する患者においては,適正な予防策 memo1 を講じた上で,利点が危険性を上回っていると考えられる場合に限り TEE を使用する.

適正な予防策
・消化器内科にコンサルトする.
・小さいサイズのプローブを使用する.
・過度の操作を避け,操作時間を短縮する.
・最も経験のある者が施行する.

▶プローブ挿入前の確認事項

- プローブが正常に食道内を前進することを確認するために,プローブ挿入前に超音波診断装置の電源を入れ,プローブと診断モードが正しく選択されていることを確認して,画像の描出が可能な状態にしておくことが重要である.

▶プローブの挿入方法

- 潤滑剤などを使用してプローブ先端を滑りやすい状態にする.頭部を正面後屈とし,愛護的に無理な操作は絶対に行わないで挿入する.プローブがうまく挿入できない場合は,喉頭鏡を使用して直視下に挿入する.
- 小児の場合では特に TEE の挿入により気管や心臓・血管が圧迫されて,換気状態や循環動態が不安定になる可能性がある.そのため,呼吸・循環の厳重な監視下に挿入することが必要である.

▶プローブの操作方法
- 図1に示すように,シャフトの回旋,前進後退,前屈後屈,側方屈曲に加え,マルチプレーンプローブではトランスデューサーの角度を回転させることにより走査面を回転させることができる.これらの操作を組み合わせて目的とする画像を描出していく.

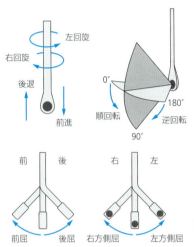

図1 プローブの操作方法

TEE プローブの洗浄法[3]
① 中性洗剤や除蛋白液を用いてよく水洗いをし,プローブについた残留物を取り除く.
② フタラール製剤に5〜10分浸漬する.
③ 流水で十分な洗浄を行う.

▶TEE 検査に必要な基本断面

- TEE 検査では正常の心臓血管構造物がどのように描出されるかを理解することが必要である.TEE の基本断面として 28 の基本断面が重要であるが,その中でもさらに重要とされる以下の最少 11 断面について理解することが必要である(図2).ルーチンワークや緊急時に最少 11 断面で検索することにより,効率よく病変を診断することが可能になる.

1) 中部食道四腔断面
- プローブを食道に挿入し,トランスデューサーの角度を 0〜15°にして 35 cm 程度進めると描出される.左右の心房と心室を同時に観察することが可能である.さらに,僧帽弁,三尖弁,心房中隔,心室中隔を観察することも可能である.

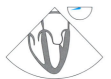
1) 中部食道四腔断面

2) 中部食道二腔断面

3) 中部食道長軸断面

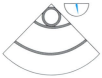
4) 中部食道上行大動脈長軸断面

5) 中部食道上行大動脈短軸断面

6) 中部食道大動脈弁短軸断面

7) 中部食道右室流入流出路断面

8) 中部食道上下大静脈断面

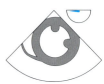
9) 経胃中部短軸断面

10) 下行大動脈短軸断面

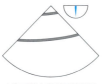
11) 下行大動脈長軸断面

図2 最少11断面

(Reeves ST, et al. Anesth Analg. 2013; 117: 543-58[4] より改変)

2) 中部食道二腔断面
- 中部食道四腔断面からトランスデューサーの角度を80〜100°まで回転すると描出される．左房，左室，僧帽弁，左心耳を観察することが可能である．

3) 中部食道長軸断面
- 中部食道四腔断面からトランスデューサーの角度を120〜160°まで回転すると描出される．左房，僧帽弁，左室，左室流出路，大動脈弁，上行大動脈を観察することが可能である．

4) 中部食道上行大動脈長軸断面
- 中部食道長軸断面からプローブを引き抜いて上行大動脈の長軸像を描出し，トランスデューサーの角度を逆回転させ肺動脈の短軸

像を描出する．肺動脈が画面の中央に位置するようにシャフトを回旋することにより描出される．上行大動脈と肺動脈近位部を観察することが可能である．

5）中部食道上行大動脈短軸断面

- 中部食道上行大動脈長軸断面からトランスデューサーの角度を20〜40°まで逆回転し，肺動脈主幹部，肺動脈分岐部，上行大動脈と上大静脈の短軸像が描出されるように調節することで描出される．

6）中部食道大動脈弁短軸断面

- 中部食道上行大動脈短軸断面からプローブを前進させて大動脈弁を描出する．3つの弁尖が同じ大きさで同じ形になるようにトランスデューサーの角度を 25〜45°の範囲で調節することにより描出される．画面の右側に観察される弁尖が左冠尖，画面の下側に観察される弁尖が右冠尖，画面の左側で心房中隔に接して観察される弁尖が無冠尖である．

7）中部食道右室流入流出路断面

- 中部食道大動脈弁短軸断面からプローブを前進させ，三尖弁が画面の中央に位置するようにシャフトを回旋し，トランスデューサーの角度を 60〜80°にすることにより描出される．右室収縮能，右室流出路・肺動脈弁の形態評価が可能である．

8）中部食道上下大静脈断面

- 中部食道右室流入流出路断面からトランスデューサーの角度を90〜110°に回転させ，シャフトを右に回旋することにより描出される．上下大静脈，左房，右房，心房中隔，右心耳を観察することが可能である．

9）経胃中部短軸断面

- トランスデューサーの角度を 0°にして，プローブを前進させて胃内に挿入し，前屈させることにより描出される．左室容量と左室収縮機能を評価する最適な断面である．

10）下行大動脈短軸断面

- 中部食道四腔断面からシャフトを左に回旋させ，下行大動脈の短軸像が画面の中央に位置するように調節することにより描出される．大動脈径の計測，大動脈の粥状硬化性病変，大動脈解離の検索に有効である．

11）下行大動脈長軸断面

- 下行大動脈短軸断面からトランスデューサーの角度を約 90°回転することにより描出される．

▶血圧低下時における TEE 評価

- 治療抵抗性で持続する低血圧を認める場合，TEE を用いて血圧低下の原因を検索することで，適切な治療法を選択することが可能

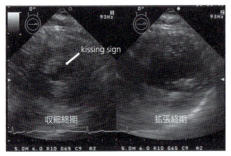

図3 循環血液量減少

左室収縮終期（LVESA）正常値：5〜7cm^2，左室拡張終期（LVEDA）正常値：13〜16cm^2．循環血液量減少では両者とも正常値以下となり，収縮終期に前乳頭筋と後乳頭筋が接する kissing sign を認める．

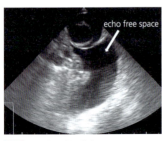

図4 左胸腔内大量出血
Echo free space および左肺の虚脱を認める．

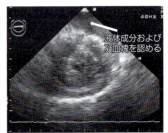

図5 心タンポナーデ
心囊内への血液貯留と，右室の虚脱，左室腔の狭小化を認める．

になる．

▶循環血液量減少

- 右心系と左心系ともに内腔が狭小化し，左室では収縮終期に前乳頭筋と後乳頭筋が接触する所見を認める（kissing sign）（図3）．
- 循環血液量減少の診断をした後，明らかに術野での出血を認めない場合，左右胸腔，腹腔，消化管などへの出血の有無を評価する．左右胸腔は心臓を描出している位置からプローブを時計・反時計方向にそれぞれ90〜120°程度回旋することで観察が可能である．左胸腔内は容易に観察することができるが，右胸腔内を観察する際には，椎体が障害になることがある．しかし，プローブの深さを調節することで背側まで観察できることが多い（図4）．

▶心タンポナーデ

- 心臓周囲の echo free space と虚脱した右心系が特徴である．右心系は拡張が障害されて充満できず拍出が低下する結果，二次的に左心系も内腔が狭小化する（図5）．

▶肺塞栓症

- 右心系の負荷（間接所見）と肺動脈内の血栓像（直接所見）が特

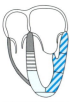 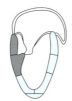

中部食道四腔断面　　中部食道二腔断面　　中部食道長軸断面　　経胃中部短軸断面

■ 右冠動脈　　|||| 右冠動脈もしくは回旋枝
□ 前下行枝　　▨ 前下行枝もしくは回旋枝
■ 回旋枝　　　☰ 右冠動脈もしくは前下行枝

図6 基本断面と冠動脈の血流支配

(Reeves ST, et al. Anesth Analg. 2013; 117: 543-58[4] より改変)

徴である．
- 右室後負荷の上昇により，右室の拡張，心室中隔の平坦化〜奇異性運動を認める．また，右室拡大により三尖弁輪拡大に起因する三尖弁逆流が生じる．
- 肺動脈内に echogenic mass を認める．ただし，TEE では全症例で確認できるわけではないので注意が必要である．

▶心筋虚血
- 冠動脈の灌流領域に一致して新たに局所壁運動異常を認める場合には，その冠動脈に原因がある可能性が高い（図6）．壁運動異常は心内膜の動きと壁厚の変化を同時に読み取ることが重要である．

▶アナフィラキシー，敗血症
- 体血管抵抗が低下するため低血圧が生じる．静脈系の拡張が軽度であれば，心臓の前負荷は比較的保たれており，両心室とも拡張終期径は正常であることが多い．収縮期は2つの乳頭筋が接触するくらいに左室内腔が狭小化する．

参考文献
1) American Society of Anesthesiologists and Society of Cardiovascular Anesthesiologists Task Force on Transesophageal Echocardiography. Practice guidelines for perioperative transesophageal echocardiography. An updated report by the American Society of Anesthesiologists and the Society of Cardiovascular Anesthesiologists Task Force on Transesophageal Echocardiography. Anesthesiology. 2010; 112: 1084-96.
2) Hahn RT, Abraham T, Adams MS, et al. Guidelines for performing a comprehensive transesophageal echocardiographic examination: recommendations from the American Society of Echocardiography and the Society of Cardiovascular Anesthesiologists. J Am Soc Echocardiogr. 2013; 26: 921-64.

3) 野村 実, 監修. 国沢卓之, 編. 初心者から研修医のための経食道心エコー II—部長も科長ももう初級者. 東京: 真興交易医書出版部; 2012.

4) Reeves ST, Finley AC, Skubas NJ, et al. Special article: Basic perioperative transesophageal echocardiography examination: A consensus statement of the American Society of Echocardiography and the Society of Cardiovascular Anesthesiologists. Anesth Analg. 2013; 117: 543-58.

〈神田浩嗣〉

2. モニタリング

▶ 2 脳代謝モニタリング

NIRS, rSO₂, SjO₂

POINT
- NIRS を利用した局所脳酸素飽和度モニタリングで周術期の脳神経障害のリスクが減る.
- 弓部置換などの大血管手術, 人工心肺時, 頸動脈手術の際の脳循環モニタリングで有用.

▶NIRS (近赤外線分光法, near-infrared spectroscopy)

- 生体に無害で透過性の高い 600〜950nm の近赤外線 memo1 を血液にあて, 血流, 酸素代謝変化を非侵襲的に測定する方法. 酸素化 Hb と還元型 Hb では近赤外線吸収率に差が出る特性を利用. 実測値ではない memo2 .
- SpO_2 = 酸素化 Hb/total Hb

近赤外線光は頭皮から約 3cm 程度の到達のため脳深部の血流測定は不可.

短パルス光を使用した時間分解分光法による脳酸素モニタ (tNIRS-1) は Hb 定量測定可能で SpO_2 との誤差が少ない.

▶局所脳酸素飽和度 (regional saturation of oxygen: rSO₂)

- 局所の灌流状態や代謝などの酸素の供給バランスの変化が連続的に理解でき, 適切な治療介入が可能. 無侵襲混合血酸素飽和度監視システムとして INVOS®(メドトロニック社製)が主に使用されているが, 機器により測定アルゴリズムが異なる. 2.5kg の新生児から使用可能.

頭皮, 骨の厚み, センサー間の髄液層の面積, Hb 濃度, 血圧, 体位などの影響を受け, 近赤外線の拡散, 吸収, 散乱で rSO_2 の値にばらつきが生じるため, 測定値よりトレンドを重視.

▶INVOS 使用の実際 (図 1)

- 前額部に貼付し酸素投与前の room air でベースラインを設定する. memo3
- rSO_2 がベースラインより 20%以上の低下, 実測値が 50%以下になった場合の早期対応で周術期脳神経障害 (脳梗塞, 術後せん妄など) のリスクを軽減・防止する.

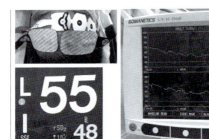

図1 INVOS
左上: センサー装着図(BIS モニタの上, 前額部貼付)
右: モニタ画面(左右比較, トレンド表示)
左下: 画面拡大(ベースラインからの増減表示)

- rSO_2 に左右差が出現した際の片側灌流障害を是正する(大血管手術時).

センサーをガーゼなどで軽く遮光し外光の影響を防止すると誤差が減る. 前額部ではなく, 任意の箇所でも測定可能(腕橈骨筋, 腓腹筋, 二頭筋, 胸筋, 外腹斜筋, 大腿四頭筋, 広背筋).

フェニレフリンなどの血管収縮薬の投与で頭皮などの頭蓋外の血管収縮が起こり, 6~15%ほど rSO_2 値の低下がみられることがある.

▶ SjO_2 (内頚静脈球部酸素飽和度, jugular bulb venous oxygen saturation)

- 脳に対する酸素供給と脳の酸素消費のバランス, 脳酸素化の指標である.
- $SjO_2 = SaO_2 - 100 \times CMRO_2 / (CBF \times 1.34 \times Hb)$ memo4
  (SaO_2: 動脈血酸素飽和度, $CMRO_2$: 脳酸素消費量, CBF: 脳血流量, Hb: ヘモグロビン濃度)
- 脳全体からの血液が灌流する内頚静脈球部近傍(頭蓋底レベル)へ逆行性に光ファイバーカテーテルを挿入し連続的にモニタリングする. memo5
- $SjO_2<60\%$: 脳虚血状態, $SjO_2>80\%$: 脳酸素代謝減少(脳死などの重度脳障害脳状態, 低体温療法)
- 厳密には SjO_2 のみで循環変動, 酸素代謝の反映を判定できないので, 頭蓋内圧(頭蓋内圧上昇時に血圧低下→脳灌流圧低下→脳血流量減少), 全身の酸素摂取率(酸素利用障害の有無, 乳酸値)なども考慮.

Hb↑でSjO₂↑でも，血液粘度↑の際はCBF↓でSjO₂↓となり，Hb変動のSjO₂への影響は様々．

 臨床でよく使用されるプリセップCVオキシメトリーカテーテルは内頸静脈球部より下流に挿入するため下垂体静脈洞，咽頭静脈洞，顔面静脈など脳以外の静脈血も混入しておりScvO₂とSjO₂とは誤差あり．

参考文献
1) Davie SN, Grocott HP. Impact of extracranial contamination on regional cerebral oxygen saturation: a comparison of three cerebral oximetry technologies. Anesthesiology. 2012; 116: 834-40.
2) 定光大海, 前川剛志. 内頸静脈球部血酸素飽和度測定の基礎と臨床. 日救急医会誌. 1997; 8: 637-49.

〈島田舞衣〉

2. モニタリング

> ▶ 2 脳代謝モニタリング

運動誘発電位（MEP）

P O I N T

- MEP に影響の少ないプロポフォールで麻酔する.
- 術中に筋弛緩薬の追加投与は行わない.
- 振幅の 50％以上の低下を警告レベルとすることが多い.

▶MEP（motor evoked potential）とは

- 脳動脈瘤や脳腫瘍に対する開頭手術，脊椎脊髄手術，胸腹部大動脈瘤などの，術後に運動機能障害が発生するリスクのある手術で，術後の運動機能障害を予防するために施行する運動機能のモニタリング.
- 運動路の傷害が予想される部分よりも中枢側で刺激し，末梢側で電位を記録するもので，主に運動野を刺激し，脊髄後角や筋肉から記録する.

▶全身麻酔下での MEP

- 麻酔は MEP への影響が少ないプロポフォールが第一選択であるが，プロポフォールの投与量が多いと MEP 振幅が減弱するため，麻酔効果に応じてプロポフォールの効果部位濃度を低下させる必要がある. 少量のケタミンを併用する方法もある. フェンタニルやレミフェンタニルなどの麻薬鎮痛薬も比較的影響は少ない（表1）. 筋弛緩薬は非脱分極性筋弛緩薬であるロクロニウムを比較的少量気管挿管時に使用し，追加投与は行わないのが一般的である. そのため浅麻酔にならないよう，普段よりも高用量のレミフェンタニルが必要になる.

表1 麻酔薬のMEPへの影響

吸入麻酔薬	イソフルラン	↓↓
	セボフルラン	↓↓
	デスフルラン	↓↓
	亜酸化窒素	↓
静脈麻酔薬	プロポフォール	↓
	バルビツレート	↓↓
	ケタミン	→
	フェンタニル	→
	レミフェンタニル	→
筋弛緩薬	ロクロニウム	↓↓

▶MEP の施行法

- 麻酔科医が行うことがある経頭蓋刺激と運動野直接刺激とがある．ここでは経頭蓋刺激について記述する．
- 経頭蓋刺激では，電極は国際 10-20 法で C3 と C4 で刺激するのが一般的である．
- 単発刺激では MEP は著明に抑制されるため 4～6 連，500Hz，刺激間時間 2～4ms 程度のトレインパルスを用いる．
- 左手の運動野を刺激し右手から MEP を記録したい場合には C3 を刺激する（図1）．低い刺激強度では右手からのみ MEP が記録できるが，刺激強度が高くなると両手から MEP が記録できるようになる．開頭手術などでは刺激強度が強いと脳深部での刺激となり錐体路の変化を見逃す可能性があるため，記録できる最小の刺激強度を求め，その 20V 程度上の強度で刺激する．
- 全身麻酔中は手術開始時や主要な手術操作前の MEP を記録し，術中操作により MEP が変化しないかをモニターする．振幅の低下や波形の消失がみられた際，手術操作が原因と考えられる場合は，外科医に警告を出すことで永続的な運動障害の発生を予防することができる．ただし，麻酔薬や筋弛緩薬，大動脈手術時の大動脈遮断や体温変化なども MEP を変化させることに留意する必要がある．一般的には振幅の 50%以上の低下を警告レベルとしていることが多い[1]．

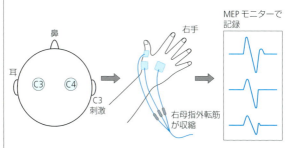

図1 MEPの施行法
C3, C4 は両耳を結んだ線上を三等分した位置．

参考文献　1) 川口昌彦, 林 浩伸, 阿部龍一. 術中運動機能モニターを成功させるコツ. 日臨麻会誌. 2014; 34: 106-16.

〈大城　茜〉

2. モニタリング

▶ 3 脳循環モニタリング

経頭蓋超音波ドプラ (TCD)

POINT
- 経頭蓋超音波ドプラ (TCD) により,主要脳動脈の血流速度の測定と微小栓子の検出をすることが可能である.
- TCD により早期に適切な処置が可能になる.
- 超音波頚動脈血流モニターにより TCD の限界が解決された.

▶TCD とは

- 経頭蓋超音波ドプラ (transcranial Doppler: TCD) は低周波数 (2MHz) のパルスドプラ法を使用して頭蓋内血管の血流を測定することで,脳血流速度と微小栓子のモニタリングを可能にする.
- TCD の診断精度は,診断機器の進歩とともに,この数年で大きく飛躍し,それにつれて臨床応用も広がっている.

▶TCD の測定方法

- 超音波が頭蓋内に入りやすい頭蓋骨の部分 (window) があり,この window を通して頭蓋内血管の検索を行う.TCD を用いた血管の同定は,window の種類,探触子の方向,皮膚から血管までの深さ(深度),血流方向によって行う.

▶側頭骨 window
- 内頚動脈 (ICA) 分岐部から中大脳動脈 (MCA),前大脳動脈 (ACA),後大脳動脈 (PCA) を検出することが可能である.
- 探触子をこめかみに対して垂直からやや前上方向に向け,深度を 50〜60mm 程度に設定した時に探触子に向かう血流が検出されれば MCA である (図1).そこから深度を 60〜65mm に変化さ

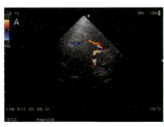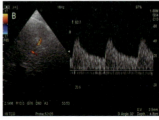

図1 側頭骨windowで測定したMCAの血流と波形
MCA が蛇行しながらプローブの先端方向に向かう血流として描出されている (A).パルスドプラ法のサンプルボリュームを血流部分に設定すると血流波形が得られる (B).

せると ICA 分岐部が検出される．ICA 分岐部の血流波形は両方向性であり，低速度成分が多くザラザラした音に聞こえる．さらに深度を 60〜75mm 程度に深くすると，探触子から離れる向きで ACA の血流が検出される．探触子を後下方に向けると PCA も検出可能である．

▶大後頭孔 window

- 椎骨動脈（VA），脳底動脈（BA）を検出することが可能である．
- 探触子を後頭部下方に当て，眉間方向に向ける．深度を 50〜65mm 程度に設定した時に探触子から離れる向きで血流が検出されれば VA である．VA を遠位へ追跡し，80mm 以上の深度で探触子から離れる向きで血流が検出されれば BA である．

▶TCD の評価方法

▶血流速度

- 一般的に平均血流速度，収縮期最大血流速度，拡張終期血流速度を計測する．平均血流速度の正常値は，MCA で約 60cm/sec，ACA で約 50cm/sec，PCA で約 40cm/sec，VA および BA で約 40cm/sec である．
- MCA に 50%以上の狭窄が存在すると，血流速度は狭窄音を伴って上昇し，収縮期最大血流速度は 180cm/sec 以上となる．
- 頚動脈遮断時の脳血流モニタリングや，集中治療領域での脳血管攣縮や過灌流症候群などの検出に有効である．

▶微小栓子

- 脳血管への空気や粥腫・血栓などの固形栓子を検出することができる．脳梗塞の原因栓子を検出し，予兆を早期に発見することで，初期診断を簡略化し，初期段階での適切な処置が可能になる．また，心臓血管手術における栓子モニタリングとしても有効である．機械弁置換後の栓子シグナルの検出は脳卒中の予防につながると報告されている．

▶TCD の限界

- 頭蓋骨を介して脳血流を評価するため，評価が困難な症例は少なくない．特に高齢者では頭蓋骨が肥厚するため，さらに評価が困難になる．
- 脳血管の検出には熟練した技能を要し，検査結果も操作者の技量に大きく依存してしまう．

▶超音波頚動脈血流モニター

- 探触子を頚部に貼付し，頚部動脈で血流速度の測定と微小栓子の検出をすることにより，TCD の限界を解決することができる．す

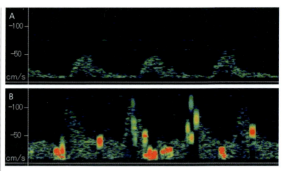

図2 超音波頸動脈血流モニターによる栓子の飛来
A: 麻酔導入後,栓子の飛来は認められない.
B: 外科的操作による栓子の飛来を,赤もしくは黄色の斑点として捉えている.

なわち,頭蓋骨の障害がなく,操作も容易であるため,すべての症例で適用することが可能である.また,貼付型探触子により,長時間の計測も可能である(図2).

参考文献
1) Kimura K, Yasaka M, Wada K, et al. Diagnosis of middle cerebral artery stenosis by transcranial color-coded real-time sonography. AJNR Am J Neuroradiol. 1998; 19: 1892-6.
2) Skjelland M, Michelsen A, Brosstad F, et al. Solid cerebral microemboli and cerebrovascular symptoms in patients with prosthetic heart valves. Stroke. 2008; 39: 1159-64.

〈神田浩嗣〉

2. モニタリング

▶ 3 脳循環モニタリング

眼血流

POINT

- 眼動脈は内頚動脈の第一分枝であり，眼動脈の血流を計測することは脳血流を間接的にモニタリングすることになる．
- 眼底血流は体表から直接透見できる唯一の血流であるため，「眼は脳を写し出す鏡」と考えられている．
- 眼動脈超音波検査とレーザースペックルフローグラフィー（LSFG）は，周術期の脳神経モニターとして期待されている．

▶脳神経モニターとしての眼血流測定

- 周術期に最も広く受け入れられている脳神経モニターは，近赤外線分光法による脳酸素モニターである．このモニターは，前頭部の酸素飽和度を測定することが可能であるが，厳密にいうと脳血流を評価しているわけではない．眼動脈の血流は"cerebral microcirculation"の1つと考えられており，脳血流を反映することが知られている．つまり，眼動脈血流あるいは眼底血流を評価することは，脳血流をモニターすることになる．眼動脈超音波検査では眼動脈血流を，LSFGでは視神経乳頭付近の眼底血流をそれぞれモニタリングしている．

▶眼動脈超音波検査

一般に使用されている汎用型超音波装置のリニアプローブを，眼動脈超音波検査に使用することは危険である．アメリカ食品医薬品局（Food and Drug Administration）は，5MHzまたは7MHz以上のリニアプローブで，出力を17mW/cm^{2}以下，MI値0.23以下に機器設定することを推奨している．網膜損傷を回避するため，これらの基準に準じて，検査を施行しなければならない．また，パルスドプラの照射時間は最小限に留め，全身麻酔下であれば眼球の圧迫にも十分注意しなければならない．

▶測定方法

- 全身麻酔下では，角膜保護用テープを貼付して閉眼させ，超音波検査用ゼリーを十分塗布したプローブを眼瞼に当てる．Bモード画像で眼窩内の解剖的位置関係を把握し，眼動脈の探索を行う．眼動脈は，眼瞼から40〜50mmの深さで観察されることが多く，可能な限り内頚動脈に近い部位で描出する．パルスドプラ法のサンプルボリュームを同定部位に設定し，血流波形を観察する．眼動脈の血流方向により，角度補正が必要な場合もある（図1）．

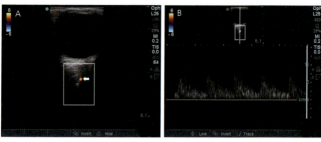

図1 経眼窩超音波法による眼動脈の血流と波形

微少な眼動脈血流が眼球に向かう血流として描出されている（A）．パルスドプラ法のサンプルボリュームを血流部分に設定すると血流波形が得られる（B）．眼動脈血流は微少であるため描出が困難な症例があり，血流消失との鑑別が困難である．

▶評価方法

- 正常血流は波形の立ち上がりが急峻で，拡張期に dicrotic notch を形成する．頭蓋内超音波検査ガイドラインによると，血流波形を，①逆流型（内頚動脈閉塞と側副血行路の存在），② to and fro 型（内頚動脈閉塞病変で内頚動脈と外頚動脈の圧が拮抗），③アーチ型（内頚動脈閉塞と側副血行路の発達），④動脈硬化型（収縮期ピークが消失），⑤高血流型の5型に分類している．頚動脈内膜剥離術では，剥離後に高血流型を示すことがあるが，明確な基準に関しては報告されていない．一方で，脳分離体外循環中の眼血流波形消失が術後中枢神経合併症を増加させることが報告されている．しかしながら，低灌流時には眼動脈の同定が難しい場合も多く，波形消失との鑑別が困難となる．

▶LSFG

▶測定原理

- レーザーを生体表面に照射すると，反射散乱光が干渉し合いスペックルパターンと呼ばれるランダムな斑点模様が形成される．この原理を血流に応用した場合，多数の赤血球からの散乱光がスペックルパターンを形成することになる．血流が速い部分ではスペックルの変動が大きくなり，遅い部分では小さくなる．近年，ソフトケア社が開発した LSFG 装置は，眼底血流におけるスペックルパターンをリアルタイムにマップ状に画像化することを可能にした．さらに，スペックルパターンの変動を MBR（mean blur rate）と呼ばれるパラメーターで表示することも可能となった．つまり，眼底血流をカラーマップにより定性的に，また，MBR により定量的に評価することができる．

▶臨床応用

- 眼科領域での報告は多数ありその有用性は認められているが，周術期の脳神経モニターとしての報告は限られている．脳分離体外循環を用いる胸部大動脈手術，脳外科領域のバイパス手術での報告があるが，患者アウトカムを改善するまでには至っていない．今後の研究成果により，新たな脳神経モニターとして期待されている（図2）．

> LSFGで用いるレーザーは網膜損傷を引き起こす波長ではないが，長時間使用すると乾燥による角膜損傷の可能性がある．適宜，ヒアルロン酸の点眼が必要となる．また，白内障，硝子体出血を有する患者では，測定が困難となることがある．

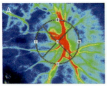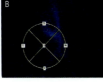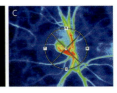

図2 弓部置換術中のLSFGによる眼底血流評価

人工心肺確立後，視神経乳頭付近の眼底血流は十分保たれているが（A），超低体温循環停止中は血流が消失し（B），選択的順行性脳灌流を開始すると血流の回復を認めた（C）．血流の速い部分は赤，遅い部分は青でそれぞれ表示されている．

参考文献

1) 日本脳神経超音波学会・栓子検出と治療学会合同ガイドライン作成委員会作成. 頭蓋内超音波ガイドライン. Neurosonology. 2006; 19: 113-31.
2) Orihashi K, Matsuura Y, Sueda T, et al. Clinical implication of orbital ultrasound monitoring during selective cerebral perfusion. Ann Thorac Surg. 2001; 71: 673-7.
3) Kanda H, Kimura F, Iida T, et al. Combined use of intra-aortic balloon pump and venoarterial extra corporeal membrane oxygenation support with femoral arterial cannulation impairs cerebral microcirculation: Evaluation with laser speckle flowgraphy. J Cardiothorac Vasc Anesth. 2017; 31: 1011-4.
4) Hayashi H, Okamoto M, Kawanishi H, et al. Ocular blood flow measured using laser speckle flow graphy during aortic arch surgery with antegrade selective cerebral perfusion. J Cardiothorac Vasc Anesth. 2016; 30: 613-8.

〈神田浩嗣〉

2. モニタリング

▶4 筋弛緩モニタリング

POINT
- 筋弛緩薬，筋弛緩拮抗薬・回復薬の投与量・投与のタイミングは必ず筋弛緩モニターを指標に行う．
- 筋弛緩モニターは患者入眠後，筋弛緩薬投与前に装着する．
- 健常者では，皺眉筋は母指内転筋に比べ筋弛緩の回復が早い．
- 筋弛緩の回復は必ず母指内転筋で確認する．

▶筋弛緩モニターの種類
- 一般的によく用いられているTOFウォッチ®などの加速度感知型筋弛緩モニター（acceleromyography: AMG）の他，力感知型（mechanomyography: MMG），電位感知型（electromyography: EMG），動作感知型（kinemyography: KMG）などがある．

▶刺激パターン

▶四連（train-of-four: TOF）刺激
- 0.5秒間隔で4回（2Hz）刺激を行う．非脱分極性筋弛緩薬を投与すると反応が消失し，最初の反応（T1），2番目（T2），3番目（T3），4番目（T4）の反応の順に回復する（図1）．TOF刺激によってみられる反応の回数をTOFカウントと呼ぶ．T4出現時点ではT4よりT1の収縮が大きい（TOF反応の減衰）．T4出現以降は，T4とT1の収縮高の比であるTOF比が神経筋回復の指標となる．
- T2以上TOF反応が出現しないように維持すると大部分の外科手術に十分な筋弛緩状態を維持することができる．

▶ポストテタニックカウント（PTC）
- 5秒間50Hzのテタヌス刺激の後に1Hzの単刺激を10～20回行う（図2）．TOF反応がみられない深い筋弛緩状態のモニタリング

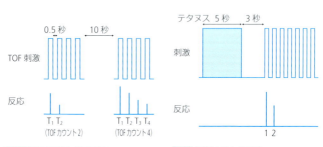

図1 TOF刺激とその反応　　図2 刺激方法とPTC2

に用いる．PTC が 1～2 回程度に筋弛緩状態を維持することにより，横隔膜や喉頭筋の収縮を確実に抑制できる．PTC が 12～15 回出現すると T1 の出現が近いことがわかる．ただし，PTC を繰り返す場合は間隔を 3 分以上あけ，神経筋回復を過大評価しないように注意する．

▶測定筋

▶母指内転筋

- 尺骨神経を刺激することにより反応を得ることができる．最も頻繁に筋弛緩モニタリングに用いられる筋肉である．皺眉筋に比べ筋弛緩薬に対する感受性が高く，回復が遅いため，筋弛緩の回復は母指内転筋で確認することが推奨されている．

▶皺眉筋

- 顔面神経の側頭枝を刺激することにより反応を得ることができる．測定部位のある頭部は手術や術者による影響を受けにくく，麻酔科医が容易に到達できるという利点がある．しかし，筋肉への直接刺激を避けるために刺激電流を低め（25～30mA）に設定するなど，母指内転筋モニタリングとは異なるコツが必要であり，正しく皺眉筋をモニタリングする難易度は高い．また，皺眉筋は母指内転筋に比べ筋弛緩薬に対する抵抗性が高く，そのためその反応の解釈も母指内転筋とは異なる．皺眉筋は横隔膜や喉頭筋と筋弛緩の回復が類似している[1]ため，深い筋弛緩状態の指標として適している（図3）．つまり，母指内転筋と同じ感覚で 2 回反応がみられたからと筋弛緩薬を追加していると，かなり深い筋弛緩状態を維持していることになる．

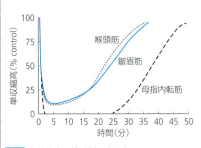

図3 各種筋肉の筋弛緩回復過程

(Plaud B, et al. Anesthesiology. 2001; 95: 96-101[1] より改変)

▶実践：TOF ウォッチ®による母指内転筋モニタリング

- 以下に TOF ウォッチ®を用いた基本的な筋弛緩モニタリングの方

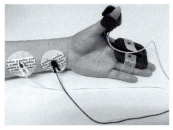
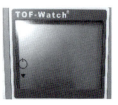

図4 電極とハンドアダプタの設置方法　　**図5** キャリブレーション完了後のTOFウォッチ®画面

法を示す．治験や臨床研究を行う際は，TOFウォッチ®SXを用いたより厳密なモニタリングが必要となるため，専門書[2]を参考にするとよい．

① 皮膚をアルコール綿などで拭き脱脂した後，尺骨神経に沿って電極を貼付する．
② 2.5〜4cmの間隔をあけ，末梢側の電極に黒いケーブル，中枢側の電極に白いケーブルを接続する（図4）．
③ ハンドアダプタを装着し，加速度トランスデューサを設置する（図4）．
④ TOFウォッチ®の電源ボタン◉を1秒以上押し，電源を入れる．
⑤ キャリブレーションボタン◉を1秒以上押し，キャリブレーションを行う．　memo
⑥ ▼が画面に表示されていればキャリブレーションは完了している（図5）．
⑦ TOFボタン◉を1秒以上押すと15秒ごとの反復TOF刺激が開始される．
⑧ TOFカウント0の場合，PTCボタン◉を1秒以上押すとPTCが開始される．

> キャリブレーションを行うと，単収縮高が100%となるように機械が自動で調節を行う．キャリブレーションは短時間で施行可能で，得られるデータの精度が上がるため，筋弛緩薬を投与する前に必ず行うべきである．

参考文献
1) Plaud B, Debaene B, Donati F. The corrugator supercilii, not the orbicularis oculi, reflects rocuronium neuromuscular blockade at the laryngeal adductor muscles. Anesthesiology. 2001; 95: 96-101.
2) 鈴木孝浩, 訳. 臨床麻酔と研究における筋弛緩モニタリング. 東京: 真興交易医書出版部; 2013.

〈岩崎　肇〉

2. モニタリング

▶ 5 麻酔モニタリング

BIS（bispectral index）モニター

P O I N T
- BIS 値だけではなく，脳波波形やモニターに表示されるその他のパラメータも参考にする.
- BIS モニターは薬物を投与する前に装着する.

▶BIS モニターとは

- BIS モニターは鎮静効果を定量化するモニターである. 0（平坦脳波）〜100（覚醒）までの数値で鎮静レベルを表す. 静脈麻酔薬は麻酔導入や維持に適切な濃度に個人差があるため, BIS モニターを用いて麻酔薬の投与量を調節する. BIS 値の算出方法の詳細は開示されていないが, 実際に測定された脳波を解析して得られた情報と, データベースにある脳波の情報を比較して鎮静度を算出している. 詳細は専門書を参考にしていただきたい[1].

▶BIS モニターに表示されるパラメータ

- BIS モニターには BIS 値だけでなく, SQI（signal quality index）, EMG（electromyography, 筋電図）, SR（suppression ratio）が表示される.
- SQI は脳波の信頼性を表しており, 100 であることが好ましいが, 80 以上あればよい.
- EMG は筋電図であり, 70〜110Hz のパワーを dB に変換したもの. この値が大きくなると BIS 値が大きくなる.
- SR は 60 秒間の脳波における平坦脳波の割合を示している.

▶BIS 値と鎮静レベル

- 全身麻酔中の適正な BIS 値は 40〜60 とされている. また 10Hz 前後の睡眠紡錘波が優位にみられれば, 鎮静度は適切であると判断できる（図 1）.
- また, BIS 値と一般的な臨床意義の関係を表 1 に示した.

▶BIS モニター使用時の注意点

- BIS 値の低下や脳波の徐波化は, 鎮静度が深いことだけを示しているのではなく, 脳血流や鎮痛薬などの影響も受けることに注意しなければならない. 脳血流の低下により脳波は徐波化するため, 鎮静薬の投与量が適切に行われているにも関わらず, 徐波がみられた時には脳虚血を疑い, 瞳孔を観察した方がよい. また, 高用

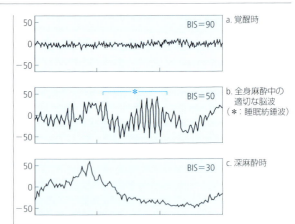

図1 各段階の脳波（文献2より引用）

表1 BIS値と一般的な臨床意義

BIS値	臨床意義
80以上	覚醒，呼びかけに反応する
70〜80	軽度鎮静，大きな声での呼びかけや揺さぶり刺激に反応する
60〜70	覚醒している可能性がある
40〜60	適切な鎮静
20〜40	深い鎮静
20未満	大脳皮質の障害，burst and suppression
0	平坦脳波

量のオピオイド投与（効果部位濃度 10ng/mL 以上）によっても脳波は徐波化し，BIS 値が低くなることがある．そのため，高用量オピオイドを使用している場合には，BIS 値が低いことだけをみてプロポフォールの目標血中濃度を低く設定すると術中覚醒しているかもしれない．

- また，筋電図の混入や電気メスの使用により BIS 値が高くなることがある．BIS 値の高値がみられた場合には，まず鎮静薬が適切に投与されているかを確認する．

参考文献
1) 萩平 哲. 脳波モニタリング. In: 稲垣喜三, 編. 静脈麻酔. 1版. 東京: 克誠堂出版; 2014. p.135-41.
2) Kelly SD. Monitoring Level of Consciousness during Anesthesia and Sedation. Norwood: Aspect Medical Systems; 2003.

〈菅原亜美〉

2. モニタリング

▶ 5 麻酔モニタリング

薬物動態・薬力学モニタリング

POINT

- 薬物動態・薬力学をモニタリングすることにより，バランス麻酔を行う際の手助けとなる．
- 薬物動態・薬力学モニタリングは母集団から得られたデータから薬物濃度を予測しているため，実際の症例と完全に一致するものではない．
- モニタリングだけを指標として，麻酔薬の調節を行うのではなく，血行動態などから総合的に判断し，目標薬物濃度を決定し，薬物投与量を調節することが重要である．

▶薬物動態モデル

- 吸入麻酔薬は呼気終末麻酔薬濃度を測定することによって麻酔効果を判断することができるが，静脈麻酔薬は薬物濃度をリアルタイムに測定しながら投与量の調節を行うことが困難である．薬物動態モデルは，薬物が体内に投与されてからどのように分布し，薬物濃度がどう変化するかということを推測することができる．
- 日本で臨床使用が認められている TCI（target controlled infusion）ポンプはプロポフォール TCI を行う Diprifusor™ のみであり，この薬物動態モデルは Marsh モデル[1] を採用している．

▶コンパートメントモデル

- 生体が 1 つ以上の区画（コンパートメント）からなり，薬物の分布や消失を解析するモデルのことをコンパートメントモデルという．
- Marsh モデルは 3 コンパートメントモデルを適用している．図1 に 3 コンパートメントモデルを示した．V は分布容積，k はコンパートメント間の移行定数を示す．3 コンパートメントモデルで

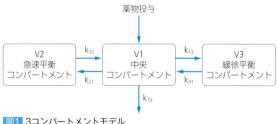

図1 3コンパートメントモデル

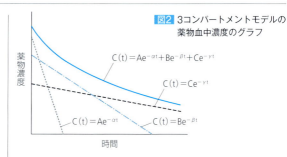

図2 3コンパートメントモデルの薬物血中濃度のグラフ

は，薬物を単回投与したときに血中濃度の経時的推移が3つの指数関数の和で表される（図2）．

▶薬力学モデル

- 薬力学は，薬物の効果と濃度の関係を解析する．薬物の血中濃度がピークに達しても速やかに薬物効果が発現しない，血中濃度が低下しても速やかに薬物効果が消失しないことがある．この薬物濃度と薬物効果の関係を解析するのが薬力学である．また薬物の効果が発現する部位を仮想的なコンパートメントとして設定したのが効果部位である（図3）．
- 効果部位の分布容積は中央コンパートメントの分布容積に比べてきわめて小さいと仮定されており，薬物を投与してから薬物効果が発現するまでの速度定数を k_{e0} と定めている．

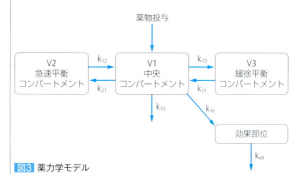

図3 薬力学モデル

▶薬物相互作用

- 薬物相互作用は2種類以上の薬物を投与した場合に薬効が増強したり減弱したりすることである．薬物動態学的相互作用と薬力学的相互作用がある．薬物動態学的相互作用は吸収，分布，代謝，排泄の過程における相互作用であり，薬力学的相互作用は薬理作用

における相互作用である．2種類の薬物を同時に投与したときの薬力学的相互作用は，薬理作用が相加作用，相乗作用，拮抗作用で示されることが多い．鎮静薬と鎮痛薬の薬力学的相互作用は相乗効果を示すことが多く，この相乗作用を示す曲線をアイソボログラムと呼ぶ．

▶薬物動態シミュレーション

- 様々な薬物動態シミュレーションソフトが普及しているため，麻酔管理を行いながらリアルタイムに可能となっている．また，薬物の血中濃度や効果部位濃度をシミュレーションすることによって，期待する麻酔効果が得られるまでにどのくらいの時間を要するかをある程度予測することができる．シリンジポンプの薬物投与情報を得て薬物動態シミュレーションを行う主なソフトウェアに SmartPilot®View がある．
- 薬物動態シミュレーションを行う際に注意しなければならないことは，薬物動態パラメータは平均的な母集団から得られた情報から計算されているため，各個人に完全に一致したものではなく，薬物動態シミュレーションの結果だけを信用して麻酔管理を行ってはならないということである．

▶SmartPilot®View

- 患者に投与された静脈麻酔薬（麻薬を含む），揮発性麻酔薬の量や濃度を記録するソフトウェアである．また，薬物動態モデルと薬力学的相互作用を計算し，画面に表示する．アイソボログラム上に現在，10分後，15分後の麻酔効果を表示するため，麻酔効果の変化を視覚的にとらえることができる（図4）．

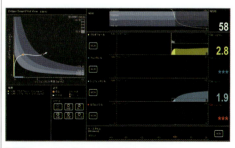

図4 SmartPilot®Viewに表示される画面

参考文献
1) Marsh B, White M, Morton N, et al. Pharmacokinetics model driven infusion of Propofol in children. Br J Anaesth. 1991; 67: 41-8.

〈菅原亜美〉

2. モニタリング

▶6 肺エコー

P O I N T

- 肺エコーは，換気の有無，気胸の検出，胸水や炎症などの異常肺の検出，急性病態のスクリーニングなどに利用される.
- 正常肺: 胸膜の動きが確認でき，肺実質はチラチラしたアーチファクトで構成される.
- 異常肺: 胸膜の動きが確認できない，肺実質が実像として描出される，などの所見がある.

▶【確認】エコーの基本原理

- 超音波画像は，①プローブから人体内に超音波が送られ，②その超音波が人体内で反射し，③プローブで反射波を受信し，ここではじめて画像化される.
- 超音波は，物質の音響インピーダンスの変わり目（相対差）で反射する. 音響インピーダンスは物質ごとの固有値である.
- 音響インピーダンスの観点からみると，空気は人体内できわめて異常な物質であり，一度人体内に入った超音波は，空気の層でほぼすべてが反射する（表1）.
- 肺エコーでは，この空気の性質を利用して，画像を読み解いていく.

表1 生体組織の音響特性

物質	音響インピーダンス (10^6×kg/sec・m²)	水に対する反射率 （%）
水	1.53	0
空気	0.0004	99.9
血液	1.61	0.06
脂肪	1.38	0.27
筋肉	1.70	0.28
頭蓋骨	7.80	46.0

▶肺エコーの基本 （図1）

- プローブ選択: リニアがよいが，他のプローブも可.
- ゲイン調整: 高めでよい. 動きやアーチファクトをみやすくするため.
- 深度: 4cm 前後を目安. 走査対象に応じる.
- 体位: 仰臥位が基本だが，他の体位でも肺を描出できればいずれの体位も可.

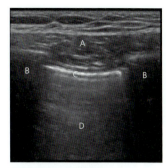

図1 肺エコー基本画像
体軸に平行にあて画面左右に肋骨（B）を写し、それを指標として直下にある高輝度の胸膜（C）を同定する。胸膜下の肺実質部分（D）はアーチファクトであり、チラチラした画像が特徴的である。A：胸壁、B：肋骨、C：胸膜、D：肺実質

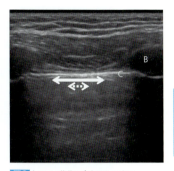

図2 Lung slidingとlung pulse
呼吸と同調する大きなスライドがlung sliding（実線）、心拍と同調する速く小さな振動がlung pulse（点線）。B：肋骨、C：胸膜

- 部位：前胸部2～4肋間が基本。前胸部から側胸部へ走査範囲を全体に広げる。
- 走査法：体壁に垂直にあててしっかり固定する。肺の動きをみるためであり、手を動かさないのがポイント。

▶Lung sliding と lung pulse（図2）

- Lung slidingは、呼吸運動に同調して胸膜が左右に大きくスライドする所見。正常肺所見で、換気のある肺と確認できる。
- Lung pulseは、心拍に同調して胸膜が小さく振動する所見。正常肺所見であるが、lung pulseは換気を保証しない。
- Lung slidingやlung pulseを認めれば、胸膜まで超音波が届いていることを意味し、いずれかの所見があればこの部位の気胸は否定できる。

▶A-line と B-line（図3）

- A-lineは、胸膜と平行な線状アーチファクト。含気の多い肺を示唆する。気胸で特徴的。
- B-lineは、胸膜から下方に伸びる彗星のようなアーチファクト。正常肺でもみられるが、1肋間に3つ以上のB-lineがある場合は、水分の多い病的な肺を示唆する。
- A-lineは"dry"、B-lineは"wet"というように、肺の状態判断に利用される。

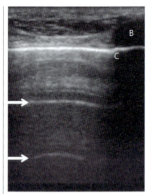
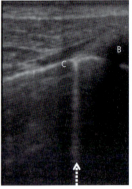

図3 A-lineとB-line

左：A-line．胸膜（C）と等間隔で平行な線（白矢印）．胸膜とプローブ間で超音波が反射することで生じる多重反射である．
右：B-line．胸膜から下方に伸びるアーチファクト．Lung slidingと同調して左右に動く．

▶Mモード（図4）

- Mモードで正常肺をみると，胸膜の上は"線状（波）"に，胸膜は"波打ち際"のように，胸膜下の肺実質は"砂"のように画像化される．画面全体で砂浜のようにみえることから，これを"seashore sign"と呼ぶ．
- 気胸肺では，胸膜は動かず，肺実質のチラツキもない．画面全体に動きがなく一様に"線状（波）"となる．これを"stratosphere sign"とも呼ぶ．

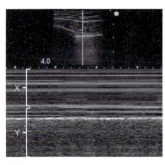
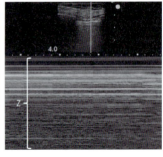

図4 Mモード

左：Seashore sign．正常肺．Xを波，Yを砂にみたて，全体で砂浜のような画像となる．
右：Stratosphere sign．気胸肺．Zは全体が線状で動きがない．気胸肺にみられるが，これのみで気胸は診断できない．

▶気胸肺（図5）

- 気胸肺では、胸膜間に空気が入り込むため、超音波はその先に進めず、プローブと胸膜間を多重反射する。
- 画像は、胸壁像の繰り返し像となる。胸膜の下はすべて虚像である。
- 肺エコーによる気胸検出感度は、胸部X線より高く、CTとほぼ同等である。
- 参考として異常肺の例を図6に示す。

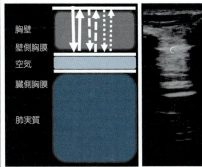
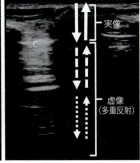

図5 気胸肺
左：気胸模式図。超音波（矢印）は、空気の層で反射し、胸壁間を繰り返す多重反射となる。
右：気胸画像。胸壁の繰り返し像が画面に表示される。全体に動きがなく、肺実質のチラツキもない。

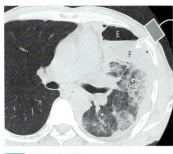
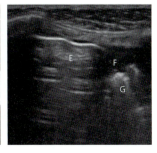

図6 異常肺（参考）
左：CT．膿胸の例。気胸（E）と胸水（F）と炎症（G）を認める。
右：肺エコー画像。多重反射で動きのない気胸（E）、エコーフリースペースの胸水（F）、高輝度の固質化（G）を認める。

►その他

● 肺エコーを使って，急性呼吸不全[4] や急性循環不全[5] をスクリーニングする手法も報告されている．肺エコーはいまだ発展中であり，今後のさらなる活用法が期待される．

参考文献

1) 田中博志. 肺エコー所見の原理. In: 鈴木昭広. こんなに役立つ肺エコー. 1 版. 東京: メジカルビュー社; 2015. p.21-5.

2) 田中博志. 気胸の有無は肺エコーで診断. In: 鈴木昭広. あててみるだけ！劇的！救急エコー塾. 1 版. 東京: 羊土社; 2014. p.42-8.

3) Lichtenstein DA, Mezière GA, Lagoueyte JF, et al. A-lines and B-lines. Chest. 2009; 136: 1014-20.

4) Lichtenstein DA, Mezière GA. Relevance of lung ultrasound in the diagnosis of acute respiratory failure: the BLUE protocol. Chest. 2008; 134; 117-25.

5) Lichtenstein D. FALLS-protocol: lung ultrasound in hemodynamic assessment of shock. Heart Lung Vessel. 2013; 5: 142-7.

〈田中博志〉

2. モニタリング

▶7 凝固モニタリング

POINT

- 凝固能の基本はプロトロンビン時間（PT）と APTT（活性化部分トロンボプラスチン時間）．
- ACT（活性化凝固時間）はヘパリンの凝固作用やプロタミンによる拮抗作用を短時間で確認するために用いられるが，血液希釈，血小板・凝固因子の減少，血小板機能低下，低体温の影響を受ける．
- ROTEM によって記録される TEG（トロンボエラストグラム）からは凝固線溶系の詳細なパラメーターが計測できるが結果を得るのに約 1 時間かかる．
- TEG®6S，ソノクロット®では血小板機能の評価も可能．

▶ACT

- 全血にケイ素またはカオリンを加え凝固能を活性化させて測定する．
- 一般的に使用される HEMOCHRON®は凝固活性剤と金属ロッドが入った試験管内に 2mL の全血を入れて回転させ，フィブリン形成によってロッドが固定されるまでの時間を計測する．
- ACT とヘパリンの関係は使用する機器に関係なく 600 秒まではほぼ直線となる．正常値は 110〜140 秒である．
- 人工心肺後の ACT の延長がヘパリンによるものかを確認するためにヘパリンの影響を除去した heparinaseACT が有用である．

▶TEG

- TEG によって測定可能なのは，① R=反応時間：測定開始から振幅開始までの時間．② K=凝固時間：振幅開始から振幅が 20mm になるまでの時間．③ α=凝固時間：振幅が 20mm になった点から振幅開始点に降ろした直線と基線のなす角度．④ MA=最大振幅：振幅の最大値．⑤ A_{60}=最大振幅から 60 分後の振幅である（図 1）．
- これら各項目の正常値（表 1）からのずれが TEG の形状の違いとなり，詳細な凝固機能の状態を知ることが可能となる（図 2）．

ヘパリンの作用機序：アンチトロンビンと結合してその抗凝固作用を増強することで効果を発揮する．ヘパリン自体に抗凝固作用はない．

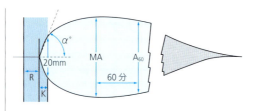

図1 典型的なTEG

表1 TEGの正常値

	正常値
R	7.5〜15分
K	3〜6分
α	45〜55°
MA	50〜60mm
A_{60}	最大振幅より5mm以上減少

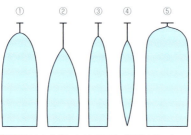

①正常
②凝固因子欠損
③血小板機能異常または欠損
④線溶亢進
⑤過凝固状態

図2 種々の病態におけるTEG（形状の違い）

上のような結果が得られた場合の対策
②の場合：新鮮凍結血漿（FFP）などの投与を行う．
③の場合：血小板の投与を行う．
④の場合：DICを疑う．

参考文献

1) Mallett SV, Cox DJ. Thromboelastography. Br J Anaesth. 1992; 69: 307-13.
2) Rosenberg RD. Hemorrhagic disorders: I. Protein interactions in the clotting mechanism. In: Beck WS, editor. Hematology. 5th ed. Cambridge: MIT Press; 1991. p.507-42.
3) 石井久成. 凝固系検査. In: 稲田英一, 編. 麻酔科診療プラクティス13 モニタリングのすべて. 1版. 東京: 文光堂; 2004. p.160-3.

〈飯田高史〉

3. 術中使用薬

▶1 吸入麻酔薬

POINT

- MAC の概念を理解する.
- 揮発性吸入麻酔薬は鎮静薬として用いられる.
- 吸入麻酔薬を使用する時には吸気・呼気ガス濃度のモニタリングが推奨される.

- 吸入麻酔薬は全身麻酔の導入・維持に使用される薬剤で,気道からの吸入によって吸収されて脳に作用する薬剤である.揮発性吸入麻酔薬は高濃度で使用することで麻酔の3要素を単剤で達成できるとされてきたが,現在では鎮静薬の目的で用いられている.吸入麻酔薬は投与した後でも9割以上が未変化体として呼気から取り除くことが可能である.静脈麻酔薬は肝臓・腎臓などで代謝・排泄を行う必要があり,呼気から回収できることは吸入麻酔薬の大きな特徴である.

- 吸入麻酔薬は亜酸化窒素(笑気),セボフルラン,デスフルランが広く用いられている.このうち亜酸化窒素のみが常温下に気体で存在するガス麻酔薬 memo1 であり,その他の薬物を揮発性麻酔薬と呼ぶ.歴史上最初の揮発性吸入麻酔薬はエーテルであり,現在使用されているものは類似化学物質から開発された.

- 揮発性吸入麻酔薬は薬剤ごとに専用の気化器を用いる.揮発性麻酔薬は気化器と薬剤ボトルを着色すること(カラーコード)で薬剤の取り違えを防ぐ工夫がされている(セボフルラン:黄,デスフルラン:青).揮発性麻酔薬は単剤で使用し,併用することがあるのは亜酸化窒素のみである.吸入麻酔薬を使用する際には手術室環境の汚染を避けるために,必ず余剰ガス排出装置の配管を確認する.最小肺胞濃度(minimum alveolar concentration:MAC)が吸入麻酔薬の力価を表現するのに使われている.吸入麻酔薬は悪性高熱症や術後悪心・嘔吐との関連が指摘されており,これらのリスクの高い患者では静脈麻酔薬を用いることが望ましい.主な麻酔薬の特性を表1に示す.

希ガスであるキセノン(Xe)もガス麻酔薬である.導入覚醒が速やかであり,オゾン層の破壊作用がない点が亜酸化窒素より優れている.しかし Xe の MAC は 72%と大きく,価格が高いことがネックとなって麻酔薬として一般的に用いるまでに普及はしていない.

表1 主な麻酔薬の特性

	亜酸化窒素	セボフルラン	デスフルラン
MAC	104%	2.05%	6.0%
MAC-awake	71%	0.63%	2.4%
沸点	−88.5℃	58.6℃	22.8℃
血液/ガス分配係数	0.47	0.6	0.45
代謝率	0.002%	5%	0.02%

MAC: minimum alveolar concentration（40歳前後）
(Miller's Anesthesia. 6th ed. Philadelphia: Elsevier, Churchill Livingstone; 2005. p. 640より和訳)

▶最小肺胞濃度（minimum alveolar concentration: MAC）

● MAC とは皮膚切開刺激に対して 50%の人が体動を示さない吸入麻酔薬の肺胞内濃度（%），として定義されている．これは 50%有効量（50% effective dose: ED_{50}）に相当する概念である．肺胞内濃度を直接測定できないため MAC は呼気濃度で測定する．MAC は出生直後から 1〜2 歳までは上昇し，その後は緩やかに低下する．その他 MAC に影響する因子を表2に示す．麻酔の 3 要素（鎮静，鎮痛，不動化）を得るのに，鎮痛はオピオイドや局所麻酔薬を，不動化は筋弛緩薬を用いることが一般的である．そのため吸入麻酔薬は鎮静薬として術中に用いられている．MACは疼痛刺激に対する体動で麻酔薬の力価を評価しているが，鎮静薬としては 1MAC 以下で十分である．MAC の概念は皮膚切開以外の刺激に対する反応にも使用されており，呼びかけに対して 50%の人が開眼する MAC-awake（表1）や皮膚切開に対する交感神経反応をみる MAC-BAR が知られている．複数の麻酔薬を用いる時には MAC はその和で計算する．つまり亜酸化窒素 50%（0.5MAC）とセボフルラン 1%（0.5MAC）を使用した時には 1MAC の投与と考えてよい．

● 吸入麻酔薬を使用する際には吸気・呼気の酸素濃度，吸入麻酔薬

表2 MACに影響する因子

MACを低下させる	MACを上昇させる
低体温	高体温
低血圧	甲状腺機能亢進症
高齢者	若年
オピオイド，ケタミン	アルコール依存症
覚せい剤の慢性使用	覚せい剤の急性使用
局所麻酔薬の静脈内投与	
妊娠	
低酸素血症（PaO_2<40mmHg）	
貧血	
α_2刺激薬	

Anesthesiology Green Note

濃度をモニタリングする．揮発性麻酔薬のダイヤル濃度は実際の
吸入麻酔薬濃度と乖離する．新鮮ガス流量が少ない場合や麻酔導
入直後は乖離が大きくなる．吸入麻酔薬濃度，呼気炭酸ガス濃度，
吸入酸素濃度を知ることで安全な麻酔が可能となる．

▶血液 / ガス分配係数

● 吸入麻酔薬の肺胞での血液への溶解度を血液/ガス分配係数と呼
  び，吸入麻酔薬の導入と覚醒の速さの指標となる．血液/ガス分
  配係数が小さい薬剤は血液に溶解しにくく，肺胞内濃度と脳の濃
  度が早く上昇する．溶解度が小さい薬剤ほど少ない量が溶解する
  だけで効果が発現することとなる（表1）．

▶臓器保護効果

● 吸入麻酔薬の臓器への効果として心筋へのプレコンディショニン
  グが知られている．動物実験では吸入麻酔薬を心筋虚血前に投与
  すると心筋梗塞巣を縮小できるとされている[1]．しかし，ヒトの
  心臓手術でのプレコンディショニング効果は証明されていない．
  外傷後のくも膜下出血の範囲を縮小するというポストコンディ
  ショニング効果も報告されている[2]が，ヒトでの報告はなされて
  いない．

▶亜酸化窒素

● 無色・無臭のガス麻酔薬である．笑気という名前でも知られてい
  る memo2 ．亜酸化窒素は常温では気体として存在するためガス
  配管またはボンベから供給される．鎮痛作用は強いが鎮静作用，健
  忘作用は弱い．このため単独で使用せずに他の麻酔薬と併用して
  使用する．

● 亜酸化窒素は血管内の空気塞栓症，腸閉塞，気胸，中耳炎，眼内
  にガスを注入させる手術といった体内に閉鎖空間を持つ疾患では，
  閉鎖空間を拡大させる作用があるため禁忌である．溶解度が窒素
  （0.015）よりも亜酸化窒素（0.47）で高いことが原因である．溶
  解度が高い亜酸化窒素は血液を介して閉鎖空間へ大量に供給され
  る．一方，溶解度が低い窒素は閉鎖空間から除去されない．以上
  の機序から閉鎖空間の拡大が引き起こされる．亜酸化窒素の投与
  を中断した際にも，肺胞内へ亜酸化窒素が大量に供給されること
  で酸素分圧の低下を引き起こす（拡散性低酸素症）．拡散性低酸素
  血症を予防する目的で，亜酸化窒素の投与を中断する際には
  100%酸素を10分以上投与することが推奨されている．亜酸化窒
  素には助燃性がある．気管切開時やレーザー手術では酸素と同じ
  ように濃度を下げる必要がある．

3
術中使用薬

亜酸化窒素は乱用薬物として問題となってきた．2016年2月から指定薬物になり，医療以外の目的での販売，所持，使用などが禁止されている．

▶セボフルラン（セボフレン®）

- 日本で初期の臨床治験が行われた揮発性吸入麻酔薬である．気道刺激性が低く小児から高齢者まで緩徐導入に適している．気管支拡張作用があり，喘息患者にも使用しやすい．鎮痛作用は強くないため，他の鎮痛方法を併用する．セボフルランとソーダライムが反応してコンパウンドAが発生する[3]．コンパウンドAは近位尿細管壊死を引き起こすことで腎毒性を起こす．対策としてセボフルラン麻酔を維持する際には新鮮ガス流量を2L未満に下げないようにすることが推奨されている（FDAの使用基準）．

▶デスフルラン（スープレン®）

- 2011年に日本で発売が開始された．導入・覚醒が迅速であり，体内での代謝率が0.02%と非常に低い．体内への蓄積性が低いことから，長時間の手術でも覚醒が速い．高齢者の長時間手術はよい適応である．一方，気道刺激性が強く緩徐導入には適さない．気化器に電源が必要であること，MACが大きいため薬液の使用量が多いことがデメリットである．　memo3

吸入麻酔薬の使用量の計算式
セボフルラン：濃度(%)×3.3×時間(h)×新鮮ガス流量(L)
デスフルラン：濃度(%)×2.9×時間(h)×新鮮ガス流量(L)
セボフルランよりもデスフルランの方がMACは大きく，吸入麻酔薬の使用量が多くなる．

参考文献
1) Kersten JR, Schmeling TJ, Pagel PS, et al. Isoflurane mimics ischemic preconditioning via activation of K（ATP）channels: reduction of myocardial infarct size with an acute memory phase. Anesthesiology. 1997; 87: 361-70
2) Altay O, Hasegawa Y, Sherchan P, et al. Isoflurane delays the development of early brain injury after subarachnoid hemorrhage through sphingosine-related pathway activation in mice. Crit Care Med. 2012; 40: 1908-13.
3) Keller KA, Callan C, Prokocimer P, et al. Inhalation toxicity study of a haloalkene degradant of sevoflurane, Compound A（PIFE）, in Sprague-Dawley rats. Anesthesiology. 1995; 83: 1220-32.

〈稲垣泰好〉

3. 術中使用薬

▶2 静脈麻酔薬

POINT

- 静脈路ルートが適切に確保されているかを確認してから静脈麻酔薬を投与する.
- 静脈麻酔薬にて麻酔維持を行う際には，ルートトラブルがないかを適宜確認する.

▶プロポフォール（ディプリバン®）

- 臨床麻酔において最も頻繁に使用されている静脈麻酔薬である. アルキルフェノール類の1つであり，脂溶性である. 添加物として，大豆油，グリセリン，精製卵黄レシチンなどがある. プロポフォールは主に肝臓においてグルクロン酸または硫酸抱合によって代謝され，代謝産物は腎臓から排出される.

▶投与量

- プロポフォールは，単回投与と持続投与を組み合わせた投与方法と商用型 TCI（target controlled infusion, 標的濃度調節持続静注法）ポンプ memo を用いて投与する方法がある. またプロポフォールは 1% 製剤と 2% 製剤があるため，患者に投与する際には注意する. プロポフォールの就眠時濃度は年齢，性別，身長，体重，点滴の滴下速度，初期の目標血中濃度，麻薬（フェンタニルやレミフェンタニルなど）の併用などによってばらつきが大きくなる. そのため，麻酔維持中は BIS（bispectral index）値を参考に投与する.

1) Step down 法

- プロポフォール 1.0〜2.5mg/kg の投与により就眠が得られ，その後は 4〜10mg/kg/h の投与速度で調節を行う.

2) TCI による投与法

- 目標血中濃度は 3μg/mL に設定をして投与を開始する. 麻酔維持の目標血中濃度は，就眠時の効果部位濃度と BIS 値を参考に調節する. TCI ポンプは 16 歳以上から使用可能であるため，16 歳未満の患者にプロポフォールを投与する際には，step down 法を用いる. 小児に対する投与量と TCI による投与法については II-1-13. 小児科—総論（302 頁）参照.

▶薬理作用

1) 中枢神経系

- $GABA_A$ 受容体に結合することで鎮静作用を発現する. プロポフォールに鎮痛作用はないため，全身麻酔維持中は鎮痛薬（フェンタニル，レミフェンタニルなど）を必要に応じて投与する. ま

3
術中使用薬

た，プロポフォールは脳血流と脳代謝率を低下させ，脳酸素消費量も減少させる．頭蓋内圧を低下させ，それに伴う脳灌流圧の軽度低下もみられるため，脳外科手術の麻酔管理に用いられることが多い．

2）呼吸器系
- 呼吸抑制作用がある．麻薬を併用する際には呼吸抑制に特に注意しなければならない．

3）循環器系
- 低血圧（収縮期，拡張期，平均），心拍出量の低下，心係数の低下，末梢血管抵抗の低下がみられる．

4）その他
- 制吐作用がある．プロポフォールは悪性高熱誘発作用がないとされるため，悪性高熱の患者へも投与可能である．

プロポフォール静注症候群（propofol infusion syndrome: PRIS）
高用量（5mg/kg/h 以上）で長時間（48 時間以上）投与すると徐脈，代謝性アシドーシス，横紋筋融解症，心不全，腎不全などの症状がみられる．しかし，長期間投与でない場合にもこのような症状がみられるため，プロポフォール投与中は注意が必要である．PRIS の治療は対症療法しかないため，早期発見・予防が重要となる．

臨床的使用が可能な商用 TCI ポンプは Diprifusor™（TE-371，テルモ社）（図 1）のみである．それ以外の TCI ポンプを患者に使用する際には，各施設での倫理委員会の承認と患者の同意が必要となる．また，TE-371 は 1％ディプリバン™注ーキット（プレフィルドシリンジ）のみ使用可能であるため，プロポフォールを TCI ポンプにて投与する際には注意が必要である．

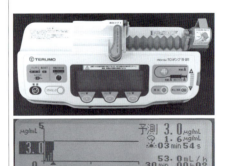

図1 TE-371とその表示画面
画面左側には「目標血中濃度」が表示されている．画面右側には上から「予測血中濃度」，「効果部位濃度」，「覚醒までにかかる時間」，「投与速度」，「投与時間」が表示されている．

Anesthesiology Green Note

▶ミダゾラム（ドルミカム®）

- 水溶性のベンゾジアゼピン系薬物であり，麻酔導入薬としてだけではなく，前投薬としても使用されている．肝臓で代謝され，その代謝産物は薬理的活性があり，腎臓から代謝される．

▶投与量

- 全身麻酔の導入は成人では 0.15〜0.30mg/kg を静注し，小児では 0.15mg/kg を静注する．必要に応じて初回投与量の半量あるいは同量を投与する．集中治療における鎮静は，成人では 0.03〜0.06mg/kg を初回に静注し，0.03〜0.06mg/kg/h を持続投与する．小児では，0.05〜0.20mg/kg を初回に静注し，0.06〜0.12mg/kg/h を持続静注する．患者の鎮静状態に応じて適宜投与量を調節する．

▶薬理作用

1）中枢神経系

- ミダゾラムは $GABA_A$ 受容体を賦活化し鎮静作用と抗痙攣作用をもたらす．痙攣閾値を上昇させ，脳の酸素消費量と脳血流量を減少させる．また前向性健忘作用も有する．

2）呼吸器系

- 呼吸抑制作用を有し，麻薬の併用により呼吸抑制作用が増強する．

3）循環器系

- 末梢血管抵抗の低下により，動脈圧の低下がみられるが，単独使用では血行動態の変動は大きくない．

4）その他

- 筋弛緩作用を有する．ベンゾジアゼピンを長期間投与すると耐性が生じ，耐性は薬物効果の低下によると報告されている[1].
- ミダゾラムの薬理作用はフルマゼニルで拮抗することができる．

▶デクスメデトミジン（プレセデックス®）

- デクスメデトミジンは選択的 α_2 アドレナリン受容体作動薬である．肝臓で代謝され，腎臓から排出される．またデクスメデトミジンの鎮静の特徴は，鎮静中でも呼びかけなどの刺激に対して容易に覚醒し，刺激がない状態では眠っており，他の鎮静薬と比較して呼吸抑制が生じにくいことである．

▶投与量

- デクスメデトミジンは 1 バイアル 200μg/2mL であり，患者に投与する際には生理食塩水による希釈が必要であり，シリンジポンプを用いて持続投与を行う．当院では 8μg/mL に希釈して使用している．デクスメデトミジンは 6μg/kg/h の投与速度で 10 分間の持続静注を行い，0.2〜0.7μg/kg/h を目安に患者の鎮静度に合わせて投与量の調節を行う．

▶薬理作用

1) 中枢神経系

- ●鎮静作用: デクスメデトミジンの鎮静の機序は自然睡眠と似ているとされる. デクスメデトミジンは青斑核のα_2受容体に結合し, 青斑核からのノルアドレナリンの放出を抑制する. これにより視床下部腹側外側視索前野からGABA, ガラニンが放出され, 結節乳頭核が抑制される. そしてヒスタミンの放出が低下し, 鎮静作用が出現する[2].

- ●鎮痛作用: 青斑核と脊髄のα_{2A}受容体に作用することで鎮痛作用が得られる. またデクスメデトミジンの使用により, 鎮痛薬の必要量を減少させることが知られている.

2) 呼吸器系

- ●デクスメデトミジンは他の鎮静薬と比べて呼吸抑制はきたしにくいとされており, 二酸化炭素に対する換気応答が比較的保たれる. しかし血中濃度の上昇により分時換気量の低下や舌根沈下がみられるため, 初期負荷投与時など血中濃度が高くなることが予想される場合には注意が必要である.

3) 循環器系

- ●デクスメデトミジンは延髄孤束核のα_2受容体に作用し, 交感神経を抑制させる. また交感神経終末のα_{2A}受容体に作用し, 交感神経終末からのノルアドレナリンの放出を抑制させる. これらにより血圧低下と徐脈がみられる. 一方で末梢血管の平滑筋にはα_{2B}受容体が存在し, デクスメデトミジンの作用により血管収縮が生じ, 高血圧がみられる. デクスメデトミジンの血中濃度が低い時はα_{2A}受容体の作用が優位となり血圧が低下するが, 血中濃度が高い時はα_{2B}受容体の作用が優位となり血圧は上昇する. また, 血行動態の変化はデクスメデトミジンを投与開始する前の患者の状態によって異なる. 患者が緊張し, 手指の冷感がみられる場合には中枢の交感神経抑制作用により, 血圧低下と徐脈傾向を示す. 患者がリラックスしているような場合には末梢血管収縮作用により, 血圧の上昇がみられる.

4) その他

- ●体温調節作用, せん妄予防効果がある.

▶ケタミン (ケタラール®)

- ●フェンシクリジン誘導体であり, 1965年にはじめてヒトに用いられた. 肝臓で代謝され, 代謝産物のノルケタミンは尿中に排泄される. ノルケタミンはケタミンの約30%の薬理活性をもっている. ケタミンを単独使用すると心拍数増加や血圧上昇などがみられる点が, ほかの静脈麻酔薬と異なる. また, ケタミンは本邦において麻薬及び向精神薬取締法に基づく規則により麻薬指定され

ているため，使用の際には麻薬と同等に扱わなくてはならない．

▶投与量
- ケタミンは静注用製剤（200mg/20mL）と筋注用製剤（500mg/10mL）があるため，患者に投与する際には注意が必要である．麻酔導入量は静注の場合は 0.5〜2.0mg/kg，筋注の場合は 4〜6mg/kg を投与する．麻酔維持は 0.5〜2.0mg/kg/h を持続静注する．

▶薬理作用
1）中枢神経系
- NMDA 受容体に非競合的に作用し鎮静作用をもたらす．ケタミンは鎮痛作用もあり，麻酔導入量よりも少ない投与量（0.15〜0.25mg/kg）で鎮痛効果が得られる．
- 脳血流量や脳酸素消費量は増加し，頭蓋内圧は亢進する．開眼，眼振，咳嗽反射，不随意運動がみられるほか，脳波賦活化がみられ，悪夢をみることがある．

2）呼吸器系
- 呼吸抑制は少ないが，麻薬併用や大量投与によって呼吸抑制が生じることがあるため，注意が必要である．気管支拡張作用があるため，気道過敏症や気管支痙攣の患者に投与すると肺コンプライアンスが改善し，治療困難な喘息重積発作の治療にも用いられることがある．

3）循環器系
- 交感神経刺激により，血圧上昇，心拍出量の増大，心拍数の増加がみられる．

4）その他
- 唾液分泌の亢進がみられる．抗炎症作用がある．

ケタミンの禁忌症例
ケタミンは頭蓋内圧を上昇させるため，術前から頭蓋内圧が亢進している症例，頭蓋内に占拠性病変がある患者には使用しない．また眼圧を上昇させるため，眼圧が亢進している患者（緑内障，眼外傷など）には使用しない．

▶チアミラール（イソゾール®），チオペンタール（ラボナール®）

- 代表的なバルビツレートであり，$GABA_A$ 受容体に結合し，鎮静作用を発現する．肝臓で代謝され，代謝産物は活性をもっておらず，尿中に排泄される．

▶投与量
- 乾燥粉末製剤であるため専用の溶解液を使用し，25mg/mL に希釈して静注する．全身麻酔の導入量は 3〜5mg/kg とされている．
- 高齢者，心不全患者に使用する場合は，まず 50〜100mg を静注し，患者の全身状態を観察し，就眠するまで追加投与を行う．

▶薬理作用

1）中枢神経系

● 脳酸素消費量を低下させ，脳波を徐波化し，不完全脳虚血からの保護作用が生じる．また，脳血流の低下と頭蓋内圧の低下を引き起こすが，頭蓋内圧の低下の程度の方が相対的に大きいので，脳灌流圧は比較的維持される．

2）呼吸器系

● 用量依存性の中枢性呼吸抑制をきたす．気管支痙攣を引き起こすため，喘息患者への投与は避ける．

3）循環器系

● 末梢静脈の拡張により静脈還流量減少が生じ，血圧低下をきたす．用量依存性の心筋収縮力の抑制作用があり，循環不全やショック状態の患者への投与は避ける．

4）その他

● 血管外漏出により組織壊死を起こすことがある．

● イヌにおける実験で，チアミラールはチオペンタールに比べ，作用の発現が早く，持続時間は長いとの報告がある[3]．

▶フルマゼニル（アネキセート®）

● ベンゾジアゼピン系の競合的拮抗薬であり，ベンゾジアゼピン系薬物による鎮静，呼吸抑制に拮抗作用がある．ベンゾジアゼピン受容体に親和性が高く，特性が高い．肝臓で代謝され，尿中に排泄される．

▶投与量

● ベンゾジアゼピンの過量が疑われた時に，初回投与量として0.2mg フルマゼニルを静注する．投与後4分以内に効果がみられなければ，0.1mg の静注を1〜2 分間隔で反復投与してよいが，添付文書では最大投与量は 1.0mg まで，ICU では最大投与量は2.0mg となっている．

▶注意事項

● フルマゼニルの半減期はベンゾジアゼピン系薬物の半減期に比べて短いため，再鎮静してしまうことがあるため，フルマゼニルの投与後も引き続き患者観察が必要である．

参考文献

1) Miller LG. Chronic benzodiazepine administration: From the patient to the gene. J Clin Pharmacol. 1991; 31: 492-5.

2) Nelson LE, Lu J, Guo T, et al. The α_2-adrenoceptor agonist dexmedetomidine converges on an endogenous sleep-promoting pathway to exert its sedative effects. Anesthesiology. 2003; 98: 428-36.

3) Wyngaarden JB, Woods LA, et al. Anesthetic properties of sodium 5-allyl-5-(1-methylbutyl)-2-thiobarbiturate and certain other thiobarbiturates in dogs. J Pharmacol Exp Ther. 1949; 95: 322-7.

〈菅原亜美〉

3. 術中使用薬

▶3 麻薬性鎮痛薬・拮抗薬

POINT

- 周術期に使用する代表的なオピオイドには，モルヒネ，フェンタニル，レミフェンタニルがある．
- レミフェンタニルは超短時間作用性オピオイドであり，術中の鎮痛に適している．
- フェンタニル，モルヒネは術中にも使用できるが，主に術後鎮痛に用いられる．
- 日本国内で使用可能なオピオイド受容体拮抗薬はナロキソンだけである．
- 意識障害や呼吸抑制が再燃する恐れがあれば，反復投与や持続投与を考慮する．
- 拮抗により，離脱症状や循環刺激作用が出現することがある．
- 拮抗薬を使用する必要がないような麻酔中のオピオイドの使用法を心がける．

▶オピオイドについて

- 周術期によく用いられる鎮痛薬の中で，最も強力なものはμ受容体に作用するオピオイド鎮痛薬で，モルヒネ，フェンタニル，レミフェンタニルが代表的である．
- オピオイド鎮痛薬に共通する副作用として，呼吸抑制，悪心・嘔吐，腸管運動抑制などがある．呼吸抑制は呼吸数の減少が特徴的で，著しい場合には無呼吸になる．このような状況でも患者には意識があることも多く，深呼吸の指示には容易に従うものの，呼びかけをやめると再び呼吸が停止するので，注意深い観察が必要である．

▶フェンタニル

- 強力な鎮痛作用をもつ高い力価（モルヒネの100倍）の合成オピオイドであり，術中術後の鎮痛に広い適応がある．
- 静脈内に投与することが多いが，硬膜外腔やくも膜下腔に投与することもある（表1）．静注の場合，手術侵襲に対する反応をみながら1〜2μg/kg程度を適宜投与する方法が経験的に用いられている．しかしフェンタニルは反復投与によって進行性に蓄積し，総投与量が同じでも投与方法や時間によって得られる効果には大きな差が生じるため，投与量の調節は血中濃度や効果部位濃度（effect-site concentration：ESC）を指標とするのが適切である．

- 一般的に効果部位濃度が 1.0ng/mL 以上で鎮痛効果を発揮する. また 2.0ng/mL 以上になると呼吸抑制が生じる可能性がある. しかしこれらの値はあくまで目安にすぎず, 薬力学的個体差や創部痛の強さなど個々の症例によって適切なフェンタニル濃度は大きく異なるため, 薬物動態から推定される効果部位濃度を参考にしながら, その効果を注意深く観察して慎重に投与する必要がある.

▶モルヒネ

- モルヒネは肝臓でグルクロン酸抱合により代謝を受ける. 主な代謝産物であるモルヒネ -3- グルクロニド (M3G) は鎮痛作用がないが, 代謝産物の 10%を占めるモルヒネ -6- グルクロニド (M6G) はモルヒネより強力な μ 受容体作動薬であり, 鎮痛作用をもつ. M6G は腎排泄であり腎機能障害患者では M6G の蓄積により呼吸抑制の危険が高くなるため注意が必要である.
- モルヒネは, 少量を硬膜外腔やくも膜下腔へ投与すると鎮痛効果が長時間持続するため, 術後鎮痛の目的で用いられることが多い (表1).
- 硬膜外投与の場合 2〜4mg, くも膜下投与の場合は 0.1〜0.2mg 投与することが多いが, 年齢・症状に応じて適宜増減する.

表1 モルヒネとフェンタニルの硬膜外投与の比較

	モルヒネ	フェンタニル
効果発現時間	遅い (30〜60分)	早い (5〜10分)
持続時間	長い (12〜20時間)	短い (2〜4時間)
効果範囲	広い	狭い
呼吸抑制	早発と遅発	早発
悪心・嘔吐	多い	少ない
瘙痒	多い	少ない

▶レミフェンタニル

- レミフェンタニルは超短時間作用性オピオイドで, 蓄積性がなく作用消失が速やかなため鎮痛を十分に確保することが容易であり, 全身麻酔薬を就眠に必要な投与量にとどめることで, 循環動態の安定と術後の良好な覚醒が得られる. 手術侵襲の強さにもよるが, 概ね 0.1〜0.5μg/kg/min の投与速度で十分に侵襲に対する生体反応を抑制することが可能である.
- フェンタニルで術中侵襲に対する反応を完全に抑制しようとすると, 術後に呼吸抑制の副作用が長引くおそれがあるが, レミフェンタニルは他のオピオイドと違い, 血中の非特異的エステラーゼにより分解されるため, 術中に高濃度を維持するように投与しても, 手術終了時に投与を中止すれば短時間で濃度が減少し, 速や

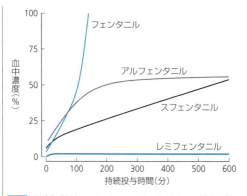

図1 オピオイドとcontext-sensitive half time（CSHT）

かに自発呼吸が再開する．
- Context-sensitive half time（CSHT）は投与時間によらず3分と短い（図1）．また薬物動態は肝機能や腎機能に影響を受けず，安全に使用することができる．
- レミフェンタニルを使用することで，術後呼吸抑制の心配なしに十分な鎮痛を得ることができる反面，術後の鎮痛は得られないため，侵襲の大きい手術で手術終了までに長時間作用性のオピオイド鎮痛薬（フェンタニル，モルヒネ），NSAIDs，アセトアミノフェン，硬膜外麻酔，神経ブロックなどの術後鎮痛対策が必要である．
- また臨床的にレミフェンタニル麻酔後に急性耐性・痛覚過敏が生じる可能性が報告されている．レミフェンタニルの投与速度が0.3[1]，0.4[2] μg/kg/minと比較的高用量で用いると痛覚過敏を生じると推測される．しかし細胞レベルでの受容体の検討を行っているわけではないので，厳密な意味で急性耐性・痛覚過敏が生じているとは断言できない点に注意が必要である．

CSHTとは持続静脈投与終了後に血中濃度が50%低下するまでの時間である．

▶ナロキソン

- ナロキソンはオピオイド受容体拮抗薬であり，臨床的にはオピオイド過量投与あるいはオピオイド麻酔の後に呼吸が不十分な患者で自発呼吸を回復させるために用いられる．さらにくも膜下あるいは硬膜外鎮痛法のようなオピオイドを用いる多くの治療法に伴う悪心・嘔吐，瘙痒感，尿閉，筋強直，胆管攣縮を軽減させることができる．

- ナロキソンの用量を注意深く調節することで，オピオイドによる鎮痛には拮抗せずに十分な自発呼吸を回復させることがポイントである.
- 静注後の作用発現は速やかで1〜2分である．ただしナロキソンの作用時間は30〜60分であるため，呼吸抑制が拮抗された後も，オピオイドの作用時間によっては呼吸抑制が再発することがあるので注意する.

1) 用法・用量
- **成人**：0.04〜0.08mg静注し，患者の反応を観察しながら追加投与する.
- **小児**：1〜10μg/kg（累積量0.4mgまで）．術後の覚醒遅延に対して10μgを静注し，呼吸回数が増加するまで30秒〜1分間隔で繰り返し投与する.
- 長時間の作用が必要な場合は，2〜10μg/kg/hで持続静注する（上限は成人で0.8mg/kg/h，小児で0.04〜0.16mg/kg/h）.

2) 副作用
- ナロキソンによるオピオイド拮抗後には，血圧と心拍数の上昇などの有意な血行動態変化や肺水腫が生じる場合がある．この機序には，疼痛，速やかな覚醒，必ずしも疼痛によらない交感神経の活性化などが挙げられる.
- 半減期が短いため，オピオイドの作用が再燃することがある．その際に問題となるのは呼吸抑制である．モルヒネのように，長時間作用型のオピオイドの作用を拮抗する場合，慎重な観察が必要である．必要に応じて反復投与を行うか持続投与を考慮する.

参考文献
1) Guignard B, Bossard AE, Coste C, et al. Acute opioid tolerance: intraoperative remifentanil increases postoperative pain and morphine requirement. Anesthesiology. 2000; 93: 409-17.
2) Schmidt S, Bethge C, Forster MH, et al. Enhanced postoperative sensitivity to painful pressure stimulation after intraoperative high dose remifentanil in patients without significant surgical site pain. Clin J Pain. 2007; 23: 605-11.
3) 日本麻酔科学会. 麻酔薬および麻酔関連薬使用ガイドライン第3版第4訂.

〈和泉裕己〉

3. 術中使用薬

➤ 4 **筋弛緩薬**

P O I N T

- 筋弛緩薬は脱分極性筋弛緩薬と非脱分極性筋弛緩薬とに分類される.
- スキサメトニウムは作用発現が早く迅速導入に適するが高K血症, 悪性高熱に注意.
- ロクロニウムは合併症が少なく, 代謝産物に薬理活性がない.
- ロクロニウムは大量に投与すれば作用発現時間が早まるが, 効果が遷延するためスガマデクスを準備しておく.

▶筋弛緩薬の種類 (表1)・使用方法

- 筋弛緩薬は作用機序の違いにより脱分極性筋弛緩薬と非脱分極性筋弛緩薬の2つに分類される.
- 筋弛緩薬は気管挿管時の声門を開大させて挿管を容易にし, 術中の不動化・筋弛緩状態の維持目的に使用される.
- また近年では特に深い筋弛緩状態が術野環境を改善することが報告されており, 腹腔鏡を用いた手術の視野改善に役立つ.

▶脱分極性筋弛緩薬: スキサメトニウム (レラキシン®)

- スキサメトニウムはアセチルコリンが2分子結合した形状をしており, 神経終板においてアセチルコリン受容体と結合して脱分極を引き起こす. 脱分極に伴い, 一過性の筋収縮がみられる (線維束攣縮). しかしアセチルコリンと比較して分解に時間を要し, 不応期が持続することで筋弛緩状態を得る.
- スキサメトニウムは作用発現時間が早く, 迅速導入での筋弛緩を得る目的に使用されることが多い. また, 拮抗薬は存在しないが, 持続時間の短さから電気痙攣療法のような短時間手術でも使用される. 副作用として脱分極時のアセチルコリン受容体の開口によって高カリウム血症をきたすため腎不全患者には投与を控える. 特に片麻痺や不動化された患者・熱傷後の患者ではアセチルコリン受容体数の増加や開口時間が長い種類のサブタイプの増加によ

表1 筋弛緩薬の種類

	スキサメトニウム	ロクロニウム	ベクロニウム
脱分極/非脱分極	脱分極性	非脱分極性	非脱分極性
作用発現時間	迅速 (約1分)	量によっては迅速/通常投与でもベクロニウムより早い	挿管用量使用で約3分
作用持続時間	短時間	中時間	中時間
合併症	高K血症	ほとんどない	ほとんどない

りカリウム値がより高値となるため投与を控える．また，悪性高熱のトリガーとなりうることから使用後の筋硬直や体温の上昇の有無には十分な観察を要する．

- **スキサメトニウムの使用法**：気管挿管時にスキサメトニウムを1mg/kg 静脈投与する．線維束攣縮が咬筋から体幹，足趾に向けて起こった後に全身の筋弛緩が得られる．作用発現時間は早く，およそ60秒で気管挿管に十分な筋弛緩が得られる．拮抗薬がないため，筋弛緩が得られている間は人工呼吸を継続し，筋弛緩モニタによって自然回復を確認する．

▶**非脱分極性筋弛緩薬：ベクロニウム（マスキュラックス®），ロクロニウム（エスラックス®）**

- 非脱分極性筋弛緩薬は神経筋接合部でアセチルコリンを競合的に阻害する．現在本邦では副作用が少ないことや拮抗薬が存在することなどからベクロニウムやロクロニウムのような非脱分極性筋弛緩薬が頻用されている．

- ベクロニウムはロクロニウムと比較して作用発現時間が遅く，代謝産物が薬理作用を有することから持続投与に適していない．ロクロニウムはこれらの欠点を改善し，非脱分極性筋弛緩薬の中でも作用発現時間が早く持続投与の適用も得られた薬剤である．さらに大量に投与すればスキサメトニウムと同程度に作用発現が早まるが副作用として作用の遷延が問題となる．近年では大量のスガマデクスを投与することで迅速に筋弛緩作用を拮抗できるという選択肢も増え，合併症も少ないことからスキサメトニウムの代替法として迅速導入での使用を考慮されるようになっている．

- **ロクロニウムの使用法**：通常気管挿管時に0.6～0.9mg/kgのロクロニウムを静脈投与する．適応外使用ではあるが，1.0～1.2mg/kg のロクロニウムを投与すればスキサメトニウムと同程度に60秒後には気管挿管が可能となる．術中の筋弛緩維持には0.1～0.2mg/kg を適宜単回投与するか，持続投与を7μg/kg/min から始め，筋弛緩モニタの値を参考に適宜調整を行う．拮抗方法はスガマデクスの項（次頁）を参照．

▶筋弛緩の回復

- 筋弛緩薬の拮抗薬には従来使用されてきたコリンエステラーゼ阻害薬（＋アトロピンの組み合わせ）と近年拮抗のスタンダードとなりつつあるγシクロデキストリンとがある（表2）．

▶**コリンエステラーゼ阻害薬：エドロホニウム（アンチレクス®），ネオスチグミン（ワゴスチグミン®）**

- エドロホニウムは重症筋無力症の診断薬として有名だが，その作用発現の速さから術中の筋弛緩拮抗に使用された時代があった．しかし作用持続時間が短く再クラーレ化の危険性を有するため，

Anesthesiology Green Note

表2 筋弛緩拮抗薬の種類

筋弛緩拮抗薬	ネオスチグミン	エドロホニウム	スガマデクス
作用機序	抗コリンエステラーゼ	抗コリンエステラーゼ	γシクロデキストリンによる包接
作用発現	やや遅い	早い	早い
作用持続時間	長い	短時間	非可逆作用で長い

現在はより作用時間の長いネオスチグミンを選択する．これら抗コリンエステラーゼ薬を用いて拮抗する際最も注意すべき点は，深い筋弛緩状態での使用を控えることである．筋弛緩からの回復の指標となる四連刺激比 0.9 を超えるまで回復することが難しく，さらに再クラーレ化の危険がある．残存筋弛緩は呼吸機能の低下や誤嚥のリスクとなるため筋弛緩モニタによる回復の確認を必ず行う．筋弛緩の回復が十分でない時でもネオスチグミンは用量依存性に回復させることは難しく，自然回復にて経過観察する．

- またアセチルコリンの増加によるムスカリン様作用を防止するためアトロピンを併用する．特に心拍数の変化に注意してネオスチグミン：アトロピン＝2：1の混合溶液を2分間かけてゆっくりと投与する．

▶γシクロデキストリン：スガマデクス（ブリディオン®）

- スガマデクスは単糖類が環状に結合したγシクロデキストリンの1種である．ロクロニウムやベクロニウムを包接し，非可逆性に拮抗できるためコリンエステラーゼ阻害薬と比較して迅速かつ安全に非脱分極性筋弛緩薬から回復することができる．

- その効果は深い筋弛緩状態からも用量依存性に回復することが可能で，大量のロクロニウムで迅速導入を行った際，気道確保困難などから緊急的に拮抗したい場合によい適応となる．副作用の報告は少ないがアナフィラキシーショックの報告が散見されており，投与後はバイタルサインや皮膚症状を観察する．

- 使用する際には患者の筋弛緩状態を筋弛緩モニタを用いて評価し，その程度によって使用量を調整する．不十分な量のスガマデクス投与は再クラーレ化の危険がある一方，過量投与は再挿管症例となった際に再投与された筋弛緩薬の作用発現が遅延する可能性がある．四連刺激反応数が 1～2 得られるような浅い筋弛緩状態の場合は 2mg/kg を静脈内投与する．より深い筋弛緩状態ではポストテタニックカウント（PTC）1～2 の反応が得られる場合 4mg/kg を静脈内投与する．ロクロニウムを気管挿管用量投与直後の緊急時に拮抗する場合は 16mg/kg を投与する．いずれの場合も投与後 2～3 分程度で回復がみられるが投与後は筋弛緩モニタで四連刺激反応比が 0.9 まで回復する（加速度式モニタでは 1.0 以上）のを確認して帰室させる．

〈笹川智貴〉

3. 術中使用薬

➤ 5 心血管系作動薬

カテコラミン

P O I N T

- カテコラミンは，カテコール基をもち，循環器系に作用する神経伝達物質の総称である．
- 循環動態の改善には，どのパラメータが原因で血行動態の異常が起きているかをまず鑑別する．

➤カテコラミンとは

- 交感神経に作用する薬物の中で化学構造上カテコール基をもつ物質をカテコラミンと呼ぶ．
- カテコラミンは強力な交感神経作動薬であるが，血中に入ると速やかに分解される（カテコール -O- メチルトランスフェラーゼ：COMT）ため，半減期は基本的に数分以下である．そのためシリンジポンプなどで持続静注されるのが基本である．
- 表 1 の中でエフェドリン，フェニレフリンはカテコール基をもたない交感神経作動薬で，カテコラミンほど強力ではないが COMT で分解されない半減期はやや長い．よってこれらは単回ずつ静注するのが一般的である．

表1 カテコラミンの種類

	使用量	作用発現	効果消失	心拍数	末梢血管抵抗	平均血圧	心拍出量
ドパミン（カタボン®，イノバン®）	3～5μg/kg/min開始，0.5～10μg/kg/min			↑～↑↑	↑↑	↑	↑↑↑
ドブタミン（ドブトレックス®，ドブポン®）	2～3μg/kg/min開始，0.5～10μg/kg/min			↑↑	↓	↑	↑↑↑
ノルアドレナリン（ノルアドレナリン®）	0.03～0.3μg/kg/min	即時	10分以内	↓	↑↑↑	↑↑↑	↓/↑
アドレナリン（ボスミン®）	0.05～0.2μg/kg/min			↑↑	↓/↑	↑↑	↑↑
イソプレナリン（プロタノール L®）	0.01～0.1μg/kg/min			↑↑↑	↓↓	↓	↑↑
エフェドリン（エフェドリン®）	4～5mgずつ	1～2分	10～15分	↑↑	↑	↑	↑↑
フェニレフリン（ネオシネジン®）	0.05～0.1mgずつ	1～2分	5～10分	↓	↑↑	↑↑	↓/↑

▶投与時の単位：γって？

- 1γ＝1μg/kg/min であり，心血管作動薬投与時の単位である．体重あたりどれほどの薬物量が必要なのかを表す．
- 実際に薬液を投与する際は，1時間当たり何 cc で投与するか，といった計算が必要になるため，必ず換算式を覚えておく必要がある．

  1γ＝1μg/kg/min＝60μg/kg/h＝0.06mg/kg/h であるので，あとはこの「0.06」に体重（kg）をかけ合わせ，薬液の濃度（mg/cc）で割るとγ⇒cc/h へと変換される．

  Ex）50kg, 0.3％ドパミンの場合：0.3％＝3mg/cc であるので，1γ＝0.06×50/3＝1cc/h

> γは本当は…：γ（ガンマ）は，麻酔・救急・集中治療の現場では上述のように用いられる単位であるが，実は正式なものではない．質量の単位で，「1γ＝1μg」が国際単位であり，そこから波及した呼び方である．論文などではγは用いず，「μg/kg/min」を使うべきである．

▶基本的な使い方

- カテコラミンなど心血管作動薬は，表1の通り，心臓，血管あるいは両方に作用し，心収縮力，心拍数，血管抵抗を変化させて血行動態を変化させる．そのため，どのパラメータが原因で血行動態の異常が起きているかをまず鑑別する必要がある．
- 血圧の低下は，心拍出量の低下と末梢血管抵抗の減少が原因に挙げられるが，使用する心血管作動薬は異なる．前者には強心作用を有する薬物を，後者には血管収縮薬を選択する．麻酔中の血圧低下は，ほとんどが麻酔薬による血管拡張あるいは交感神経系の遮断に起因する．標準的にはフェニレフリンあるいはエフェドリンの単回投与で対処する．血圧低下が持続する場合は，漫然と繰り返し投与するのではなく，容量負荷や麻酔薬の投与量の調節を含めて総合的な循環管理を行い，心機能の低下が疑われる場合や心臓手術における循環補助が必要な状況ではカテコラミンを投与する．カテコラミンは多くが強力な血管収縮作用を持ち，確実な投与ルートが必要なので中心静脈を用いるのが一般的である．

▶覚えておくべき各薬剤の特徴と注意点

- **エフェドリン**：間接的（タキフィラキシー），投与量が少ないとβ作用優位で血圧低下が先行することがある．
- **フェニレフリン**：反射で心拍数は低下する．冠動脈疾患や狭窄性の心臓弁膜症を有する患者では有用だが，心拍出量を心拍数に依存している小児では Fallot 四徴症のスペル発作時などを除いては

よい適応ではない．
- **ドパミン**：投与速度により受容体に対する作用のバランスが変化する（〜3μg/kg/min：ドパミン受容体優位，〜7μg/kg/min：β1受容体作用，7μg/kg/min〜：α受容体作用）．使いやすいカテコラミンではあるが，高用量では血管収縮作用が増強するため，肺高血圧，小児，心収縮力が極度に低下した患者では注意を要する．血管拡張薬の併用で血管抵抗を適正な範囲に維持することが必要になる．また同時にβ作用も増強し，心筋酸素需給バランスが悪化することもある．よってドパミンで心拍出量が保たれているが血圧が低い場合はノルアドレナリンの投与，ドパミンで十分な心拍出量を得られない場合はドブタミンやアドレナリン，あるいはPDE Ⅲ阻害薬（次項〔98頁〕参照）の投与を行う．

バソプレシン：血管平滑筋のV1受容体などに作用し，強力な血管収縮作用を呈す．アナフィラキシーショックや敗血症ショック，体外循環や大量出血に続発した難治性低血圧などのvasodilatory shockで威力を発揮する．0.01〜0.04U/min（≒1〜2U/h）で投与する．

〈佐藤　慎〉

3. 術中使用薬

▶ 5 心血管系作動薬

降圧薬，その他

POINT

● 血管拡張薬は，動脈系・静脈系に作用し，後負荷・前負荷の軽減
をもたらす.

● 抗不整脈薬は様々なものがあるが，術中の不整脈に対する薬物治
療の確固たる基準などはなく，薬物のみに頼らず原因検索や適切
な対応が必要である.

▶降圧薬の使用目的と種類

● 降圧薬はそのほとんどが血管拡張薬であり，それにより血圧を低
下させる薬剤である. その目的は，①高すぎる血圧による合併症
（脳出血，心不全など）の予防，②心臓・腎臓などへの灌流の維持,
③手術による出血量を減らすことなどが挙げられる. ただし臓器
虚血を引き起こす過度の低血圧には注意が必要である.

● 降圧として使われる薬剤には以下のようなものがある. 血管拡
張薬では，抵抗血管（動脈系）と容量血管（静脈系）に作用するも
のがあり，どちらが主要な作用なのかを考慮して薬剤を選択する.

表1 降圧薬の種類

	一般名（商品名）	作用	使用量
Ca拮抗薬	ニカルジピン （ペルジピン®）	動脈拡張 心抑制は弱め	単: 0.01〜0.03mg/kg iv, 持続: 0.5〜10μg/kg/min
	ジルチアゼム （ヘルベッサー®）	心抑制（脈拍↓） 血管拡張は弱め	単: 10mg iv, 持続: 1〜15μg/kg/min
プロスタグ ランディン	アルプロスタジル （プロスタンディン 500®）	動脈拡張，血流増加	0.01〜0.2μg/kg/min
硝酸薬	ニトログリセリン （ミリスロール®）	静脈拡張（低用量）， 動脈拡張（高用量）	0.05〜5μg/kg/min
KATPチャ ネル開口薬	ニコランジル （シグマート®）	冠血管拡張，心筋保 護	2〜6mg/h
PDEⅢ阻害 薬	ミルリノン （ミルリーラ®）	心筋収縮力増加，血 管拡張	5μg/kg/min 10分間投与 後，0.25〜0.75μg/kg/ min
βブロッ カー	ランジオロール （オノアクト®）	心抑制（脈拍↓）	術中: 0.125mg/kg/min 1分間後，0.01〜0.04mg/ kg/min 術後: 0.06mg/kg/min 1分間後，0.01〜0.04mg/ kg/min

JCOPY 498-05536

97

- 降圧薬は持続静注で投与することが多いが，ボーラス投与も可能である．ただし急激な降圧は反射性の頻脈を招くため注意が必要である．ニカルジピンの場合，0.1〜0.3mg ずつの投与で心拍数の上昇は緩和できる．

▶冠血管拡張薬，PDEⅢ阻害薬

- 冠血管拡張薬は，冠血管攣縮などによる心筋虚血を予防または治療するために使用される．上述のうちでは硝酸薬と Ca 拮抗薬がこれも含めて該当する．
- PDEⅢ阻害薬は cAMP 分解の阻害および合成の活性化により細胞内の cAMP 濃度を上昇させることで，血管拡張のみならず心収縮力増加作用を発揮する薬剤である．周術期では前項のカテコラミンの投与でも効果が不十分な心収縮機能低下患者がよい適応で，末梢血管抵抗が高くかつ血管内容量が維持されている場合に使用される．これらの薬物は持続静注で投与するが即効性はないため，投与開始から有効血中濃度に到達するまでに時間を要す．短時間で効果を期待するにはローディング量を投与するか，開始初期の投与量を多くする必要がある．その場合，腎機能低下患者ではクリアランスが低下するため注意しなければならない．

▶抗不整脈薬

- 抗不整脈薬の分類には Vaughan-Williams 分類などがある．周術期ではこれに分類されないジギタリス製剤や ATP 製剤なども使用され得るが，近年では区域麻酔やレミフェンタニルの登場により内因性のカテコラミン分泌が抑制され不整脈が出現するような状況は激減しその使用頻度も少なくなっている．
- 周術期での使用の適応は，①心拍出量が保たれない期外収縮，②心房細動に伴う頻拍や上室性頻拍，③徐脈，④心筋虚血や人工心肺離脱時の不整脈，などである．
- 上記のβ遮断薬以外にはリドカイン（1〜2mg/kg），硫酸マグネシウム（1〜2g）がよく使われ得る．治療に抵抗する重篤な不整脈ではアミオダロン，プロカインアミドなどの使用も考慮する．

> 利尿薬：尿量を増加させるのみならず，心不全や脳圧の管理（ニカルジピンなどでは脳血管も拡張し脳圧が亢進）のために用いられる．ただし循環血液量が保たれていることが投与前の大前提であり，安易な投与は控えるべきである．
> 種類：ループ利尿薬（フロセミド 5〜20mg iv），浸透圧利尿薬（20%マンニトール 5〜15mL/kg div），心房性ナトリウム利尿ペプチド（カルペリチド 0.1〜0.2μg/kg/min），など．

〈佐藤　慎〉

3. 術中使用薬

▶ 6 局所麻酔薬

局所麻酔薬

POINT
- 局所麻酔薬は Na チャネルブロッカーである.
- 局所麻酔薬の薬理学的性質を規定する因子には pKa（解離定数），脂溶性，タンパク結合率がある.
- 局所麻酔薬には極量があり，常に投与量には留意が必要である.

▶ 局所麻酔薬とは

- 局所麻酔薬は神経線維の髄鞘の境目である Ranvier 絞輪に作用する．細胞内に浸透し細胞膜内部の Na チャネルに作用して，活動電位の伝達を可逆的に遮断する薬物である（図1）．アミド型の局所麻酔薬は肝臓で代謝され，エステル型は血漿コリンエステラーゼで分解されるため，それぞれの局所麻酔薬の排泄経路に障害が

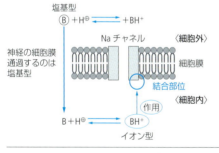

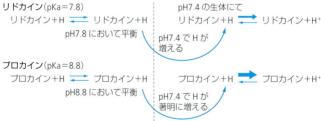

図1 神経細胞表面での局所麻酔薬の動態とpKaの考え方

① pKa よりも酸性の生体に入る→②水素にさらされる→③陽イオン型が増える
※ pKa と生体 pH の差が小さいほど水素の影響を受けづらく，陽イオン型の割合が低く塩基型が多くなる→作用発現が早い.

ないかどうかを検討することは重要である．エステル型は脳脊髄液中ではあまり分解されないため，脊髄くも膜下麻酔に適している．

①**解離定数**：局所麻酔薬は水に溶かすために塩酸塩として水溶液になっている．溶液のpHによって陽イオン型と塩基型（非イオン型）の割合が変化する．局所麻酔薬の50%が電離して陽イオンとなる時のpHのことをpKa（解離定数）という．たとえばリドカイン（pKa 7.8）とプロカイン（pKa 8.8）を比較すると，pH7.4の生体における塩基型の割合はpKaが生理的pHに近いリドカインで高くなる（図1）．細胞膜を通過するのは塩基型であり，こちらが多いほど作用発現時間は早い．早い作用発現を求める場合にはpKaの低いリドカインを用いる．

②**脂溶性**：神経膜はその90%が脂質で構成されているため，脂溶性が高い局所麻酔薬ほど低い濃度で効果を発現させることができる（=力価が高い）．添付文書などに記載されている数値は溶媒が異なるために比較するのが困難である．

③**タンパク結合率**：局所麻酔薬は神経の細胞膜内にあるNaチャネルと結合して作用を発現する．タンパク結合率が高い方がNaチャネルと結合し続けるため長時間作用となる．

▶局所麻酔薬の極量

- 局所麻酔薬は過剰投与による局所麻酔薬中毒を懸念して極量が決められている．極量以下であっても血管内注入になり血中濃度が急激に上昇した場合は中枢神経症状や心毒性が出現することがある．各局所麻酔薬製剤の添付文書などに製剤や投与経路ごとの最高投与量が記載されている．また添付文書の最高投与量とは異なるが体重当たりで計算を行い，投与量を決定するという考え方もある．様々な局所麻酔薬の特徴は表1にまとめた．

アドレナリン添加の禁忌部位：アドレナリンには血管収縮作用があり，リドカインなどに添加することにより効果持続時間を延長することができる．しかしその強い血管収縮作用により指趾や耳介，陰茎など末端の組織にはアドレナリンが添加された薬液を注入することは壊死を起こしうるので禁忌である．

参考文献
1) Berde CB, Stricharts GR. Local anesthetics. In: Miller RD, editor. Miller's Anesthesia. 8th ed. Philadelphia: Elsevier Saunders; 2015. p.1031.
2) 高崎眞弓．局所麻酔薬の作用機序．In 高崎眞弓，編．麻酔科診療プラクティス9 周術期治療薬ガイド．1版．東京: 文光堂; 2003. p.128-9.

表1 局所麻酔薬

一般名	商品名	極量（添付文書）	体重当たりの極量	使用場面	分子量	タンパク結合率	pKa*1	効果発現	分配係数*2
エステル型 プロカイン	プロカイン®	硬膜外麻酔600mg/回 伝達麻酔400mg	7mg/kg	浸潤麻酔（使用機会は減少中）	236	6%	8.9	遅い	1.7
テトラカイン	テトカイン®	脊髄くも膜下麻酔15mg, 硬膜外麻酔60mg 伝達麻酔・浸潤麻酔100mg	1.5mg/kg	脊髄くも膜下麻酔, 硬膜外麻酔, 浸潤麻酔, 表面麻酔	264	76%	8.4	遅い	221
アミド型 リドカイン	キシロカイン®	200mg/回	5mg/kg（アドレナリン含有で7mg/kg）	硬膜外麻酔, 伝達麻酔, 浸潤麻酔, 表面麻酔	234	65%	7.8	早い	43
メピバカイン	カルボカイン®	500mg/回	5mg/kg	硬膜外麻酔, 伝達麻酔, 浸潤麻酔	246	78%	7.7	早い	21
ブピバカイン	マーカイン®	脊髄くも膜下麻酔20mg	3mg/kg	脊髄くも膜下麻酔, 硬膜外麻酔	288	95%	8.1	遅い	346
レボブピバカイン	ポプスカイン®	伝達麻酔150mg/回	3mg/kg	硬膜外麻酔, 伝達麻酔	288	95%	8.1	遅い	346
ロピバカイン	アナペイン®	硬膜外麻酔150〜200mg 伝達麻酔300mg/回	3mg/kg	硬膜外麻酔, 伝達麻酔	274	94%	8.1	遅い	115

*1pKa: 解離定数　*2n-octanol緩衝液への溶解
（各局所麻酔薬のインタビューフォーム, 文献1, 2より作成）

〈小野寺美子〉

3. 術中使用薬

➤ 6 局所麻酔薬

局所麻酔薬中毒

P O I N T

- 血中濃度が上昇して全身に症状をきたした状態を局所麻酔薬中毒という.
- 一番重要なのは予防である.
- 発生してしまったら救命処置と脂肪製剤の投与を.

▶局所麻酔薬中毒とは

- 局所麻酔薬中毒とは局所麻酔薬の血中濃度が上昇することで末梢神経のみならず全身の Na チャネルをブロックしてしまい, 全身性の症状が出る状態である. 局所麻酔薬中毒の二大症状は中枢神経毒性と心毒性である.

▶予防

- 一番の予防策は, 投与量を制限することである. 経路を問わず, 高濃度の局所麻酔薬を大量に用いることは推奨されない. また, 局所麻酔薬の極量が提示されているが, 患者要因により変化する. 提示されている最大耐容量よりも少ない量を投与すべきである.

▶局所麻酔薬の血中濃度が上がりやすい状態

▶アシデミア

- 血中の pH が下がることにより, 局所麻酔薬と血漿タンパクとの結合を減少させる. また $PaCO_2$ の上昇は脳血流を増加させ麻酔薬の脳への運搬を促進する. さらに脳細胞内の pH が低下すると局所麻酔薬の塩基型から陽イオン型への転換を助長するため, 一度細胞内に入った局所麻酔薬が細胞外に出ることを阻害し, 中枢神経毒性を増大させる.

▶低アルブミン, 低血漿タンパク

- 局所麻酔薬は血漿中でアルブミンや $\alpha1$- 糖タンパクと結合している. 細胞膜を通過できるのはタンパク非結合分画のみで, 血漿中のタンパク非結合分画が増加することで局所麻酔薬中毒の症状を呈する.

▶年齢

- 新生児は低アルブミンかつ低 $\alpha1$- 糖タンパクである. ビリルビンの存在はタンパク結合をさらに低下させる可能性があり黄疸がある場合はさらに注意が必要である. 肝での抱合経路は新生児では未熟であるが生後 1~6 カ月に達すると成人と同様の速度となる.

肝で代謝される薬物の多くは加齢によりクリアランスが低下する. 局所麻酔薬の単回投与では問題となることは少ないが, 持続投与の際は減量などを考慮するべきである[1].

▶治療

- 局所麻酔薬中毒への対応プラクティカルガイドが2017年6月に日本麻酔科学会から制定された[2] (図1, 2).

▶Point

①低換気による低酸素, 高CO_2血症は局所麻酔薬の中枢毒性を上げてしまうので, 速やかな人工呼吸が重要. 自発呼吸の再開および意識の回復のために抗痙攣薬投与が必要だが, プロポフォールは循環抑制作用が強いためミダゾラムなどベンゾジアゼピン系の薬

局所麻酔薬中毒の発生			
①まず行うこと	□ 局所麻酔薬の中止 □ 応援の要請 □ モニターの装着 □ 静脈ラインの確保 □ 気道確保および100%酸素で人工呼吸 □ 痙攣の治療(ベンゾジアゼピン推奨) □ (余裕があれば)血中濃度測定のための採血		
②重度低血圧 不整脈あり	□ 心肺蘇生の開始 □ 脂肪乳剤の投与 □ 体外循環の準備	②循環安定	□ 注意深い観察 □ 脂肪乳剤を考慮 □ 対症的な治療
③経過観察	□ 患者を監視と直ちに治療ができる場所に移動 □ 観察の継続 □ 脂肪乳剤の副作用に注意		

図1 局所麻酔薬中毒発生時の対応

20%脂肪乳剤(イントラリポス®)の投与法
1.5mL/kg(100mL)を約1分かけて投与
0.25mL/kg/min(17mL/min≒1,000mL/h)で持続投与開始
5分後 循環の改善が得られなければ, 再度1.5mL/kg(100mL)を投与 同時に持続投与量を2倍の0.5mL/kg/min(2,000mL/h)に上昇
さらに5分後 再度1.5mL/kg(100mL)を投与(bolus投与は3回が限度)
循環の回復・安定後もさらに10分間は脂肪乳剤の投与を継続 最大投与量の目安は12mL/kg

( )内は体重70kgの場合

図2 局所麻酔薬中毒発生時の脂肪乳剤の投与法

剤が推奨される.

②アドレナリンの使用量に関しては，肺障害，アシデミアを助長するとして 2012 年の ASRA のガイドラインで 1mg/kg 以下という推奨がされている[3] が，日本で制定された局所麻酔薬中毒への対応プラクティカルガイド[2] では American Heart Association の蘇生ガイドラインなどに従い投与（1mg/回）することになっている．現在でも局所麻酔薬中毒による心停止に対するアドレナリンの投与量は議論がある[4].

③ Lipid rescue: Lipid rescue は 1998 年に最初に報告され，その後も症例報告，レビューなどが続いている．明らかなエビデンスは不足している[5] が，症例報告レベルでは症状の改善を認め，特にブピバカインによる局所麻酔薬中毒に対しては使用を考慮してよいと考える．多量に脂肪製剤を投与した後の合併症として肺障害，高脂血症，膵炎の報告があり血中アミラーゼの測定も考慮する.

参考文献

1) 立岩浩規，河野 崇，横山正尚．局所麻酔薬の薬物動態・薬力学と年齢．臨床麻酔．2015; 39, 1284-91.

2) 日本麻酔科学会．局所麻酔薬中毒への対応プラクティカルガイド．2017. http://www.anesth.or.jp/guide/pdf/practical_localanesthesia.pdf.

3) Neal JM, Mulroy MF, Weinberg GL; American Society of Regional Anesthesia and Pain Medicine（ASRA）. American Society of Regional Anesthesia and Pain Medicine checklist for managing local anesthetic systemic toxicity: 2012 version. Reg Anesth Pain Med. 2012; 37: 16-8.

4) Wang QG, Wu C, Xia Y, et al. Epinephrine deteriorates pulmonary gas exchange in a rat model of bupivacaine-induced cardiotoxicity. Reg Anesth Pain Med. 2017; 42: 342-50.

5) Hoegberg LC, Bania TC, Lavergne V, et al. Systematic review of the effect of intravenous lipid emulsion therapy for local anesthetic toxicity. Clin Toxicol（Phila）. 2016; 54: 167-93.

〈小野寺美子〉

3. 術中使用薬

▶ 7 輸液・輸血

輸液製剤

P O I N T

- 適切な輸液管理により，循環血液量を維持し，適切な電解質・血糖の維持を目指す．
- 4-2-1 ルール（表 1）を基本として維持輸液量を算出・投与する．
- 術中輸液には，主に細胞外液補充液と膠質液を用いる．

- 細胞外液は血管内に 1/4，血管外に 3/4 が分布する．それに対し，膠質液は血管内にほぼ 100% 留まる．このため，出血の際に細胞外液で補充する場合は，出血量の 2〜3 倍以上投与する必要がある．膠質液の血管内停留時間は，高分子（ボルベン®）で約 5〜6 時間，低分子（サリンヘス®，ヘスパンダー®）で 2〜3 時間である．
- 輸液の目的は，術前の脱水の補正，術中の維持量，出血・腹水など術中喪失量に対する補液，サードスペースへの移行に対する補液，不感蒸泄に対する補液，血管拡張による循環血液量不足に対する補液などである．
- 周術期の輸液は，細胞外液補充液，血液増量剤，維持輸液の 3 種類に大きく分類できる．
- 個々の患者における臨床的所見や出血の程度に応じて，適切に輸液・輸血製剤を選択し投与する（次項の表 1〔108 頁〕参照）．
- 代表的な輸液製剤の種類を表 2 に示す．

表1 4-2-1ルール

体重10kgまで	4mL/kg/h
体重10〜20kg	2mL/kg/h×（体重−10）kg+40mL/h
体重20kg以上	1mL/kg/h×（体重−20）kg+60mL/h

表2 輸液製剤の種類

		製品名	Na	K	Ca	Mg	Cl	リン酸	乳酸	糖(%)	浸透圧比
細胞外液補充液		生理食塩液	154	0	0	0	154	0	0	0	1
		リンゲル液	147	4	5	0	156	0	0	0	1
	乳酸リンゲル液	ラクテック, ハルトマン	130	4	3	0	109	0	28	0	1
		ソルラクト	131	4	3	0	110	0	28	0	1
	酢酸リンゲル液	ヴィーンF	130	4	3	0	109	0	酢酸28	0	1
		ソルアセトF	131	4	3	0	109	0	酢酸28	0	0.9
	重炭酸リンゲル液	ビカーボン	135	4	3	1	113	0	重炭酸25	0	1
		ビカネイト	130	4	3	2	109	0	重炭酸28	0	0.9
	乳酸リンゲル液+糖質	ラクテックG	130	4	3	0	109	0	28	ソルビトール5	2
		ソルラクトD	131	4	3	0	110	0	28	グルコース5	2
		ソルラクトS	131	4	3	0	110	0	28	ソルビトール5	2
		ポタコールR	130	4	3	0	109	0	28	マルトース5	1.5
	酢酸リンゲル液+糖質	ヴィーンD	130	4	3	0	109	0	酢酸28	グルコース5	2
		フィジオ140	140	4	3	2	115	0	酢酸25	グルコース1	1.1

		製品名	Na	K	Ca	Mg	Cl	リン酸	乳酸	糖(%)	HES(%)	浸透圧比
血漿増量剤		ヘスパンダー	105	4	3	0	92	0	20	グルコース1	6	1
		サリンヘス	154	0	0	0	154	0	0	0	6	1
		ボルベン	154	0	0	0	154	0	0	0	6	1

memo 1

周術期の血糖・電解質の管理と補正を適切に行う．
①カリウムの補正
〔高カリウム血症の補正〕
・カリウムを含まない輸液に変更する．
・塩化カルシウム，メイロン®，ラシックス®などの投与
・GI療法
〔低カリウム血症の補正〕
・目標は4mEq/L
・20mEq/時間以下で投与
・KCL：必ず希釈してできるだけ中心静脈から投与
・アスパラK®：末梢から投与可能だが，1Aを100mLに希釈し30分以上かけて太い静脈から投与
②血糖管理
・輸液の急速投与時には，糖を含んだ細胞外液補充液による高血糖に注意する．
・高血糖があれば，インスリンとブドウ糖によるGI療法を開始して補正する．
③代謝性アシドーシスの補正
・代謝性アシドーシスが認められる際は，メイロン®静注により補正する．通常はBE<−10で開始し，BEの半分を補正する．
・補正式：[HCO_3^-]（mEq）不足分＝0.25×BE×BW（kg）
この半分の量のメイロン®を静注する．

小児では術中低血糖になりやすい．糖分を含んだ輸液の使用や，術中の血糖値チェックなどに十分に留意する

memo 2

輸液のモニターとして，次のようなものが挙げられる．非侵襲的なモニターに関しては，その適応と禁忌について十分に理解した上で適切に使用する．
・血圧
・脈拍
・尿量
・身体所見（頸静脈怒張，小児の大泉門膨隆，皮膚の乾燥など）
・中心静脈圧（CVP）
・肺動脈楔入圧（PAPW）
・1回拍出量変化（SVV）
・混合静脈血酸素飽和度（SvO_2）
・経食道心エコー（TEE）
・乳酸値

memo 3

安全性の観点よりHES製剤は腎不全患者での使用は原則，禁忌となっているが，HES製剤投与はICU患者の生存率を改善させるなどの報告もあり，一概に腎不全患者における周術期のHES製剤使用を中止とすることには疑問がもたれる．さらなるエビデンスの蓄積が期待される．

〈神田　恵〉

3. 術中使用薬

▶ 7 輸液・輸血

輸血製剤

POINT

- 酸素供給の観点より，通常は Hb 値 7～8g/dL 程度であれば問題はないが，冠動脈疾患などの心疾患あるいは肺機能障害や脳循環障害のある患者では，Hb 値を 10g/dL 程度に維持する．
- 輸血製剤の投与ではその副作用に十分留意する．輸血製剤投与によるアナフィラキシー反応では，しばしば重篤な症状を呈する．
- 大量出血時の対応では，迅速かつ適切に対処することが求められるため，危機的出血時のガイドライン（図1）を熟知し，日頃より準備ならびにトレーニングを行っておく．

▶輸血製剤の投与

- 個々の患者における臨床的所見や出血の程度に応じて，輸血製剤を選択し投与する（表1）．
- 輸血によってヘモグロビン値を上昇させることは，アウトカムに悪影響を及ぼすことがあるため，慎重に投与する．
- 疾患によっては，自己血貯留や回収血輸血の使用も検討する．
- 代表的な輸血製剤の種類を表2に示す．

表1 出血量に応じた輸液・輸血療法

出血量	使用薬剤
循環血液量の20%以下の出血	細胞外液補充液を出血量の3倍投与する
循環血液量の20～50%の出血	人工膠質液（ヒドロキシエチルデンプンなど）を投与する．赤血球不足による酸素供給不足が懸念される場合は赤血球液を投与する
循環血液量の50～100%の出血	上記の細胞外液補充液と人工膠質液，赤血球液に加えて，適宜等張アルブミン製剤を投与する
循環血液量の100%以上の出血	新鮮凍結血漿および血小板濃厚液の投与を考慮する

カリウム除去フィルター（図2）の使用
赤血球製剤中に増加した過剰なカリウムイオンを除去するフィルターであり，急速大量輸血時や，腎不全・透析患者でカリウムの上昇を避けたい場合などに，積極的に使用している．
使用上の注意：生理食塩水 200mL 以上にてプライミングを行う．製品仕様に規定された単位数以内で使用する（カワスミ カリウム除去フィルター KPF-4®は，濃厚赤血球製剤 4 単位以内）．使用後には，吸着したカリウムイオンが急激に溶出するおそれがあるため，生理食塩液などで洗浄・回収しない．

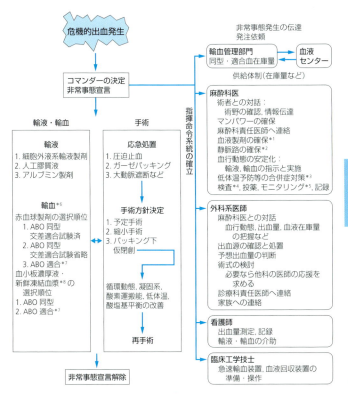

緊急時の適合血の選択

患者血液型	赤血球濃厚液	新鮮凍結血漿	血小板濃厚液
A	A>O	A>AB>B	A>AB>B
B	B>O	B>AB>A	B>AB>A
AB	AB>A=B>O	AB>A=B	AB>A=B
O	Oのみ	全型適合	全型適合

異型適合血を使用した場合,投与後の溶血反応に注意する

- [*1]: 血液が確保できたら交差適合試験の結果がでる前に手術室へ搬入し,「交差適合試験未実施血」として保管する.
- [*2]: 内径が太い血管カニューレをできるだけ上肢に留置する.
- [*3]: 輸液製剤・血液製剤の加温,輸液・血液加温装置,温風対流式加温ブランケットの使用.アシドーシスの補正,低 Ca 血症,高 K 血症の治療など.
- [*4]: 全血球算,電解質,Alb,血液ガス,凝固能など.輸血検査用血液の採取.
- [*5]: 観血的動脈圧,中心静脈圧など.
- [*6]: 照射は省略可.
- [*7]: 適合試験未実施の血液,あるいは異型適合血の輸血:できれば 2 名以上の医師(麻酔科医と術者など)の合意で実施し診療録にその旨記載する.
- [*8]: 原則として出血が外科的に制御された後に投与する.

図1 危機的出血への対応ガイドライン (文献3より引用)

表2 輸血製剤の種類

	販売名	略号	貯蔵方法	有効期限	包装	期待される輸血効果(体重50kg)
赤血球製剤	人赤血球濃厚液	RCC-LR Ir-RCC-LR	2〜6℃	採血後21日間	血液400mLに由来する赤血球1袋(約280mL)	予測上昇Hb値は約1.5g/dL
新鮮凍結血漿	新鮮凍結人血漿	FFP-LR FFP-LR-Ap	−20℃以下	採血後1年間	血液400mLに由来する血漿1袋(約240mL)	2本輸血で凝固因子活性は約20〜30％上昇する
血小板製剤	人血小板濃厚液	PC-LR Ir-PC-LR	20〜24℃振盪	採血後4日間	10単位1袋約200mL(含有血小板数 2.0≦〜<2.2 ×10[11])	予測血小板増加数は約4万/mm^3

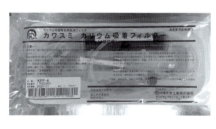

図2 カワスミ カリウム吸着フィルター KPF-4

クリオプレシピテートの投与
大量出血では，クリオプレシピテートによるフィブリノゲンの補充が有効である．当院では，Fib 150mg/dL 以下にて，クリオプレシピテートの使用を検討することにしている．

TLARI
TLARI（輸血関連急性肺障害，transfusion related acute lung injury）は，輸血後，数時間で呼吸困難・低酸素血症をきたして発症する非心源性肺水腫であり，その頻度は 5,000 人に 1 人といわれている．多くは発症から 2〜4 日で症状は消退するが，死亡率は 10％近くと報告されている．治療は ARDS/ALI に準じる．

エホバの証人の輸血に関して（Ⅲ-3-14．輸血拒否患者〔397頁〕参照）
宗教的理由より輸血を拒否するエホバの証人の麻酔では，術前に個々の患者の意思を確認し，そのリスク，代替治療，無輸血による失血死の可能性などを十分に説明する．患者によっては，最終的に完全には輸血を拒否しないこともよくあるが，患者個々の社会的背景などに十分配慮することが必要である．どうしても輸血を拒否する場合には，免責証明書への同意と署名を得る．自己決定権が未熟な 15 歳未満への輸血拒否は親権乱用となるため，さらに複雑となる．エホバの証人輸血拒否に対応したガイドラインが，日本麻酔科

学会を含む医療系 5 学会より 2008 年に発表されている．参考にされたい．

予測上昇ヘモグロビン値(g/dL)＝投与ヘモグロビン量(g)/循環血液量（dL）（循環血液量：70mL/kg）（RBC 2 単位にはヘモグロビンが約 53g 含まれる）

アルブミン製剤
血漿膠質浸透圧を維持することにより循環血漿量を確保する．等張アルブミンと高張アルブミンがあるが，循環血漿量の是正には等張アルブミンを用いる．アルブミン製剤の適応は，①アルブミンの喪失（熱傷，ネフローゼ症候群など）およびアルブミン合成低下（肝硬変症など）による低アルブミン血症，②出血性ショックである．

参考文献
1) 厚生労働省医薬・生活衛生局．血液製剤の使用指針．2017 年 3 月改正．
2) 厚生労働省医薬食品局血液対策課．輸血療法の実施に関する指針．2016 年 11 月改正．
3) 日本麻酔科学会，日本輸血・細胞治療学会．危機的出血への対応ガイドライン．2007．
4) 日本輸血・細胞治療学会，日本麻酔科学会，他．宗教的輸血拒否に関するガイドライン．2008．

〈神田　恵〉

4. 全身麻酔の実際

▶1 麻酔器の構造・始業点検

POINT
- 吸入麻酔薬を使用する際には必ず余剰ガス配管の接続と流量を確認する.
- 麻酔回路のトラブルは患者を死亡させる恐れがあり,始業点検は確実に行う.
- すべての麻酔の前にリークテストと二酸化炭素吸収装置の確認をする.

▶麻酔器の構造

- 麻酔器は酸素,亜酸化窒素,空気と揮発性吸入麻酔薬を混合して適切な濃度で患者に投与するシステムである.半閉鎖回路という構造になっている(図1).これは患者の呼気から二酸化炭素を取り除いて再呼吸させる回路である.
- 二酸化炭素を吸着するために水酸化カルシウムを主成分にした二酸化炭素吸収装置(ソーダライム)が組み込まれている.再呼吸させることで新鮮ガスと吸入麻酔薬の使用量を減らすことが可能となる.呼気から排出される二酸化炭素はソーダライムに吸着されるため,回路内の空気が減ってしまう.これを補充する目的で新鮮ガスが必要となる.

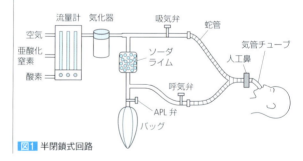

図1 半閉鎖式回路

▶医療ガス配管

- 空気,酸素,亜酸化窒素が中央配管または専用のボンベから供給される.医療ガスの誤接続は重大事故を招く恐れがあるため,ピン方式(図2)またはシュレーダ方式が採用されている.ピン方式はピンの数と角度の違いで誤接続を防止し,シュレーダ方式では接続部の口径の違いで誤接続を防止する.医療ガスのカラーイ

	酸素	亜酸化窒素	空気	吸引
色	緑	青	黄	黒
角度	180°	135°	120°	90°
ピン数	2	2	3	2

図2 ピン方式

ンデックスは酸素が緑,空気が黄,笑気が青である.一方ボンベは酸素が黒,炭酸ガスが緑,その他(亜酸化窒素)がねずみ色とJIS規格で決定されている.特に注意が必要なのは炭酸ガスボンベが緑色で,酸素と誤って配管する恐れがあり注意が必要である.

memo

医療ガスのパイピングとJIS規格のボンベのカラーインデックスに違いがある.これは誤配管の原因となり得るため,統一することが求められている.

▶麻酔器の始業点検

- 麻酔器の始業点検は毎日の始業前に行うべきである.詳しくは日本麻酔科学会の麻酔器の始業点検[1]を参照していただきたい.
- 以下の11項目を確認する必要がある.
    - ①補助ボンベ内容量と流量計
    - ②酸素供給圧低下/亜酸化窒素遮断機構
    - ③医療ガス配管
    - ④気化器
    - ⑤酸素濃度計
    - ⑥二酸化炭素吸収装置
    - ⑦回路組み立て
    - ⑧リークテスト
    - ⑨患者呼吸回路
    - ⑩人工呼吸
    - ⑪麻酔ガス排除装置

▶点検の注意点

- 補助ボンベは医療ガス配管からのガス供給が停止した時に使用するために準備されている.少なくとも酸素のボンベは準備するべきである.酸素ボンベは充填時には150kgf/cm^{2}を示し,内容量に比例して圧力が低下する.100kgf/cm^{2}以下の時は新しいボンベと交換すべきである.一方,亜酸化窒素のボンベは圧力と内容量が比例しない.これは亜酸化窒素がボンベ内で液体と気体で存在するからである.亜酸化窒素ボンベは20℃で50kgf/cm^{2}の圧を示し,内容量が80%以下になった時に初めて圧力が低下する.亜酸化窒素のボンベは圧力が低下している時には速やかに交換すべきである.また,補助ボンベは配管に優先して消費される.ボ

ンベの点検が終了したらバルブは必ず閉めること.

● 医療ガス配管の圧は酸素が 4±0.5kgf/cm^2 であり,亜酸化窒素と空気は酸素より 0.3kgf/cm^2 程度低く設定されている. これはガス供給施設の故障ですべてのガスがフリーフローとなった時に酸素が優先して供給されるようにするための安全機構である.

▶麻酔の準備としての点検

● ①機械換気と用手換気の切り替えスイッチ,②調節式圧制御弁 (adjustable pressure limiting valve: APL 弁),③回路リークの有無,④酸素の流量,⑤ソーダライムの色はすべての麻酔の前に最低限確認すべきである.

● APL 弁は用手換気の圧力を設定するためにある. On と Off が設定できるタイプと 0cmH$_2$O にすることで Off の代替とするものとがある. Off または 0cmH$_2$O にしてあるとバッグを押しても患者への陽圧換気は不可能であり,気道に圧をかけたくない状況(自発呼吸温存時や麻酔導入時など)で使用する. On にした場合には APL 弁を回すことで陽圧の上限を 0〜70cmH$_2$O の間で設定できる. 通常は 30cmH$_2$O 程度の圧に設定して陽圧換気を行う.

● リークテストは Y ピースを閉塞し,APL 弁を閉じて,酸素を 5L/分で流して 30cmH$_2$O まで呼吸バッグを膨らます. 次に呼吸バッグを押して回路内圧を 40〜50cmH$_2$O にする. 大きなリークがある場合には圧の維持が難しく,接合がゆるい場合には接合がはずれ,接合不備を発見できることがある. 呼吸バッグから手を離し,圧を 30cmH$_2$O に戻す. 酸素を止め,ガス供給のない状態で 30 秒間維持し,圧低下が 5cmH$_2$O 以内であることを確認する. リークの発見が困難な箇所として二酸化炭素吸収装置があるのでトラブルシューティングとして覚えておくとよい.

● ソーダライムの色は使用された量を確認するインジケーターである. 未使用は白で,二酸化炭素を吸着すると紫になる. 術前に必ず色を確認し,半分以上が紫に変色した場合には速やかにソーダライムを新品と交換する. 手術中にソーダライムが完全に消耗した状態になると,吸気の炭酸ガス濃度が上昇してくる. そのような場合には新鮮ガス流量を増やすことで再呼吸を減ずることができ,吸気炭酸ガス濃度の上昇を防ぐことが可能となる.

参考文献 | 1) 麻酔器の始業点検. http://www.anesth.or.jp/guide/pdf/guideline_checkout201603_6.pdf

〈稲垣泰好〉

4. 全身麻酔の実際

▶2 マスク換気

POINT

- マスク換気は気道管理の基本であり，習得必須の手技である．
- マスク換気のポイントは triple-airway-maneuver である．
- 片手法が困難な時は速やかに両手法を行う．
- 各種エアウェイの特徴を理解する．
- BVM とジャクソンリース回路の違いを理解する．

▶フェイスマスク換気は気道管理の基本である．

- マスク換気のポイントは，①フェイスマスクと顔を密着させる，②上気道を開放させる，の2つである．フェイスマスクを密着させるためヘッドバンドを使用することもある．上気道を開放させるコツは①下顎挙上，②頭部後屈，③開口による triple-airway-maneuver である．
- マスク換気の方法は片手法，両手法がある（図1）．特に全身麻酔導入時は片手法で行われることが多いが，片手法が困難な場合は速やかに両手法に移行する．マスク換気困難の予測因子は表1の

片手法（EC法）	両手法
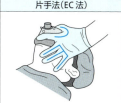	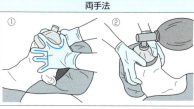
左手の親指と人差し指でC字型をつくりコネクタの周囲におく．第3指と第4指は下顎枝に，第5指は下顎角におく．親指と人差し指でマスクを押さえ，残りの指で下顎挙上をする	①片手法と同様の左手の形を右手で作り，両手で下顎挙上をする ②両側の母指球でマスクの両側を押さえ，第2指，第3指で両側下顎挙上をする

図1 フェイスマスク換気の方法

表1 マスク換気困難の予測因子（日本麻酔科学会気道管理ガイドライン2014より）

- Mallampati Ⅲ or Ⅳ
- 頚部放射線後，頚部腫瘤
- 男性
- 短い甲状オトガイ間距離
- 歯牙の存在
- Body Mass Index 30kg/m^{2}以上
- 46歳以上
- アゴひげの存在
- 太い首
- 睡眠時無呼吸の診断
- 頚椎の不安定性や可動制限
- 下顎の前方移動制限

とおり.

両手法で換気の介助者がいない時は，麻酔器で機械換気（PCV）とする．正常肺であれば 20cmH$_2$O 未満のピーク圧で十分な換気量を確保できる．25cmH$_2$O を超えると胃に送気される可能性がある．

- フルストマックの患者では，胃内容物が逆流するためマスク換気は禁忌である．重度の顔面外傷や頚椎骨折などの患者では慎重に行わなければならない．小児では軟部組織を圧迫し気道閉塞させないよう注意が必要である．

▶エアウェイ

- フェイスマスクで換気が困難な場合，エアウェイを挿入すると容易になることが知られている．エアウェイには経口エアウェイと経鼻エアウェイの 2 種類があり，それぞれの特徴を図 2 にまとめる．いずれもサイズ選択を誤ると気道閉塞を増悪させる可能性があるため，適切なサイズ選択が重要である．

	経口エアウェイ	経鼻エアウェイ
写真/図	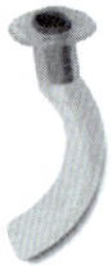 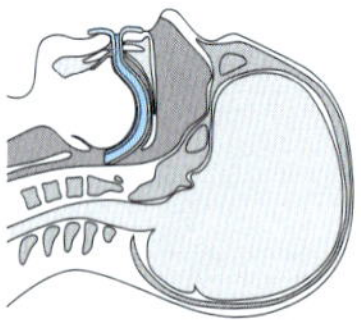	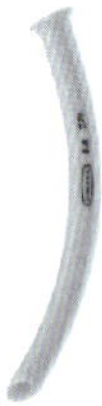 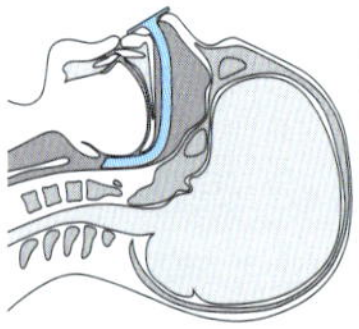
特徴	舌根沈下をバイパスする	軟口蓋をバイパスする
サイズの選び方	口角から下顎角または耳朶下端までのサイズ	鼻孔から耳朶下端までのサイズ
挿入方法	大彎曲を尾側に向けて挿入し，口腔内で 180°回転させる	潤滑剤を十分に使用し，カット面が鼻中隔を向くように挿入する
注意点	覚醒時や浅鎮静下では嘔吐反射や喉頭痙攣が起きる可能性がある．開口制限では使用困難	顔面外傷，鼻腔内の占拠性病変，易出血患者では鼻出血のリスクがあるため禁忌

図2 エアウェイ

▶バッグ・バルブ・マスク（BVM）とジャクソンリース回路

- 手術室外や緊急時には，バッグを使用して用手換気を行う．それぞれ利点・欠点があり，適応を考慮して使用する（図 3）．

	バッグ・バルブ・マスク	ジャクソンリース回路
写真	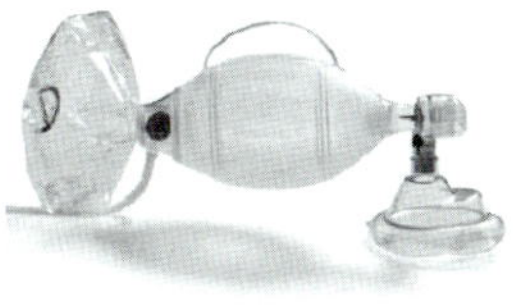	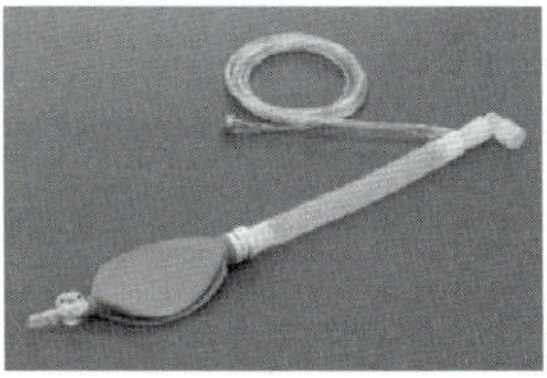
利点	自己膨張式のため酸素供給がなくても換気可能	弁によって圧をかけることができ，換気量や肺のコンプライアンスなどがわかる
欠点	換気量が把握しにくい PEEP をかけられない	酸素供給がないと換気できない マスクフィットが悪いと換気は困難

図3 バッグ・バルブ・マスクとジャクソンリース回路

参考文献

1) Miller RD, editor. Miller's Anesthesia. 8th ed. Philadelphia: Elsevier, Saunders; 2015.
2) JSA airway management guideline 2014: to improve the safety of induction of anesthesia. Japanese Society of Anesthesiologists. J Anesth. 2014; 28: 482-93.
3) 浅井 隆. Dr. あさいのみんなの気道確保 第 1 巻 マスク換気・気管挿管の基礎をマスターしよう！ 1 版. 東京: 中外医学社; 2016.
4) 上嶋浩順, 青山和義, 編. 気道管理の疑問 Q&A70. 東京: 中外医学社; 2016.

〈衛藤由佳〉

4. 全身麻酔の実際

▶ 3 声門上器具

P O I N T

- 声門上器具（supraglottic airway：SGA）は気管挿管をせずに上気道閉塞を解除し気道確保する器具の総称である.
- SGA はマスク換気困難の場合のレスキューデバイスとして位置づけられている.
- SGA には様々な種類があり，それぞれの特徴を熟知しておく.

- 声門上器具は咽頭内に盲目的に挿入され，気管挿管をせずに上気道閉塞を解除し気道を確保する器具の総称である. 最初の SGA の1つであるラリンジアルマスク（LMA™）は, 1983 年に Dr. Archie Brain によって述べられ，1988 年に臨床化された. 以来主要な気道確保器具としてだけではなく，緊急気道確保・気管挿管介助の器具としても開発が進み, 現在は様々な種類の SGA が発売されている.

▶SGA の特徴，適応と禁忌

- SGA の主な利点と欠点を表 1 にまとめる.

表1 SGAの利点と欠点

利点	欠点
・早く容易に留置できる ・挿入に伴う血行動態の変化が少ない ・麻酔薬を減量できる ・筋弛緩薬が不要である ・気管挿管のリスクを回避できる（歯牙損傷，気道損傷，咽頭痛，気管支痙攣など）	・気管挿管と比べてシール圧が低いため，高い気道圧が必要な場合に有効な換気ができない ・喉頭痙攣は防げない

▶適応と禁忌

- 短時間の体表手術や神経ブロックを併用した四肢の手術，覚醒下開頭手術などはよい適応である. また各国の気道管理ガイドラインにおいて気管挿管やマスク換気が困難な時のレスキューデバイスとして推奨されている.
- 長時間手術や腹腔鏡手術でも使用は可能であるが，誤嚥の可能性がある場合（フルストマック，妊婦，高度肥満など）や声門より末梢に狭窄がある症例，肺コンプライアンスが著しく悪い症例では禁忌である.

Anesthesiology Green Note

▶種類: 第 1 世代と第 2 世代

- 胃管アクセスが装備されていない SGA が第 1 世代, 装備されている SGA が第 2 世代である (表2).
- LMA シリーズは最も広く使用され, よく研究されている SGA である. LMA の原型である classic™ には胃管アクセスがなく, 短時間手術が目的であった. 第 2 世代の LMA ProSeal™ (pLMA) はドレナージチューブが付いており, 胃管を入れて胃の排液やガスを排出することができる. LMA Supreme™ (SLMA) は pLMA を基にした単回使用の第 2 世代 SGA である. pLMA と同様に, 高いシール圧のカフ, ドレナージチューブ, バイトブロックを有している. air-Q™, TOKIBO-Ambu ラリンゲルマスクは sLMA に類似した形状であるが, 換気口を通して気管挿管が可能となっている. 臨床的には証明されていないが pLMA や sLMA などの第 2 世代の SGA は胃内容物の誤嚥のリスクを低下させることが示唆されている.
- i-gel™ はマスク部がカフではなくゴム様物質 (styrene ethylene butadiene styrene: SEBS) でできている. 喉頭の形状に基づいて設計されており, 挿入後は個人の喉頭の形状によってゴム様物質が変形し, より高い気密性を保つことができる. i-gel™ も換気口を通して気管挿管が可能である.

表2 各種SGAの比較

製品名	LMA™			i-gel™	air-Q™	TOKIBO-Ambu
	classic	ProSeal	Supreme			
胃管挿入	×	○ (14Fr)	○ (14Fr)	○ (12Fr)	○	○
気管挿管	×	×	×	○	○	○

▶SGA 挿入の実際

- SGA 挿入は容易であるといわれることもあるが, 上手に挿入するにはコツが必要である.
- 挿入時の麻酔が浅いと咳反射や嘔吐反射を誘発するため, 挿入前に麻酔を深くしておかなければならない. 両下顎を強く挙上しても体動がみられなければ, 十分な深度である 1 つの目安となる[2].
- LMA Proseal™ においてロクロニウム 0.9mg/kg を使用すると挿入が容易になったとの報告がある[3].
- LMA™ シリーズではカフ圧は 60cmH_2O とする.
- SGA が正しい位置に挿入されたかどうかの評価は, カプノグラフの波形が台形になっていること, 20cmH_2O 未満の陽圧換気で適切な 1 回換気量が得られることである.

▶SGA を使用した麻酔管理

▶自発呼吸

- SGA による気道確保では自発呼吸下の麻酔管理が可能である．侵襲に対して適切な鎮痛・鎮静を行い，呼吸回数や呼気二酸化炭素分圧を参考に維持する．不十分な麻酔深度では咳嗽や嘔吐反射を引き起こし重大な合併症を生じる可能性がある．麻薬の過量投与は鉛管現象や呼吸抑制につながるため，少量ずつ投与する．
- 当院では自発呼吸管理では主にセボフルランを使用し，フェンタニルの追加投与は 25μg ずつとしている．レミフェンタニルを使用する場合も 0.05μg/kg/min 程度としている．

▶調節呼吸

- 気管挿管による麻酔管理と同様に，調節呼吸での管理も可能である．陽圧換気とし，1 回換気量が 8mL/kg を超えず，最大気道内圧が SGA の最大シール圧を超えないように調節する．リークがある場合は浅麻酔による声門閉鎖や肺コンプライアンスの低下，カフの位置異常が考えられる．

> 最大シール圧は LMA ProSeal™，LMA Supreme™ で 30cmH$_2$O，i-gel™ で 40cmH$_2$O である．

▶SGA による合併症

- SGA の使用による重大な合併症は比較的稀であるが，一般的には軽度の口腔・咽頭・喉頭の傷害が発生し，喉の乾燥や痛みを訴えることがある．咽頭痛の発生率は約 10〜20％であり，より高いカフ圧やより大きい LMA サイズで発生しやすい．
- 舌・下喉頭・喉頭神経に対する損傷も報告されている．これらは通常，数週間から数カ月で自然に軽快する．

参考文献

1) Miller RD, editor. Miller's Anesthesia. 8th ed. Philadelphia: Elsevier, Saunders; 2015.
2) 浅井 隆. Dr. あさいのみんなの気道確保 第 1 巻 マスク換気・気管挿管の基礎をマスターしよう！ 1 版. 東京: 中外医学社; 2016.
3) Fujiwara A, Komasawa N, Nishihara I, et al. Muscle relaxant effects on insertion efficacy of the laryngeal mask ProSeal® in anesthetized patients: a prospective randomized controlled trial. J Anesth. 2015; 29: 580-4.
4) 上嶋浩順, 青山和義, 編. 気道管理の疑問 Q&A70. 東京: 中外医学社; 2016.

〈衛藤由佳〉

4. 全身麻酔の実際

▶ 4 気管挿管

挿管器具・チューブの種類と選択

P O I N T
- 気管挿管は確実な気道確保であり，気道管理のゴールドスタンダードである．
- 挿管器具や気管チューブには様々な種類があり，それぞれに特徴がある．
- 目的や状況に合わせて最適な組み合わせを選択する．

▶挿管器具

▶直視型喉頭鏡
- ブレードが軽度彎曲している Macintosh 型喉頭鏡と，直線的な形の Miller 型喉頭鏡がある．一般的に成人では Macintosh 型，小児，特に新生児～2 歳までは Miller 型が選択される．Macintosh 型はブレードの先端を喉頭蓋谷にかけて喉頭蓋を持ち上げるのに対し，Miller 型は喉頭蓋の下にかけて喉頭蓋ごと持ち上げるのが特徴である．施行者が慣れている器具・方法を選択することが重要である．
- ブレードは成人ではサイズ 3 を選択するが，大柄の患者やオトガイ - 甲状切痕距離の長い患者ではより大きいサイズが適している．小児はⅡ-1-13．小児科—総論の表 6（301 頁）参照．

▶間接視喉頭鏡
- 間接視喉頭鏡の中でもビデオ喉頭鏡の開発・普及が目覚ましい．ビデオ喉頭鏡は頸部伸展のストレス軽減や歯牙損傷のリスクを減らすという利点があり，日本麻酔科学会の気道管理アルゴリズムでも挿管困難が予想される場合の使用が推奨されている．一方，口腔内に血液や吐物の汚染がある時には声門の視認が困難となったり，声門がみえてもチューブの誘導ができず挿管できないといったトラブルもある．
- 本邦では C-MAC, McGrath™ MAC, Airway Scope™, Airtraq™, King Vision™ などが使用されており，それぞれの特徴を熟知しておくことが重要である（表 1）．

▶気管支ファイバー挿管
- 気管支ファイバーを気道に先行させ挿管する方法である．困難気道や頸部可動域制限，開口障害のある患者で選択される．

▶気管チューブ
- 気管チューブには様々な種類があり，術式や使用目的に合わせて

表1 代表的なビデオ喉頭鏡の特徴

	McGrath	Airway Scope	Airtraq
写真			
ブレード/サイズ	#2, #3, #4, X-blade	通常, 薄型 小児用, 乳児用 DLT用	成人用2種, 小児用2種, DLT用, 経鼻挿管用
チューブガイド	なし	あり	あり
先端の位置	喉頭蓋谷	喉頭蓋の下	喉頭蓋谷
利点	・直視も間接視も可能 ・口径の太いチューブ*も挿管可能	・頚部への負担が少ない ・口腔内スペースの小さい患者（肥満, 舌浮腫など）でも挿管可能	・頚部への負担が少ない ・経鼻挿管用のブレードがある ・軽量
欠点	・肥満や開口制限のある患者ではチューブの誘導が困難なことがある	・小顎の患者では誘導が困難なことがある	・喉頭蓋により視野を妨げられることがある ・施行者のみしか視野を確認できない

*ダブルルーメンチューブやカフ上吸引付きチューブのI.D. 8.0mmなど

選択する. 気管チューブの太さは通常内径（I.D.）でmm表記される.

▶ **シングルルーメンチューブ**

● 内腔が単腔のもので最もよく使用される. チューブ先端にあるカフを膨らませて気管壁に密着させ, 分泌物の垂れ込みを防ぐ. 開口部の反対側にはマーフィー孔を有し, チューブ先端が閉塞した場合にも換気ができる構造となっている.

● **成人のチューブサイズ**: 女性 6.5～7.0mm（妊婦では6.5mmが望ましい）, 男性 7.5～8.0mm

● **小児のチューブサイズ**: Ⅱ-1-13. 小児科—総論の表4（301頁）参照.

▶ **カフ上吸引付きチューブ**

● シングルルーメンチューブでカフ上部の分泌物を吸引できる構造となっており, 垂れ込みによる人工呼吸器関連肺炎を予防できる. 長期間の挿管が予想される場合に選択される.

▶ **スパイラルチューブ（reinforce tube）**

● 気管チューブの壁に金属製のワイヤーがスパイラル状に埋め込まれており, 折れ曲がりに強い構造となっている. 曲がっても内腔

が閉塞しないため，頭頸部手術や腹臥位の手術などで用いられる．
折れ曲がりには強いが噛まれると内腔が閉塞し元に戻らないため，
バイトブロックの使用が必須である．

▶RAE チューブ，経鼻 RAE チューブ

- 固定によるねじれを防ぐため，あらかじめ変形されているチューブである．
- RAE チューブは経口挿管するとジョイントが足側を向くため，扁桃腺手術や鼻腔内手術，眼科手術において術野を妨げることなく使用できる．術中に開口器をかける場合は下口唇正中固定とする．開口器によって内腔が狭窄し換気量が減ることがあるので注意が必要である．
- 経鼻 RAE チューブは経鼻的に留置するとジョイントが頭側に来るため，歯科口腔外科の手術や顎間固定術などで使用される．抜管前の気管内吸引時にチューブを切断し短くすることができるが，誤ってパイロットバルーンのインフレーションチューブを一緒に切らないよう注意が必要である．

RAE とは開発者3人の名前（Ring, Adair, Elwyn）の頭文字である．

▶ダブルルーメンチューブ（DLT）

- 2つの気管チューブがくっついたような構造をしており，一側をクランプすることで片肺換気が可能となる．分離肺換気が必要な手術で使用する．左用と右用があり，それぞれ長い方のチューブを左主気管支あるいは右主気管支に挿入する仕組みとなっている．
- チューブサイズは表2を参照．

表2 ダブルルーメンチューブの成人のサイズ選択

		身長	サイズ（Fr）
女性		160cm未満	35
		160cm以上	37
男性		170cm未満	39
		170cm以上	41

DLT はシングルルーメンチューブよりも外径が太くなるので，胸部 X 線写真や胸部 CT で気管の太さを確認しておく．

▶EMG チューブ

- EMG チューブは主に甲状腺・副甲状腺の手術で使用される．チューブの声門に位置する部分に電極が装着されており，左右の気管披裂部に接するように留置する．術中に反回神経（迷走神経）を刺激して輪状甲状筋あるいは輪状披裂筋の収縮をとらえることが可能となり，反回神経損傷を防ぐことができる．電極の位置が重要となるため，ビデオ喉頭鏡で確認しながら留置するのがよい．

多量の潤滑剤や筋弛緩薬の残存が偽陰性の原因となるため，潤滑剤は最小限とし，筋弛緩薬は短時間作用型（ロクロニウム）で導入時に必要な最低量の使用に留める．

参考文献

1) Miller RD, editor. Miller's Anesthesia. 8th ed. Philadelphia: Elsevier, Saunders; 2015.
2) 浅井 隆. Dr. あさいのみんなの気道確保 第 1 巻 マスク換気・気管挿管の基礎をマスターしよう！ 1 版. 東京: 中外医学社; 2016.
3) 浅井 隆. Dr. あさいのみんなの気道確保 第 2 巻 気道確保のエキスパートになろう！ 1 版. 東京: 中外医学社; 2016.

〈衛藤由佳〉

4. 全身麻酔の実際

▶ 4 気管挿管

気管挿管方法

POINT

- 気管挿管には十分な準備が重要である．
- スニッフィング位は頭部に枕を入れて頭部後屈させる．
- 覚醒下挿管，迅速導入の適応と方法を理解する．
- 経鼻挿管やダブルルーメンチューブでは気管挿管に時間がかかる場合があるため，その間のバイタル変動に十分留意する．

- 速やかな気管挿管にはしっかりとした準備が重要である．適切な患者の位置決め，前酸素化，挿管に必要なすべての物品（喉頭鏡，気管チューブ，スタイレット，カフ用シリンジ，吸引装置，気道確保補助器具，酸素供給路およびマスク）を事前に準備する．気管チューブは予想されるサイズより1サイズ小さいもの（小児の場合は前後1サイズ，カフあり・なし）も手元に置いておく．

▶ スニッフィング位

- 気管挿管のためには口から声門が視認できなければならない．そのためには口腔軸，咽頭軸，喉頭軸の3つの解剖学的な軸を意識することが重要である．最適な体位はスニッフィング位である．まず頭部に高さ7〜9cmの枕を入れると頸部が約35°屈曲し，喉頭軸と咽頭軸がそろう．さらに頭部後屈すると口腔軸が喉頭軸・咽頭軸に近づきスニッフィング位となり，声門の視認が容易となる（図1）．

A. 自然な仰臥位
3つの軸は揃わない

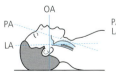

B. 頭部に枕を入れる
喉頭軸と咽頭軸が揃う

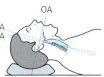

C. 頭部を後屈する
口腔軸が喉頭軸・咽頭軸に近づく

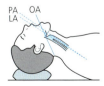

図1 口腔軸・咽頭軸・喉頭軸の関係
OA: oral axis（口腔軸），PA: pharyngeal axis（咽頭軸），
LA: laryngeal axis（喉頭軸）

▶喉頭展開

- スニッフィング位としたら右手で開口し，左手で喉頭鏡を挿入する．開口方法は母指と示指を交差させてねじ開くクロスフィンガー法が一般的であるが，母指で下顎を押し下げるとスニッフィング位が乱れるため，臼歯を押し上げるようにする．示指は右上臼歯または硬口蓋を引くようにするのがコツである．ビデオ喉頭鏡を使用する時にはこの限りではない．

- 喉頭鏡のブレードを口腔内に挿入し，舌を左によけながら進める．喉頭蓋を視認するまで舌に沿ってブレードを進める．喉頭蓋が確認できたら，Macintosh 型は喉頭蓋谷に，Miller 型は喉頭蓋の下にブレードの先端を置き，喉頭鏡全体を上に引き上げるようにすると声門が視認できる．助手が外部から甲状軟骨を後方 - 上方 - 右側に押す（BURP: backward-upward-rightward pressure）と視野が改善することがある．

▶覚醒下挿管（awake intubation）

- 全身麻酔導入後に換気・挿管困難が予想される患者，フルストマックなど誤嚥が予想される患者，全身麻酔により著しい循環虚脱が予想される患者では覚醒下挿管を選択する．

- 覚醒下の気管挿管は強いストレスがかかるため，①局所麻酔の使用，②鎮痛・鎮静が重要である．局所麻酔の使用は，咽頭や喉頭に局所麻酔薬を噴霧し咽頭反射を抑える方法，噴霧ノズルを注射器につけて声門から気管内に局所麻酔薬を噴霧する方法，経皮的に気管内に局所麻酔薬を注入する方法，上喉頭神経ブロックがある．鎮痛・鎮静は侵害刺激反応の抑制，気道反射の抑制，自発呼吸の保持が目的である．鎮痛は主に麻薬が使用される．フェンタニルの場合は患者の状態をみながら少量ずつの滴定投与，レミフェンタニルの場合は 0.05〜0.1μg/kg/h で持続投与する．鎮静はミダゾラム，プロポフォールが使用されるが，オピオイドの併用で呼吸抑制作用が強くなるため，注意が必要である．

▶迅速導入（rapid-sequence induction）/crash induction

- 全身麻酔導入後に誤嚥する可能性が高い患者では，麻酔導入から気管挿管までの時間を短くするため，迅速導入が選択される．基本的な手順は表 1 に示す．迅速導入ではマスク換気をしないため，胃内への送気が防げるという利点がある．しかし，挿管困難が予想される場合や麻酔薬の投与によって循環動態が急激に悪化する可能性のある場合には，覚醒下挿管など別の方法を選択する．

Anesthesiology Green Note

表1 迅速導入の基本的な流れ

1. 十分な前酸素化：100％酸素を3分以上，フェイスマスクをぴったりとあてる．
2. 麻酔薬投与：静脈麻酔薬（プロポフォール 2mg/kgなど）と筋弛緩薬（ロクロニウム 1.2mg/kgなど）を連続して投与する．必要に応じてフェンタニルやレミフェンタニルも併用する．
3. マスク換気：原則行わない．
4. 輪状軟骨圧迫：介助者により輪状軟骨を圧迫し食道を閉鎖する．意識消失までは約1kg，消失後は約3kgの圧力が推奨されている．気管挿管確認まで圧迫は解除しない．
5. 気管挿管：筋弛緩薬投与から1分後に気管挿管する．カフは10cc注入する．状況に応じてビデオ喉頭鏡を使用する．失敗した場合には低圧でのマスク換気をしつつ，再度の気管挿管や他の気道確保手段を考慮する．
6. 挿管確認：気管に挿管されていることが確認できたら圧迫を解除し，カフ圧計などでカフ圧を調整する．

▶経鼻挿管

- 口腔内の手術操作が必要な場合は経鼻挿管が選択される．頭蓋底骨折や鼻骨骨折，抗凝固療法中など出血傾向のある患者では禁忌である．

- 鼻出血を防ぐために挿管前に鼻腔内の処置が必要である．当院では希釈したイソジン約50ccにフェニレフリン1mgを混合した溶液に綿棒を浸し，鼻腔内の消毒と鼻粘膜の血管収縮を図っている．血管収縮目的に希釈アドレナリンを使用する施設もあるが，過量投与とならないよう注意が必要である．消毒後に 6.0mm，7.0mm（男性は 8.0mm まで）の経鼻エアウェイを順に挿入して鼻腔内の経路を確保し，経鼻挿管用の気管チューブを挿入する．経口挿管と同様に喉頭展開して挿管するが，誘導が困難な時はマギール鉗子を使用したり，カフを先に膨らませてチューブの先端を声門までもっていくと誘導できる．

▶ダブルルーメンチューブ

- 分離肺換気が必要な症例ではダブルルーメンチューブで気道確保する．サイズの選択は前項のとおりである．盲目的に挿管してからファイバースコープで確認する方法もあるが，当院ではファイバースコープで確認しながら挿管している．通常チューブと同様の方法で 18〜20cm ほど挿管したあと，長い方（左用なら左側）からファイバースコープを挿入し，気管分岐部を確認して目的の主気管支にチューブ先端を誘導する．その後短い方からスコープを挿入し，気管支チューブカフの近位端が少し見える程度の位置になるように調整する．再度長い方に挿入し，左用の場合は上葉と下葉，右用の場合は上葉，中葉，下葉の気管支を確認する．

参考文献
1) Miller RD, editor. Miller's Anesthesia. 8th ed. Philadelphia: Elsevier, Saunders; 2015.
2) JSA airway management guideline 2014: to improve the safety of induction of anesthesia. Japanese Society of Anesthesiologists. J Anesth. 2014; 28: 482-93.
3) 浅井 隆. Dr.あさいのみんなの気道確保 第1巻 マスク換気・気管挿管の基礎をマスターしよう！ 1版. 東京: 中外医学社; 2016.
4) 上嶋浩順, 青山和義, 編. 気道管理の疑問Q&A70. 東京: 中外医学社; 2016.

〈衛藤由佳〉

▶上喉頭神経ブロック

- 上喉頭神経は迷走神経の枝であり, 舌骨の高さで外枝（運動神経）と内枝（知覚神経）に分かれる. 上喉頭神経ブロックはこの内枝をブロックする方法で喉頭の知覚, 反射をブロックできる（図2）.

▶適応
- 覚醒下挿管時の咳反射, 声門閉鎖反射の予防, ペイン領域で上喉頭神経痛の治療, 診断.

▶穿刺法
- 正中法では甲状軟骨の上縁より刺入し, 舌骨大角の後部に向けて上外方向に進める.
- 外側方では舌骨大角を触れてその下をかすめるように穿刺する. 靱帯に針先があたった感触があれば局所麻酔薬を注入する.
- 投与薬剤1例…2％リドカイン 2mL×2

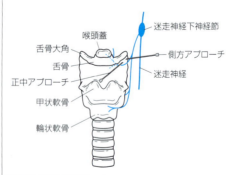

図2 上喉頭神経ブロック

〈高橋桂哉〉

4. 全身麻酔の実際

▶ 4 気管挿管

DAM (difficult airway management)

POINT

- 気道緊急は大緊急. 最善の準備で臨み, 最優先で対処せよ!
- DAM となる予測を怠らない. 回避はできないか考慮する.
- 各種気道確保法を普段から実施し経験しておく必要がある.
- ガイドラインの実践は, 事故を防ぎ, 患者と医療者の双方を守る.

▶DAM 概論

- DAM とは difficult airway management の略で, 気道確保困難に対する対処全般のこと. マスク換気から外科的気道確保までその対応は多岐にわたる.
- 麻酔管理が原因の心停止・死亡の主要な原因の 1 つは導入時気道管理の失敗である. 気道管理は生死に関わる最重要事項と心得る.
- 日本麻酔科学会より気道管理ガイドライン 2014 が発表されている. 患者と医療者を守るために, ガイドラインに沿った治療を行う.

▶麻酔導入時の日本麻酔科学会気道確保アルゴリズム (図1)

- グリーンゾーン→イエローゾーン→レッドゾーンの 3 段階で構成される.

▶グリーンゾーン
- 導入後の第一関門はマスク換気. マスク換気さえできれば, イエローゾーンには進まない.
- 挿管器具の指定はない.
- 同一施行者の挿管手技は 2 回まで.

▶イエローゾーン
- ただちに応援を呼ぶ.
- 手技はラリンジアルマスクのみ.
- ラリンジアルマスク種類の指定はない.

▶レッドゾーン
- まずは CTM の同定.
- いずれにせよ外科的穿刺・切開になる.
- 現在, ジェット換気は, 合併症が多く推奨されない.

▶個別手法

▶困難気道の予測・回避
- 困難気道を予測して準備または回避することが重要. 予測法には,

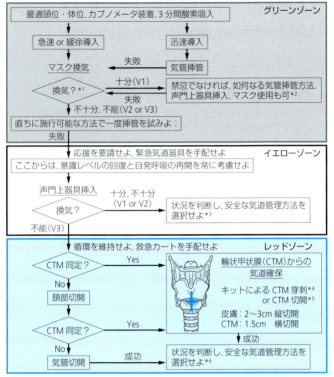

CTM (cricothyroid membrane)：輪状甲状膜
*1：裏面に記載された方法を使ってマスク換気を改善するよう試みる.
*2：同一施行者による操作あるいは同一器具を用いた操作を,特に直視型喉頭鏡またはビデオ喉頭鏡で3回以上繰り返すことは避けるべきである.迅速導入においては誤嚥リスクを考慮する.
*3：(1)意識と自発呼吸を回復させる,(2)ファイバースコープの援助あるいはなしで声門上器具を通しての挿管,(3)声門上器具のサイズやタイプの変更,(4)外科的気道確保,(5)その他の適切な方法などの戦略が考えられる.
*4：大口径の静脈留置針による穿刺や緊急ジェット換気は避けるべきである.
*5：より小口径の気管チューブを挿入する.
*6：(1)意識と自発呼吸を回復させる,(2)気管切開,及び(3)気管挿管を試みるなどの戦略が考えられる.

図1 麻酔導入時の日本麻酔科学会（JSA）気道管理アルゴリズム（JSA-AMA）
(日本麻酔科学会気道確保ガイドライン[1])

> Mallampati 分類（I-1-2. 術前診察,術前評価の図3〔7頁〕参照）や12の危険因子（I-4-2. マスク換気の表1〔115頁〕参照）など,多数の方法がある.
> ●場合によっては,意識下挿管の選択や,気管挿管を回避する麻酔

法も検討する.

▶マスク換気（表1）

- マスク換気の要素は大きく2つ：①バッグに陽圧をかけられる，②空気を送り込める（気道開通）.
- ①陽圧がかからない原因：密着不足，ひげ，胃管，入歯，やせ，麻酔回路のリーク，等々.
- ②空気を送り込めない理由：気道確保法の未熟，口・鼻の閉塞，枕の調整，麻酔不足，息こらえ，筋硬直，等々.
- 経口・経鼻エアウェイの使用，二人法の活用などを考慮する. 気道管理は1人で頑張らない.
- 助けを呼ぶことも重要な対処法の1つ.

> **表1** マスク換気を改善させる手段
>
> 1. 気道内圧を増加させることができない場合
>   - 両手法や他の方法でマスクフィットを改善させる
>   - ガスリークを代償するために酸素の定常流量を増加させる
> 2. 気道内圧を適切に増加できる場合
>   - 経口あるいは経鼻エアウェイを挿入する
>   - 両手を用いてtriple airway maneuverを確実に行う（頭部後屈，下顎前方移動，開口）
>   - 逆Trendelenburg体位あるいは半座位とする
>   - 麻酔器の人工呼吸器を用いて両手マスク換気を行う（PEEPを高めに設定し，PIPを制限したPCVモード）
>   - CPAPまたはPEEPを負荷する
>   - 筋弛緩薬が投与されていなければ投与する
>   - 筋弛緩薬がすでに投与されていれば回復させる
>   - 他の麻酔科医の援助を要請する

（日本麻酔科学会気道確保ガイドライン[1]）

▶気管挿管

- 最善の気道確保器具は，施行者の技量，実践可能な器具，器具の発展状況などにより異なる. 自分では，自施設では何を使うべきか，常に想定しておく.
- ビデオ喉頭鏡（McGRATH™MAC，エアウェイスコープ®）や気管支ファイバースコープに，ガムエラスティックブジーを組み合わせる活用法もある（図2）.
- 呼吸を保つために，意識下挿管の選択も考慮する. ただし，習熟不足の場合はかえって危険なこともある.

▶声門上器具

- 声門上器具の挿入は，決して簡単ではない. イエローゾーンで必ず使う道具であり，種類も多いので，普段からの習熟が必要.
- 緊急気道確保という観点からは，筆者はi-gel®を第一選択にしている.

4 全身麻酔の実際

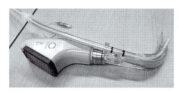

図2 エアウェイスコープ+ブジーの例

ビデオ喉頭鏡の使用では，声門はみえているのに気管チューブを挿入できないことがある．ブジーをガイドにすることで，チューブの声門通過を助ける．

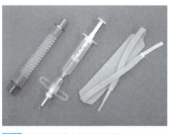 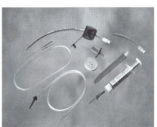

図3 輪状甲状膜穿刺器具の例

クイックトラック®（左）とミニトラックⅡ®（右）．

▶CTM（輪状甲状膜）穿刺・切開

- CTM同定は簡単ではない．麻酔科専門医でも間違えることがある．エコーの活用を考慮する．
- CTM穿刺はキット（図3）を使用する．自施設の種類を確認し，事前に必ず訓練しておく．
- CTM切開は，縦切開→横切開の順で行う．
- 静脈留置針によるジェット換気は，合併症が多いため現在は推奨されない．
- 外科的気管切開は，実臨床における緊急気道確保法としては間に合わない可能性が高い．

参考文献

1) 日本麻酔科学会．日本麻酔科学会気道確保ガイドライン2014（日本語訳）．より安全な麻酔導入のために．東京：日本麻酔科学会; 2014. http://www.anesth.or.jp/guide/pdf/20150427-2guidelin.pdf

〈田中博志〉

4. 全身麻酔の実際

▶ 4 気管挿管

抜管

POINT
- 抜管は，麻酔導入と同様に各種トラブルが起きやすい．
- 全身麻酔導入前に，麻酔導入から抜管までを見通しておく．
- 抜管には，意識，反射，鎮静・鎮痛・筋弛緩，呼吸・循環など，様々な状態からの回復や安定が必要である．
- 抜管のリスクを判断し，適切な抜管法を選択し確実な準備を行う．

▶抜管の危険性

- 麻酔導入は，意識のある患者に対し，急速に眠らせ・強力な鎮痛をし・動きを止めるという行為を行うが，抜管ではその全く逆を行うことになる．急速に覚醒した患者は，しばしば混乱し不穏になるだけでなく，生体反応においても予測できない危険なことが起こりうる．
- 危険を回避するために，麻酔導入前より抜管について見通しし，抜管前にはリスクに応じた準備を行う．抜管に際しては，抜管基準を参考に患者の状態を判断して抜管し，抜管後は，意識・呼吸・循環状態などの管理を継続的に行っていく．
- 抜管基準を示した日本のガイドラインは現在のところないが，例としての基準を以下に示す．

▶抜管基準
- 手術の完全な終了：X線確認，シーネ固定などの終了
- 意識の回復：呼名開眼，従命
- 反射の回復：気道反射の回復（誤嚥の回避）
- 筋弛緩の回復：拮抗薬の適量投与，train of four ratio≧0.9
- 呼吸状態の回復：自発呼吸の回復，換気量 5mL/kg 以上，換気回数 8〜20 回/分程度，PaO_2/FiO_2>300mmHg
- 循環動態の安定：血圧・心拍数の安定，酸素飽和度≧98%，体温≧36.0℃

> 頭頸部手術の抜管には注意を：抜管時の口腔内吸引の際に止血部分を突っついて出血させてしまったり，抜管時の血圧急上昇で再出血を誘発してしまったり，術後数時間で頸部からの再出血で頸部が大きく腫れ再手術となることもある．抜管は愛護的に行い，むやみにサクションしないことが大切である．ちなみに，再手術の挿管は，浮腫や出血や腫脹があることが多く，大変危険である．複数人で万全の準備で臨むのがよい．

▶抜管の具体的な流れ（低リスク症例）

①手術終了に向けて，鎮静・鎮痛薬の調整，筋弛緩薬の終了
　〜手術終了〜
②100%酸素 5L/分以上で投与．
　〜X 線・シーネ固定などの終了（手術の完全終了）〜
③体位・頭位の調整，バイトブロックの挿入（必要に応じ）
④鎮静薬・鎮痛薬の投与終了，筋弛緩拮抗薬の投与（TOFR≧0.9 の確認）
⑤胃内吸引，口腔内吸引，気管吸引
　〜抜管基準の最終確認〜
⑥加圧抜管（20cm/H₂O で加圧し，カフを抜くのと同時に気管チューブを抜去）
⑦口腔内吸引（誤嚥の防止），気道開通確認（聴診，観察），100%酸素 3L/分投与
⑧意識・呼吸・循環などの最終確認
⑨退室（経過観察）

Advice
- 実臨床における抜管の場面では，患者の覚醒が進行し，チューブの刺激などで興奮し呼吸が浅く速くなったりして，抜管基準を十分に満たせないこともある．そんな時は慌てずに上級医に指示を仰ぎ，患者の様子を総合判断してもらってから抜管しよう．

▶高リスク症例の抜管（advance techniques）

- 重度の気管支喘息などでは，気管刺激反応を低減するため，深麻酔下の抜管を行うこともある．
- 既知の困難気道症例では，①ラリンジアルマスクを用いた抜管，②レミフェンタニルを使用しながらの抜管，③チューブエクスチェンジャーを使用した抜管などを選択するケースもある．
- 高度に危険な症例では，①抜管を延期する，②気管切開をするという選択も考慮する．

▶その他

- 麻酔薬・麻薬性鎮痛薬・筋弛緩薬の術中過量投与や患者要因，さらには薬剤投与ミスやライントラブルなどにより，抜管後の再鎮静・呼吸数低下・筋弛緩の遷延や再筋弛緩などが起こる可能性は常にあるので抜管後も継続的な経過観察を怠らない．
- リスク症例では，再挿管の可能性を常に考慮し，人員や器具の準備をしておく．
- 適切な鎮痛管理は安全な抜管に寄与する．
- 高齢，肥満，フルストマック，心肺機能低下，肝・腎機能低下，

等々，患者背景を考慮した総合的な麻酔管理が安全な抜管につながる．

参考文献
1) Difficult Airway Society Extubation Guidelines Group. Difficult Airway Society Guidelines for the management of tracheal extubation. Anaesthesia. 2012; 67: 318-40.
2) 上嶋浩順, 磨田 裕. 麻酔と気道確保④麻酔覚醒時の戦略. 日臨麻会誌. 2014; 34: 472-6.

〈田中博志〉

4. 全身麻酔の実際

5 ライン確保

POINT
- ラインは必要十分な数と種類を確保する.
- 少な過ぎると危機的状況で不利となるが，多過ぎると感染症の原因となる（特に中心静脈）.
- 侵襲度の高いライン（動脈，中心静脈，肺動脈）の確保は，医原性合併症（神経損傷，気胸，血管損傷）のリスクを考慮し，選択する.

▶末梢静脈ライン

- 麻酔導入は末梢静脈ライン（以下 V）を確保することから始まり，薬剤投与，輸液・輸血のルートとして用いる.

▶末梢静脈ラインの確保数
- 通常，麻酔導入前に利き手の対側に V を 1 本確保する. 上肢，乳房の手術では非患側に確保する. 1 本目の V は 22〜20G（原則 20G）の留置針を用いる. 大量の出血が予想され，急速輸液・輸血の必要性が想定される場合や循環動態の不安定が予想され，循環作動薬の持続静注の必要性が想定される場合に 2 本以上の V を確保する. 2 本以上の V が必要な場合は導入後に確保し，18〜14G を用いる.

▶穿刺部位の選択
- 手背⇒前腕⇒下肢の順に穿刺部位を探す. 原則は太く，蛇行の少ない上肢の静脈を選ぶ. 下肢の静脈はうっ滞により血栓症，静脈炎が起こりやすいため，可能な限り避ける. 穿刺に失敗した場合

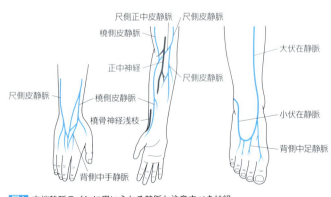

図1 末梢静脈ラインに用いられる静脈と注意すべき神経

は，その同一血管の末梢側から穿刺することはできない．また，2本以上のVを確保する場合，複数の末梢側の血管が合流している中枢側の血管を穿刺してしまうと選択肢が減ってしまう．よって手背を第一選択とする．
- 図1に末梢静脈ラインに用いられる主な静脈を示す．

▶合併症
- 静脈炎，血栓，皮下血腫，動脈損傷，神経損傷．

橈側皮静脈の近傍には橈骨神経浅枝が分布しているため，可能な限り避ける．また，肘関節付近では正中神経が浅く分布しているので注意を要する（図1）．

▶動脈ライン

- 動脈ラインは心機能低下または出血などにより循環動態の変動が予想され連続動脈圧測定が必要な症例，また，呼吸障害，代謝障害などにより動脈血液ガス分析が頻回に必要な症例において留置する．22〜20Gの留置針を用いる．

▶穿刺部位の選択
- 目的，アプローチ・固定のしやすさ，合併症を考慮し穿刺部位を選択する．通常は橈骨動脈を第一選択とする．
- 図2に動脈ラインに用いられる動脈を示す．

1）橈骨動脈
- 穿刺・カニュレーションの簡便さ，固定性がよいことから第一選択である．橈骨神経損傷，末梢側の虚血が起こる可能性があるため，できる限り利き手の対側を選択する．

2）上腕動脈
- 橈骨動脈にカニュレーションできない場合に選択する．正中神経損傷に注意が必要である．

3）足背動脈
- 下行大動脈置換術などで下肢の血流をモニタリングする場合に選択する．

4）大腿動脈
- 拍動が触知しやすいため，ショックなどの緊急時や下肢血流のモニタリングが必要だが足背動脈にカニュレーションできない場合に選択する．

5）浅側頭動脈
- 弓部大動脈置換術などで脳血流をモニタリングする場合，また，四肢の動脈にアプローチできない場合に選択する．

▶合併症
- 動脈閉塞による末梢循環不全，血栓，穿刺部の皮下血腫，仮性動脈瘤．

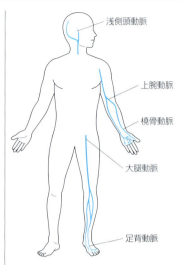

図2 動脈ラインに用いられる動脈

側副血行路の確認方法：動脈閉塞による穿刺部末梢の循環不全を予防するため，Allen's test とパルスオキシメータを活用し側副血行路の確認を行う．
① Allen's test：橈骨動脈と尺骨動脈を圧迫し，手掌の開閉を繰り返し蒼白になったら，尺骨動脈の圧迫を解除する．5 秒以内に血流再開により手掌（特に母指〜中指）が紅潮すれば，Allen's test 陰性．陽性だった場合，橈骨動脈穿刺は禁忌となる．
② パルスオキシメータ：親指にパルスオキシメータを装着し，橈骨動脈を圧迫する．脈波が消失しなければ，側副血流は十分であると判断する．

▶中心静脈ライン

- 上・下大静脈にカテーテルを留置し，中心静脈圧の測定や輸液・輸血，血管作動薬の投与経路として用いる．心疾患合併非心臓手術，大量出血や内分泌疾患により循環血液量の変動が予想される手術，末梢静脈ライン確保困難症例，術後高カロリー輸液が必要な症例で適応となり，心臓手術では必須である．

▶穿刺部位の選択

- 中心静脈ラインに用いられる静脈を以下に示す．手術部位，アプローチ・固定のしやすさ，合併症を考慮し選択する．原則は右内頸静脈を第一選択とする．

1）内頸静脈

- 右内頸静脈は上大静脈への誘導が最も容易であり，心臓手術を含

む多くの術式で適応できることから第一選択となる.

2) 外頚静脈
● 合流部の解剖学的変異が多く，上大静脈への誘導が困難な頻度は内頚静脈穿刺より高頻度である.

3) 鎖骨下静脈
● 肺穿刺による気胸の可能性があり，動脈穿刺の際は十分な止血が困難なため，術前の挿入は可能な限り避け，選択する場合は開胸側のみに限定する.

4) 大腿静脈
● 右大腿動脈から下大静脈への誘導は容易であり，頭頚部の手術で適応となる. 下大静脈への距離が長く，適切な挿入長の予測が難しいため，正確な中心静脈圧測定を必要とする場合はX線透視下でカテーテル先端の位置を確認する必要がある.

▶合併症
● 動脈穿刺，穿刺部の皮下血腫，気胸.

▶末梢挿入中心静脈カテーテル（PICC）

● 上腕または前腕の皮静脈から中心静脈カテーテルを挿入する場合は，peripherally inserted central catheter（PICC）と呼ばれるカテーテルを使用する. 利点は穿刺時の合併症が少なく，感染率が低いことである. 欠点はカテーテル内径が小さいこと，柔らかい素材であるため破損しやすいことが挙げられる.

▶穿刺部位の選択
● 上腕または前腕の尺側正中皮静脈，尺側皮静脈，橈側皮静脈が用いられる. 直径が大きく，蛇行が少ない血管で最も成功率が高い. よって右上腕の尺側皮静脈が第一選択である.

▶合併症
● 動脈穿刺，穿刺部の皮下血腫.

▶肺動脈カテーテル

● モニタリングの意義・有用性については，I-2-1. 循環モニタリング—肺動脈圧，肺動脈楔入圧（32頁）参照.

▶挿入部位の選択
● 内頚静脈，鎖骨下静脈，大腿静脈が用いられる. 麻酔管理においては原則右内頚静脈を選択する.

▶ラインの確保方法
● 標準的な肺動脈カテーテルは口径が7.0〜8.0Fr, 全長が110cmであり，10cm間隔で目盛りが付いている. 肺動脈カテーテルより1サイズ大きい口径（7.5〜8.5Fr）のイントロデューサーシースを中心静脈に留置した後，肺動脈カテーテルを挿入する. 肺動脈カテーテル先端の位置の目安は，右内頚静脈の穿刺部位から① 20〜

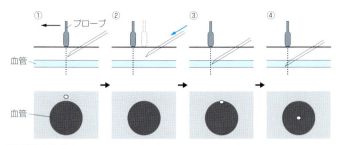

図3 針先点滅法
(国立病院機構北海道医療センター麻酔科 五十嵐浩太郎先生提供)

25cmで右心房，②30〜35cmで右心室，③40〜45cmで肺動脈，④45〜55cmで肺動脈楔入部である．肺動脈圧波形については，I -2-1．循環モニタリング—肺動脈圧，肺動脈楔入圧（32頁）参照．

エコーガイド下血管穿刺法：近年，エコーガイド下に血管穿刺を行う方法が主流となりつつある．末梢静脈，中心静脈，動脈のすべての血管で施行可能であり，エコーにより皮下〜血管までの解剖を視覚化することで，動脈の誤穿刺を避け，深部の血管も確実に穿刺・確保することが可能となる．ここではすべての血管穿刺に共通の技術である「針先点滅法」について述べる（図3）．
　①まず，交差法でエコー画面上に針先を点として描出する．
　②プローブを数mmスライドさせ，針を消す．
　③針を数mm進め，針先を描出する．
　④常に血管の中心を針が進むように描出する．
以上を繰り返すことにより，交差法でも穿刺針の先端を見失うことなく，正確な穿刺が可能となる．

参考文献
1) 岩崎 寛, 野口隆之, 福田和彦, 編. ここがポイント 麻酔手技上達のコツ. 東京: 南江堂; 2006. p.14-35.

〈林　健太郎〉

4. 全身麻酔の実際

▶6 呼吸器の設定

POINT

- 人工呼吸モードの基本は，従量式換気（VCV）と従圧式換気（PCV）である．
- VCV はボリュームサイクル，PCV はタイムサイクルで強制換気が行われる．
- 酸素化には，酸素濃度と PEEP（positive end expiratory pressure）が主に関係している．
- 換気には，分時換気量（1 回換気量×換気回数）が主に関係している．

▶麻酔中の換気モード

- 機械換気の種類には，強制換気（mandatory ventilation），調節換気（control ventilation），補助換気（support ventilation）がある．全身麻酔中は，多くの場合に筋弛緩を得た状態で人工呼吸管理をしているため，基本的には強制換気となる．強制換気には，従量式換気（volume control ventilation: VCV）と従圧式換気（pressure control ventilation: PCV）があり，全身麻酔中の人工呼吸もどちらかの換気モードを選択することが多い．

▶従量式換気（volume control ventilation: VCV）

- 主な設定項目：<u>1 回換気量</u>，換気回数（/分），I：E 比，酸素濃度，PEEP，最高気道内圧（アラーム）
- 適切な 1 回換気量は 7～8mL/kg 程度である．VCV は吸気流量が一定であり，設定した 1 回換気量となるまで吸気圧が上昇していく（図1）．設定した換気量となったら呼気へと移行する（ボリュームサイクル）．気道内圧が高くなる状態（気管支挿管，気管支喘息など）では，設定した 1 回換気量を維持するために高い吸気圧をかけることになるため，気道内圧アラームを必ず設定する．

▶従圧式換気（pressure control ventilation: PCV）

- 主な設定項目：<u>吸気圧</u>，吸気時間，換気回数，I：E 比，酸素濃度，PEEP，最低 1 回換気量（アラーム）
- 目的とする 1 回換気量となるように，吸気圧と吸気時間を設定する換気モードである．吸気時間は，換気回数と I：E 比から決定される **memo1**．PCV の吸気時は，設定した吸気圧に速やかに到達し（図1），設定した吸気時間となると呼気に移行する（タイムサイクル）．気道内圧によって 1 回換気量が増減する．PCV で 1 回換気量を増加させたい時は，吸気圧を上げる and/or 吸気時間を

長くする．PCVでは気道内圧が高くなる状態（気管支挿管，気管支喘息など）や肺コンプライアンスの低下により，1回換気量が減少するので注意が必要である．

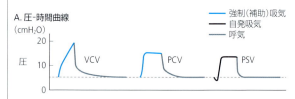

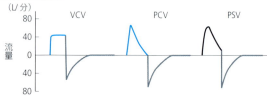

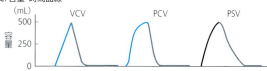

図1 従量式換気と従圧式換気のグラフィック波形の特徴

A: 圧-時間曲線（pressure-time curve）．横軸に時間，縦軸に気道内圧を示す．VCVでは設定した1回換気量となるまで吸気圧が徐々に上昇する．PCVでは設定した吸気圧に速やかに到達して維持される．設定したPEEPが基線となる．
B: 流量-時間曲線（flow-time curve）．横軸に時間，縦軸に流量を示す．基線より上が吸気フロー，下が呼気フローを表す．VCVでは流量が一定となる．PCVでは設定した吸気圧まで多くの流量によって素早く到達し，そこから流量が漸減する．
C: 容量-時間曲線（volume-time curve）．横軸に時間，縦軸に容量（換気量）を示す．基線より上向きに描かれる曲線が吸気量，吸気終了から基線に向かう曲線が呼気量を表す．VCVでは設定した容量に達する．PCVでは吸気圧，気道抵抗，コンプライアンスにより変化しうる．

吸気時間は，I：E比と換気回数から決定される麻酔器が多く，以下のように計算される．
例）I：E＝1：1.5，呼吸回数12回/分⇒1回の呼吸サイクル5秒，吸気時間2秒，呼気時間3秒．I：E比の設定ではなく，換気回数と吸気時間からI：E比が決定される麻酔器も発売されている（図2）．呼吸グラフィック波形をみて，適切な吸気・呼気時間を設定する必要がある．

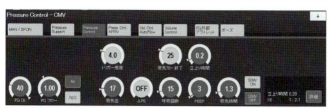

図2 呼吸回数と吸気時間でI：E比が決まる．画面右下に，計算されたI：E比（1：2.1）が表示されている．

> ▶VCV と PCV のいいとこ取り
> ~AutoFlow® と PCV-VG（volume guaranteed）~
> - これらのモードでは，VCV のように1回換気量を設定できる．肺コンプライアンスに基づいて吸気流量が調節されるが，吸気流量は PCV のような漸減波なので最高気道内圧を抑えることが可能である．

▶酸素化と換気

- 人工呼吸を設定する上で，酸素化と換気を維持することは重要である．酸素化は，SpO_2，PaO_2，P/F 比を指標に，換気は $ETCO_2$，$PaCO_2$，pH を指標とする．
- 酸素化の主な規定因子は酸素濃度と PEEP である．肺水腫や機能的残気量の少ない場合には高い PEEP が必要となることがある．換気では，分時換気量（1回換気量×換気回数）が主な規定因子である．適切な1回換気量でも二酸化炭素が蓄積することはあるため，換気回数を増やして対応する必要がある．

〈丹保亜希仁〉

4. 全身麻酔の実際

▶ 7 麻酔維持

バランス麻酔

POINT

- 全身麻酔の4要素は鎮静，鎮痛，不動化（筋弛緩），有害反射の予防である[1]．
- 有害反射の予防を除いた3要素とする考え方もある．
- 全身麻酔は手術侵襲によって生じる有害な作用を防ぎ，手術に適した状態を作るために複数の薬の効果のスペクトラムで成り立った状態である[2]．
- バランス麻酔という概念は「鎮静」「鎮痛」「筋弛緩」のそれぞれに対し，最も適した薬をバランスよく使用し，手術侵襲による患者のストレスを軽減し理想に近い麻酔状態をつくるという考え方である[3]．
- 過不足なく投与するためにはモニターを適切に使用する．

- 全身麻酔の3要素は以下の3つであり，それに適した薬剤を用いる

  鎮静： 吸入麻酔薬，静脈麻酔薬

  鎮痛： オピオイド，局所麻酔薬（脊髄くも膜下麻酔，硬膜外麻酔，末梢神経ブロック）

  筋弛緩：筋弛緩薬

- 全身麻酔は「浅いか深いか」という一次元的なものではなく，鎮静，鎮痛，筋弛緩がバランスよく成り立つことで成立する．特に鎮静と鎮痛には相乗作用があり，お互いの作用を増強する．

- 鎮静薬と鎮痛薬の薬物相互作用を2次元画面上に表わすアイソボログラムは有用である．Dräger社のSmartPilot® Viewは揮発性麻酔薬やプロポフォールを縦軸に，オピオイドを横軸に設定し，自分が投与している麻酔薬によって得られる麻酔レベル（鎮静と鎮痛のバランス）が直感的に把握できる．Dräger社の麻酔器に搭載されているが，ない場合でもiPhoneのアプリで一部の薬剤については シミュレーションが可能である．

- レミフェンタニルを用いる日本の全身麻酔においては鎮痛主体の麻酔が多い（図1の②）とされているが，急性耐性や痛覚過敏などの注意が必要である[4]．また同じ開腹手術であっても，硬膜外麻酔を併用している場合とそうでない場合で，レミフェンタニルの必要量は異なるはずである．

- 過不足なく投与するためには，各々に対するモニターを適切に使用する必要がある．鎮静に対しては脳波（BIS〔bispectral index〕

144　　　JCOPY 498-05536

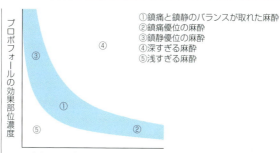

図1 プロポフォールとレミフェンタニルを用いた麻酔のアイソボログラム

示されるアイソボールが青い帯状の範囲内にあれば，おおむね適切なバランス麻酔といえる．

やエントロピー），筋弛緩に対しては筋弛緩モニターを用いる．鎮痛に関しては直接的にモニターできるものはなく，脳波，血圧，脈拍，人工呼吸器管理をしていない場合は呼吸数を参考に判断する．

参考文献
1) Woodbridge PD. Changing concepts concerning depth of anesthesia. Anesthesiology. 1957; 18: 536-50.
2) 渋谷欣一. 米国における50年間のバランス麻酔の進歩. In: 渋谷欣一, 他編. バランス麻酔: 最近の進歩―エンドポイント指向型バランス麻酔. 東京: 克誠堂出版; 2000. p.1-14.
3) 土肥修司. 麻酔中の意識と記憶. 日臨麻会誌. 2015; 1: 1-14.
4) Hayhurst CJ, Durieux ME. Differential opioid tolerance and opioid-induced hyperalgesia: a clinical reality. Anesthesiology. 2016; 124: 483-8.

〈山口卓哉〉

4. 全身麻酔の実際

▶ 7 麻酔維持

TIVA

P O I N T

- 吸入麻酔より作用発現が早い.
- 薬物が直接静脈内に投与されるため気道や換気の状態に左右されない.
- 用量効果反応に個人差があるため BIS モニタの使用を推奨.
- PONV の予防効果.

▶全静脈麻酔 (total intravenous anesthesia: TIVA)

- 吸入麻酔を使わない全身麻酔法で, 吸入麻酔より作用発現が早く, 調節性がよい. 薬物投与が difficult-airway などの気道状況, バッキングなどの換気の状況に左右されず, 環境汚染がない. よく使用されるプロポフォール自体に制吐作用があり, PONV を防げる可能性がある. しかし, 吸入麻酔薬に比べて用量効果反応に個人差があるため, 周術期は BIS モニタで脳波のモニタリングをしながら投薬量の調節をし, 術中記憶を防止する必要がある.

- 患者への確実な投薬確認→確実な静脈路確保, 輸液回路の確認, 三方活栓・逆流防止弁の位置.
- 輸液ボトルを空にさせない→輸液回路内の carry-water がなくなると, 静脈路流速度が低下し, シリンジポンプからの薬剤が患者へ投与されるまでに時間がかかり, 術中覚醒の危険が高まる.

▶吸入麻酔薬との経路の違い

- 吸入麻酔薬は, 「気化器→麻酔回路→肺→肺静脈→動脈→効果部位」の順路をたどるのに対して, 静脈麻酔薬は, 「静脈投与→動脈→効果部位」というシンプルな順路になるため, 効果部位への薬物移行が吸入麻酔より速い.

▶実際の麻酔法

- 鎮静薬として主に使用されるプロポフォールとオピオイド鎮痛薬 (フェンタニル, レミフェンタニルなど) の併用をし, 使いこなすことがカギとなる.
- プロポフォールの投薬方法は, Diprifusor® を使用した目標血中濃度 TCI (目標制御投与法, target-controlled infusion), またはボーラス投与と一定速度投与を組み合わせる方法がある (I-3-2. 静脈麻酔薬〔81 頁〕参照). 今回は前者の場合を解説する.

▶麻酔導入時

- BISモニタを装着し，プロポフォールの目標血中濃度を患者状態に合わせて3〜5μg/mLに設定し開始．全身状態が悪い場合はミダゾラムを使用するとよい．
- オピオイド鎮痛薬も挿管の有無など侵襲度に合わせて投与．
  memo1

プロポフォールの入眠作用は事前または同時に投与したオピオイドとの相加的，相乗的な影響を多うける ため，プロポフォール単独投与で入眠した際のプロポフォール効果部位濃度より低くなることが多い．

▶麻酔維持時

- 十分量のフェンタニルなどを使用したオピオイド鎮痛薬の調節，硬膜外麻酔などその他の鎮痛の調節をし，適切な鎮痛がされていることを前提とし，BISモニタで脳波を解析 memo2 しながら術中に必要最低限の鎮静薬投与をすることで，過剰投薬やそれによる覚醒遅延を防ぐ． memo3
- 術後鎮痛を考慮し，手術終盤から抜管時に必要なフェンタニルの効果部位濃度をうまく調節するとよい． memo4

レミフェンタニルは用量依存的にBIS値を減少させる報告があり，高用量（効果部位濃度>10ng/mL）で脳波を徐波化させることも考慮．

BISモニタがない場合は，入眠時の効果部位濃度（予測覚醒濃度）+1.0〜1.2μg/mLの予測血中濃度に設定．

フェンタニルの効果部位濃度を1.0〜2.0ng/mLで覚醒・抜管させた場合，重篤な呼吸抑制が起こらず，痛み刺激もとれ理想的．フェンタニルの効果部位濃度を2ng/mL以上にすると呼吸抑制が起こる．

▶麻酔終了時

- ディプリフューザー本体の電源は切らずに，プロポフォールの目標血中濃度を0.1μg/mLに設定すると投与速度が0となり，効果部位濃度の変遷も最後まで確認可能．
- フェンタニルで足りない分の術後鎮痛対策として，硬膜外麻酔や神経ブロックなどの併用やiv-PCAを侵襲度に合わせて考慮．

参考文献

1) Iwakiri H, Nagata O, Matsukawa T, et al. Effect-site concentration of propofol for recovery of concentration. Anesth Analg. 2003; 96: 1651-5.
2) Peng PW, Sandler AN. A review of the use of fentanyl analgesia in the management of acute pain in adults. Anesthesiology. 1999; 90: 576-99.

〈島田舞衣〉

4. 全身麻酔の実際

▶ 7 麻酔維持

VIMA（吸入麻酔による麻酔導入と維持）

P O I N T
- 吸入麻酔による麻酔導入は主に小児で用いられる.
- 吸入麻酔薬は鎮静を目的として使用されている.
- 低流量麻酔にはガス分圧モニタリングが必須である.

▶緩徐導入

- 吸入麻酔薬による麻酔導入は緩徐導入と呼ばれる. 小児や精神発達遅滞のような静脈路確保に協力が得られない患者の麻酔導入で主に用いられている. 使用する吸入麻酔薬は刺激性が少ないセボフルランが用いられる. 亜酸化窒素を併用することで麻酔導入が早くなる（二次ガス効果）.

▶緩徐導入の実際
① マスクに香料を用いて好みの香りを付けておく.
② モニターを装着するが, 無理であれば入眠後でもよい.
③ マスクから亜酸化窒素：酸素＝2：1, 高流量（6〜10L/min）で投与する.
④ セボフルランの濃度を漸増し（5％まで）入眠させる.
⑤ 十分な入眠が得られた後に末梢静脈路を確保する.
⑥ 筋弛緩薬, 麻薬を静脈路から投与する.
⑦ 亜酸化窒素の投与を中止し, 脱窒素を行う.
⑧ 脱窒素が完了し, 筋弛緩薬の効果が発現した状態で気管挿管を行う.

▶吸入麻酔薬による麻酔維持

- 緩徐導入以外に急速導入を静脈麻酔薬で行い, 入眠後に揮発性吸入麻酔薬で麻酔を維持することも行われている. 麻酔の3要素（鎮静, 鎮痛, 不動化）を得るのに, 鎮痛はオピオイドや局所麻酔薬を, 不動化は筋弛緩薬を用いることが一般的である. そのため, 麻酔維持において吸入麻酔薬は鎮静薬として用いられている. MACは疼痛刺激に対する体動で麻酔薬の力価を評価しているが, 鎮静薬としては0.7MACで十分である.
- 吸入麻酔による全身麻酔の維持をプロポフォールによる静脈麻酔での維持と比較する.
- **利点**: 脳波を用いなくても呼気濃度で麻酔深度の評価が可能, シリンジポンプが不要, 肝臓・腎臓での代謝が少ない, 呼気からの麻酔薬の回収が可能.

148

Anesthesiology Green Note

- **欠点**: 術後嘔気嘔吐に関連, 覚醒時興奮が起こりやすい, 廃棄された吸入麻酔薬がオゾン層を破壊する, 余剰ガス排出装置が必須, 専用の気化器が必要, 悪性高熱と関連する, 非脱分極性筋弛緩薬の作用を延長させる.

▶低流量麻酔

- デスフルランが使用されるようになり, 低流量麻酔も行われるようになった. 低流量麻酔とは新鮮ガス流量を低くする麻酔方法のことで, 2L/min 以下 (1L/min 以下とする説もある) での麻酔維持とされている.
- 低流量麻酔を行うメリットは揮発性吸入麻酔薬の使用量を最小限にできること, 回路の湿度が上昇すること, 熱喪失が少ないことである. デメリットは再呼吸によって吸入酸素や吸入麻酔薬の濃度が変化すること, ソーダライムの消費量が増えることである.
- デスフルランは MAC が 6%と非常に大きく, 通常の新鮮ガス流量 (4L/min) で使用すると頻回に薬液を補充する必要があり, 医療費の高騰に繋がる.
- 低流量麻酔を安全に行うためには呼気・吸気ガス濃度のモニタリングと回路内容量が少ない新しい麻酔器の使用が推奨される.

▶吸入麻酔からの覚醒

- 覚醒させる際には吸入麻酔薬の投与を中断して, 新鮮ガス流量を 100%酸素で6L/min 以上に増やす. これは回路内の吸入麻酔薬を酸素に置換することで, 吸入麻酔薬の再呼吸を防ぐことを目的としている. 必要に応じて筋弛緩薬の拮抗を行う.
- 呼気吸入麻酔薬が 0.1MAC 以下になるまではむやみに刺激を与えずに, 自然な覚醒を待つ. 自然に覚醒したら十分な自発呼吸があり, 指示にしたがった運動ができることを確認して抜管する.

〈稲垣泰好〉

4. 全身麻酔の実際

➤ 8 鎮静

P O I N T

● 鎮静は，軽度の鎮静から全身麻酔までの一連の状態からなる.
● 中等度から深い鎮静を行う場合は，陽圧換気・気管挿管・循環動態の安定化を必要とする全身麻酔に移行する対応を考慮しなければならない.

▶鎮静の目的

● 不安・不快あるいは痛みを解消することで患者が不快な処置に耐えられるようにすること，子どもや非協力的な成人に対して不動化を得ることが目的である. しかし鎮静の施行によって心抑制や呼吸抑制をきたすことがあり，そのような場合には低酸素性脳障害，心停止，または死を招く結果となる. 反対に鎮静・鎮痛が十分でないと，患者の協力が得られないことや，ストレスに対する生理・心理反応によって不快もしくは何らかの障害をもたらす結果になることがある.

▶MRI の鎮静

● MRI 検査は長時間の静止状態が必要な検査である. 体動により画像に乱れが生じると，正確な画像診断ができなくなってしまう. またすべてのモニター機器は MRI 装置の磁場の影響を受ける. そのため強磁性体の部品をもつモニターは磁場の外に置かなければならない. 当院では非磁性の MRI 対応輸液ポンプを使用して鎮静を行っている. 当院で行われている小児に対する MRI の鎮静方法を以下に示す.

① 手術室でセボフルランで緩徐導入を行い，静脈ルートを確保する（造影剤を使用する時はもう 1 本静脈ルートを確保する）.

② アトロピン 0.01mg/kg を投与し，LMA を挿入する.

③ プロポフォールを 12mg/kg/h で開始する.

④ セボフルランを中止し，ジャクソンリース回路を用いて，酸素 5L/min（分時換気量の約 5 倍の流量）で投与する. プロポフォールとセボフルランの切り替え時の浅麻酔に注意する（あらかじめ 10mL のシリンジに one shot 用のプロポフォールを準備しておく）.

⑤ プロポフォールを 10mg/kg/h 前後で調節し，体動なく自発呼吸が得られるように維持する（体動があれば 1mg/kg のボーラス投与または持続流量を調節する）.

⑥ 自発呼吸が不十分であればジャクソンリース回路を用いて補助す

る.

⑦麻酔深度が安定したら,移動用モニターを装着して MRI 室へ移動する.

⑧ MRI 室用の SpO_2 モニターを接続し,撮影中は呼吸・循環状態(SpO_2,PR,呼吸数)を注意深く観察する.

⑨ MRI 検査が終了したら移動用モニターを装着し,小児科病棟へ移送する.

⑩小児科病棟に到着したらプロポフォールの投与を中止し,覚醒後に抜管する.

▶神経ブロック＋鎮静

- 超音波ガイド下神経ブロックの普及に伴い,安全かつ確実な周術期の鎮痛が得られるようになった.そのため,重篤な合併症により全身麻酔を避けたい症例や,早期リハビリ・退院のために全身麻酔ではなく,神経ブロック＋鎮静で麻酔管理を行う症例も今まで以上に拡大すると予測される.鎮静でよく使用される薬剤の一覧を表1に記す.当院では神経ブロックに加える鎮静薬としてプロポフォール,デクスメデトミジンを使用することが多い.

- プロポフォールは十分鎮痛が行われていれば,0.5mg/kg を 3〜5分かけて投与後,2mg/kg/h 程度の投与量で鎮静を維持できる.TCI(target-controlled infusion)を用いる場合は 1.0〜2.0μg/mLで鎮静可能であるが,個人差があるため徐々に目標血中濃度を上げていき,十分な鎮静が得られた時点の効果部位濃度を目標血中濃度として設定する方法が勧められる.

- デクスメデトミジンによる鎮静は神経ブロックの持続時間を延長し,術後 24 時間の鎮痛薬使用量を減少させるという報告[1]がある.初期負荷投与を行う場合は 6μg/kg/h で 10 分間,循環動態の変動に十分注意しながら投与する.維持投与速度は 0.2〜0.7μg/kg/h を目安とし,適宜増減する.

表1 鎮静でよく使用される薬剤

	鎮静	抗不安	鎮痛	心血管系	呼吸系
ベンゾジアゼピン	++	++	−	+	+
プロポフォール	++	+	−	++	++
デクスメデトミジン	++	−	−	−	−
オピオイド	+	+	++	+	++
ケタミン	++	+	++	+	+
バルビツレート	++	+	−	++	++

▶術後の鎮静

- 集中治療管理,特に人工呼吸中の患者では鎮静が必要な場合があ

る．術後せん妄を起こした患者でも鎮静が必要な場合がある．当院では術後鎮静にプロポフォール，デクスメデトミジン，ミダゾラムなどを用いることが多い．

- デクスメデトミジンは，鎮静作用はあるが呼吸抑制がほとんどないのが特徴である．術後せん妄の頻度を低下させるという報告もある．
- プロポフォールは麻酔導入量投与により，血圧低下，心拍出量低下，末梢血管抵抗低下が生じ，術後鎮静での使用においても同様の変化が認められる．集中治療における人工呼吸中の鎮静量は0.5～3.0mg/kg/h[2] である．
- ミダゾラムはプロポフォールに比較して血圧低下の程度は小さいとされているが，長期間投与となると必要量が増加する．人工呼吸中の鎮静は 0.03～0.06mg/kg/h で開始し，鎮静状態をみながら適宜増減する．

参考文献

1) Abdallah FW, Dwyer T, Chan VW, et al. IV and perineural dexmedeto-midine similarly prolong the duration of analgesia after interscalene brachial plexus block: a randomized, three-arm, triple-masked, place-bo-controlled trial. Anesthesiology. 2016; 124: 683-95.

2) 日本麻酔科学会. 麻酔薬および麻酔関連薬使用ガイドライン第 3 版第 4 訂.

〈和泉裕己〉

5. 鎮痛法

▶1 脊髄くも膜下麻酔

POINT

- 麻酔レベルの上昇に伴い交感神経もブロックされ血管拡張から低血圧を引き起こす．適切な昇圧薬の使用と十分な前負荷の確保を行う．
- 手技の合否は体位に大きく依存する．
- 若年者や硬膜穿刺後頭痛（PDPH）の既往の患者には Quinke 針でなく pencil point 針を用いる．

▶術前

①血小板数 5 万未満，抗血小板薬や抗凝固薬の休止期間が不十分，穿刺部位の感染，高度の循環血液量低下，重症大動脈弁狭窄症などの重症弁膜症，頭蓋内圧の亢進，患者の拒否などの症例は禁忌である．アスピリン単剤内服は禁忌ではない．
②硬膜穿刺後頭痛や硬膜外膿瘍，血腫（1/160,000〜1/775,000 件）などによる神経麻痺のリスクも説明する．

▶脊髄くも膜下麻酔の実際

①バイタルサイン測定後，側臥位になり胸膝位をとる．体位の作成が非常に重要である．穿刺の最中に体位が崩れていることもあるので都度確認する．
②穿刺部位を確認する．左右腸骨稜を結ぶ線（Jacoby 線）の高さが L4 となる（図 1）．脊髄は第 1〜2 腰椎の高さで馬尾となる．L3/4 および L4/5 で穿刺を行うが困難な際は L2/3 や L5/S1 で穿刺を行う．

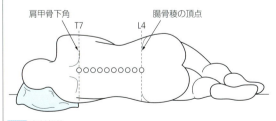

図1 穿刺部位

③穿刺部位を中心として周辺に広げていくように二度以上消毒する．0.5%グルコン酸クロルヘキシジン，10%ポビドンヨードなどを用いる．ポビドンヨードは殺菌効果が発現するまで 3〜4 分かかる．

④皮下浸潤麻酔用のリドカインや使用する薬剤(memo)も用意しておく.両者を混同しないようにシリンジのサイズを変えるか,片方にロックシリンジを使用する.
⑤覆布をかける.透明なものだと脊椎の走行がわかりやすい.
⑥リドカインを使用し皮膚に局所麻酔を十分行う.
⑦穿刺を行っていく.骨に当たる場合は皮下の直前まで針を抜去し,少しずつ頭側に向け再穿刺していく.椎体の正中から穿刺するが椎間が狭い場合は1~2cmほど外側にずらし傍正中から穿刺していく.下肢に放散痛を認める場合にはすぐに抜去し,放散痛の消失があることを確認する.
⑧黄色靱帯まで進むと針が弾性のある靱帯に刺さる感覚がすることがある.少しずつ針を進めては内筒を抜き髄液の逆流を確認する.
⑨髄液の逆流が確認できたところでさらに1mmほど針を進め,ベベルを90°ずつ回転させる.どの向きでも髄液の逆流を認め,針先がくも膜下腔にあることを確認する.
⑩針先が動かないように使用する薬剤のシリンジを静かにつなぎ,少し陰圧をかけ髄液の逆流を確認したのち薬液を注入していく.高比重の薬剤を使用した場合は薬剤注入後,速やかに仰臥位に戻る.

薬剤の選択: 多くの症例で麻酔レベルの調整がしやすい0.5%高比重ブピバカイン(持続時間90~120分)が使用されるが,下肢の骨折など患側を上にして麻酔をする症例では0.5%等比重ブピバカイン(持続時間120~150分)が使用されることもある.

▶麻酔後

- 保冷剤のコールドテストやピンプリックで麻酔レベルの確認を行っていく(デルマトームは次項の図1〔157頁〕参照).麻酔レベルは薬液の投与量や穿刺部位に依存し,患者の身長や体重,投与速度は関与しない.
- 高比重液を使用した場合,体位変換により効果範囲の調節が可能である.頭低位により効果は頭側に,頭高位により尾側に広がる.高比重液投与後60分は体位変換による効果範囲の変化に注意が必要である.
- 交感神経のブロックに伴う血圧低下や徐脈(T1-5で心臓に分布)に対し昇圧薬やアトロピンの使用,輸液負荷などで対応していく.薬剤投与直後は血圧の測定間隔も短くする.

硬膜穿刺後頭痛（PDPH）と針の選択

PDPH（Ⅱ-2-4．中枢・末梢神経系—硬膜穿刺後頭痛〔351頁〕参照）は発生後, 症状が重篤な場合は入院期間が延びてしまう．PDPHのリスクが高いと考えられる若年者や自費負担の患者（人工授精のための採卵など）にはPDPHの発生率が低い[1] pencil point針を用いる（図2）．PDPHの発生率は, Quinke針で3.6〜4.6％, pencil point針で0.09〜0.79％である．

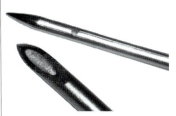

図2 Quinke針（下）とpencil point針（上）

参考文献

1) Vallejo MC, Mandell GL, Sabo DP, et al. Postdural puncture headache: a randomized comparison of five spinal needles in obstetric patients. Anesth Analg. 2000; 91: 916-20.

〈平川 啓〉

5. 鎮痛法

2 硬膜外麻酔, 仙骨硬膜外麻酔

POINT

- 抗血小板薬や抗凝固薬の休止期間の確認を行い, 穿刺のリスクが高い症例では行わない.
- 強力な術後鎮痛であり iv-PCA よりも術後の経過にもよい (ERAS でも術後鎮痛は区域麻酔がオピオイドより優れていると明記されている).
- 超音波ガイド下神経ブロックに比べ盲目的な手技であり, 血管内やくも膜下, 硬膜下への迷入も起こりうる可能性を念頭に置く.

▶術前

①禁忌症例 (前項 〔153 頁〕 参照) でないことを確認する. 血小板数は 8 万以上であることを確認. 腸管破裂による汎発性腹膜炎など菌血症をきたした症例では術後にエンドトキシン吸着療法を行うことがある. その際回路にヘパリンを用いるため, 硬膜外麻酔は行わないことがある.

②硬膜穿刺後頭痛 (PDPH) や硬膜外血腫 memo (1/10,000～1/30,000 件と脊髄くも膜下麻酔よりも高率), 膿瘍などによる神経麻痺のリスクも説明.

硬膜外血腫
硬膜外麻酔における血腫の発生率は以前は 1/150,000 件といわれていたが, 近年はもう少し頻度は高いとされている[1]. ほとんどの症例で下肢の運動麻痺がみられる. 背部痛も認めることがあるが必発ではない.
抜管後に下肢の運動麻痺がある場合は硬膜外血腫の可能性も検討し, 持続投与を中止し経時的な観察を行う. 局所麻酔薬の持続時間が経過した後も下肢の麻痺が継続する場合は, 緊急で MRI の撮影を行い血腫の検索を行う.
外科的切除のゴールデンタイムは 6～8 時間である. 永続的な麻痺となるので血腫を疑う際には MRI 撮影を躊躇しない.

▶硬膜外麻酔の実際

①～⑥は前項 (153 頁) 参照. 穿刺部位は手術に応じて異なる. デルマトーム (図 1) を参照し刺入部位を調整する. 針は Tuohy 針を用いる. 高度肥満の患者は座位での穿刺を試みることもある. 可能であれば CT や超音波で皮膚から硬膜外腔までのおおよその距離を測定しておく. 腰椎に比べ上部胸椎から穿刺する際は針の向きをより頭側に向ける必要がある.

⑦ Tuohy 針が黄色靱帯まで進むと弾性のある靱帯に刺さる感覚がある．内筒を抜き，抵抗消失法（loss of resistance 法）の場合は確認用シリンジに 2〜3mL の生理食塩水（および 0.2mL ほどの空気）を入れて接続する．硬膜穿刺を避けるため，慎重にシリンジに陽圧をかけながら針を進める．陰圧であるシリンジの抵抗がなくなる．懸滴法（hanging drop 法）の場合は Tuohy 針を抜いた後に，ハブに生理食塩水の水滴をつける．慎重に針を進め，硬膜外腔に針先が進むと水滴が陰圧で吸い込まれていくのが確認できる．

⑧ 放散痛がないことを確認しカテーテルを挿入する．カテーテルの挿入が困難な時は 1〜2mm 針を進めると挿入できることがある．カテーテルを抜去する際に Tuohy 針の先端でカテーテルを切断してしまうことがあるため抵抗がある際はカテーテルのみならず針ごと抜去し再穿刺する．カテーテル留置の長さは 3cm 以下だと抜けることが多く，7cm 以上だと血管内迷入のリスクが増えるとされる．

⑨ くも膜下や血管内への迷入の検出を行う．まずカテーテルにコネクタを接続しシリンジをつけ吸引テストを行い，髄液や血液の逆流がないことを確認する．その後 20 万倍エピネフリン添加のリドカインを 3mL 注入し test dose を行う．くも膜下迷入の場合は 2〜3 分以内に麻痺が，血管内迷入の場合は心拍数 20/min 以上の上昇もしくは収縮期血圧 15mmHg 以上の上昇を認める[2]．
上記出現時はカテーテルを少しずつ抜去し再度吸引テストおよび

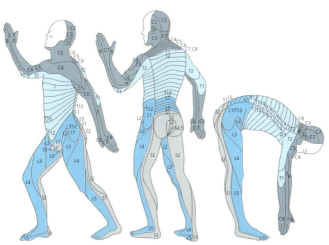

図1 デルマトーム

test dose を行い留置長を調整し再度確認を行う.
⑩カテーテルの硬膜外腔への留置を確認後,抜けないようにシーリングし固定する.麻酔導入まで時間がある場合は麻酔レベルのデルマトーム(図1)をコールドテストやピンプリックで確認する.

脊髄くも膜下麻酔・硬膜外麻酔穿刺時のマスク着用
脊髄くも膜下麻酔時の薬液の注入や硬膜外麻酔時のカテーテル挿入に伴う感染は穿刺する医師の口腔内細菌が起因菌となっている[3].CDCの勧告にもあるが,確実なマスクの着用を心がけよう.マスクから鼻や口が出ていないか?

- 術中の全身麻酔との併用では 0.25〜0.375%のロピバカインやレボブピバカインを 1〜2 時間おきに 2〜5mL 投与を行う.投与後の血圧低下に注意し,患者や手術ごとに濃度や投与量を調整する.

▶仙骨硬膜外麻酔の実際

①成人では伏臥位が,小児(全身麻酔導入後に行うことが多い)は側臥位が行いやすい.両側上後腸骨棘と正三角形を作って仙骨裂孔を探す.
②体位作成後皮膚の消毒を行う.
③穿刺を行う.単回投与の場合,成人では 23G 針,小児では 23G 翼状針を用いる.仙骨に対し 45°の角度で仙骨裂孔より刺入する.針が仙尾靭帯に入ると抵抗を感じる.針を進めて仙骨管内に入ると抵抗の減少がみられる.骨に当たれば少し針を引き,仙骨に対し刺入角を少なくするように向きを変えていく(図2).
④薬液注入前にシリンジで陰圧をかけ,血液や髄液の逆流がないのを確認し薬液を注入していく.抵抗がある場合や皮下が膨らんでくる場合は都度穿刺しなおす.Tuohy 針を用いてカテーテルを挿入することもある.局所麻酔薬に加えモルヒネを添加することで小児の上腹部の手術にも対応できる.

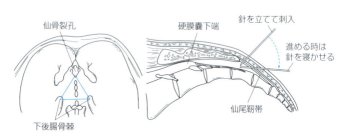

図2 仙骨の解剖
硬膜嚢は成人で S2,新生児で S3 で終わる.また仙骨裂孔の皮膚から硬膜外腔までの距離は成人で 1.6cm,小児で 1cm ほどである.

Anesthesiology Green Note

- 術中は全身麻酔との併用で 0.2〜0.25％のロピバカインやレボブ
  ピバカインを 15〜20mL 単回投与を行う.
- 小児の用量は，Ⅱ-1-13. 小児科―総論（298 頁）参照.

▶術後鎮痛

- 硬膜外カテーテルを挿入した場合は 0.2％ロピバカインや 0.125〜
  0.25％レボブピバカインを 2〜6mL/h で持続注射を行う. 手術内
  容に応じて用いる薬剤の濃度や持続速度を変える.

参考文献
1) Horlocker TT, Wedel DJ, Rowlingson JC, et al. Regional anesthesia in the patient receiving antithrombotic or thrombolytic therapy. Reg Anesth Pain Med 2010; 35: 64-101.
2) Moore DC, Batra MS. The components of an effective test dose prior to epidural block: Anesthesiology. 1981; 55: 693-6.
3) CDC. Guideline for isolation precautions: Preventing transmission of infectious agents in healthcare settings. 2007.

〈平川　啓〉

5 鎮痛法

5. 鎮痛法

▶ 3 神経ブロック

上肢

POINT
- 上肢の神経ブロックには腕神経叢についての理解が必須.
- 合併症は重篤なもの（脊髄損傷，気胸，神経障害，局麻中毒など）があり要注意.
- それほど難解なブロックではなく，効果は絶大.

▶腕神経叢ブロック

- 上肢の大部分は腕神経叢が支配している（図1）.
- 腕神経叢はC5〜T1から構成されている（図2）.
- 求める効果範囲によって4つのアプローチ方法を検討する.
① 術中の鎮痛のみを考える→ 1〜1.5%リドカイン or メピバカイン 10〜20mL
② 術後鎮痛も考える→ 0.2〜0.375%ロピバカイン or レボブピバカイン 10〜20mL
③ 強い術後痛を抑える→②に加えてカテーテルを留置し 0.1〜0.2%ロピバカイン or レボブピバカイン 4〜6mL/h 程度持続投与

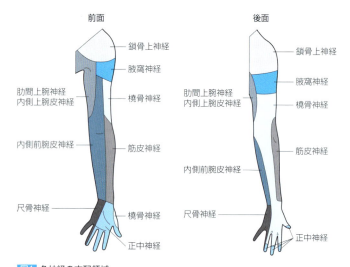

図1 各神経の支配領域

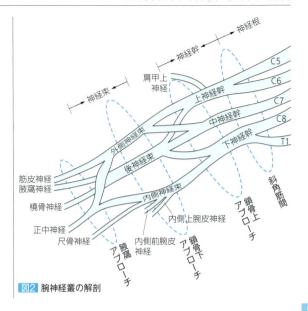

図2 腕神経叢の解剖

▶斜角筋間アプローチ

- 腕神経叢は前斜角筋と中斜角筋の間に挟まれて頸部から胸部へ下行する．輪状軟骨の高さで胸鎖乳突筋の後縁から指を裏側に滑り込ませると前斜角筋を触れることができ，その外側に中斜角筋を触れる．これらの筋溝に圧痛を感じる点をみつけることができればこの部位から刺入する．近年は超音波ガイド下で実施する機会が圧倒的に増えている（図3）．
- この部位でブロックをすると腕神経叢ブロックの神経根レベルでの痛覚遮断に加え頸神経叢由来の鎖骨上神経や，横隔神経も遮断される．

▶適応

- 上肢全体の手術に適応できるが，特に肩関節の手術に適している．

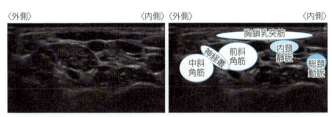

図3 斜角筋間のエコーと模式図

超音波を使用する場合はC5, 6の神経根への薬液注入が中心なのでC7, C8, T1由来となる尺骨神経領域の効果は不十分となることがある

▶合併症
- 神経根レベルのブロックであるので重篤な神経障害および硬膜外迷入,脊髄損傷を引き起こすことがある.
- また横隔神経ブロックはほぼ必発となるので呼吸機能低下者では適応を熟考する必要がある.手術体位である座位(ビーチチェア)の影響もあり迷走神経から低血圧となりやすいので注意が必要(心停止をきたした症例報告もあり)[1].投与量(10mL以下にする)や投与部位を工夫することにより横隔神経麻痺を防ぐ試みが始まっている[2].

▶鎖骨上アプローチ

- 腕神経叢は斜角筋間を通った後,一塊に収束しながら鎖骨の下をくぐり上腕に向かう.鎖骨上では腕神経叢が神経幹レベルとなって第一肋骨に近づいてくる.鎖骨下動脈外側にハチの巣状の神経叢がまとまっているのを超音波で確認することができる(図4).

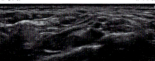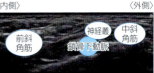

図4 鎖骨上アプローチ

▶適応
- 肩の手術は鎖骨上神経が抜けることがあり不十分となることがある.上腕骨以遠の手術では良好な鎮痛を得ることができる.

▶合併症
- 気胸のリスクが高いことから,避けられていたブロックである.超音波診断装置の普及とともに再び施行されるようになっている.30%程度の患者で横隔神経麻痺が起こるとされている[3].

▶鎖骨下アプローチ

- 腕神経叢ブロックの中でも最も深部のブロックとなり,難易度は高い.ただし腕神経叢ブロックの中で最もカテーテルの固定性が良好なので持続で神経ブロックを実施したい場合には選択肢に挙がる.上肢を外転させることでターゲットを浅くすることができるので体位設定も重要である.

▶適応

- 鎖骨下で分岐する神経束からの枝（胸筋神経，胸背神経，腋窩神経など）をブロックすることができる．また橈骨神経，尺骨神経，正中神経はブロックされるので上肢の手術には問題なく使用できる．

▶合併症

- 気胸の危険性がある．またこの部位で鎖骨下動脈を穿刺すると用手圧迫は不可能であるため易出血性の患者では避けるべきである．

▶腋窩アプローチ

- 腕神経叢ブロックの中で難易度が最も低いとされているアプローチである．鎖骨下動脈と伴走した神経束が3本の終末枝（橈骨・正中・尺骨神経）となり，筋皮神経は離れていく．腋窩動脈をランドマークとして昔からされていた方法であるが，近年は超音波ガイド下に実施されることが増えている．体表のブロックであるので超音波での神経・穿刺針の描出は容易となる．

▶適応

- 正中神経・橈骨神経・尺骨神経・筋皮領域の鎮痛を得ることができる．ランドマークで実施時は筋皮神経が効果不十分となることも多かったが，超音波では非常に高輝度な筋皮神経を腋窩動脈の外側にみつけることができる．

▶合併症

- 腋窩動脈の周囲に局所麻酔薬を投与するので局所麻酔薬の血中濃度が上がりやすく局所麻酔薬中毒には注意が必要である（1.5件/10,000件程度の確率[4]）．

▶末梢枝のブロック

- 高周波数の超音波を使用することにより，上腕から前腕にかけての部分で腕神経叢の末梢枝である正中神経，橈骨神経，尺骨神経をブロックすることができる．外傷で運動機能の評価などが必要な場合は有用である．ただし，手術中の鎮痛を目的とする場合は出血量減少のために使用するターニケットによる苦痛を取る必要があるため，末梢枝でのブロックでは不十分となることが多い．

参考文献

1) Harper S. A hypotensive/bradycardic episode leading to asystole in a patient undergoing shoulder arthroscopy in the sitting position with interscalene block and intravenous sedation: A case report. AANA J. 2016; 84, 27-33.

2) El-Boghdadly K, Chin KJ, Chan VWS. Phrenic nerve palsy and regional anesthesia for shoulder surgery: anatomical, physiologic, and clinical considerations. Anesthesiology. 2017; 127: 173-91.

3) Petrar SD, Seltenrich ME, Head SJ, et al. Hemidiaphragmatic paralysis

following ultrasound-guided supraclavicular versus infraclavicular brachial plexus blockade. Reg Anesth Pain Med. 2015; 40: 133-8.
4) Ecoffey C, Oger E, Marchand-Maillet F, et al. Complications associated with 27031 ultrasound-guided axillary brachial plexus blocks: A web-based survey of 36 French centres. Eur J Anaesthesiol. 2014; 31: 606-10.

〈小野寺美子〉

5. 鎮痛法

▶ 3 神経ブロック

下肢

POINT
- 術後，抗凝固療法を行う人工膝関節置換術（TKA），人工股関節置換術（THA）などでは積極的に選択する．
- 超音波ガイド下で安全に施行．
- 各神経の支配領域を理解する．

- 近年，肺塞栓予防目的で術後抗凝固療法が下肢整形外科手術で行われるようになり，TKA・THA の術後鎮痛は硬膜外麻酔から末梢神経ブロックへと移行してきている．
- 超音波による画像描出力の向上に伴い，神経はもとより血管，筋肉，筋膜などの構造物が容易に描出できるようになり，末梢神経ブロックは安全に，確実に施行できるようになった．
- 循環不全，呼吸不全のため全身麻酔を避けたい患者の股関節・下肢手術に，術後鎮痛だけでなく手術麻酔としても効果的．
- 下肢に分布する神経の種類，各神経の支配領域を理解し，手術によってブロックする神経，アプローチ方法を検討する（図1）．

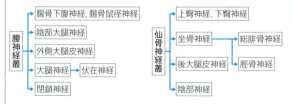

図1 主な下肢の神経の分岐

▶大腿神経ブロック

- 大腿神経は腰神経叢の L2〜L4 の枝からなる．
- 大腿神経は鼠径部で大腿動脈の外側に位置するが，大腿動静脈と大腿神経は腸骨筋膜によって隔てられている（図2）．
- 知覚は大腿内側，前面，末梢では伏在神経となり下腿から足の内側面を支配する．
- 筋枝は縫工筋，恥骨筋，大腿四頭筋に枝を出す．
    #### ▶適応
- 大腿，大腿骨，膝の前面，下腿内側の手術の術後鎮痛に適応．
- 単独で手術麻酔に用いることは難しいが，坐骨神経ブロックと併

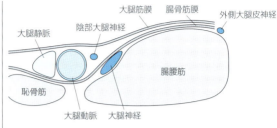

図2 鼠径部の解剖

用すると膝より遠位の下腿切断,静脈瘤ストリッピングなどの手術麻酔が可能.

▶穿刺法

- ランドマーク法では鼠径溝(大腿の付け根のしわ)で大腿動脈の拍動を触れながら,その外側を穿刺点とする.
- 超音波ガイド下穿刺では,プローブは鼠径溝に沿ってあて大腿動脈と大腿静脈を同定する.
- プローブで皮膚を圧迫すると静脈は容易につぶれる(わかりづらい時はカラードップラーで確認).大腿動脈の外側の腸骨筋膜下に大腿神経を確認する(図3).
- 大腿神経周囲に局所麻酔薬を分割して注入する.
- カテーテル挿入を行う場合は薬液20mLほど注入しスペースができたところへ挿入する.
- 神経刺激装置を併用する場合は大腿神経が刺激されると大腿四頭筋が収縮し膝蓋骨が頭側に引き上げられる動きが得られる.
- 投与薬剤1例…0.375%ロピバカイン20mL

大腿神経ブロックを成功させるには腸骨筋膜下に局所麻酔薬が注入される必要がある. memo1

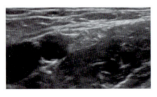
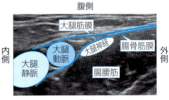

図3 大腿神経エコー画像

大腿神経と外側大腿皮神経は鼠径部で腸骨筋膜下に存在する（図2）ため，腸骨筋膜下に比較的多量の局所麻酔薬を投与すると両神経をブロックできる（腸骨筋膜下ブロック：fascia iliaca compartment block）．しかし，腸骨筋膜下に大量に薬液を投与しても閉鎖神経までブロックされる可能性は低い[1]．

大腿神経ブロックによる大腿四頭筋の筋力低下は人工膝関節置換術の術後リハビリテーションを阻害し，転倒のリスクを高める可能性がある．memo2

内転筋管ブロック（伏在神経ブロック）は大腿神経ブロックをより末梢の内転筋管で行うことにより主として大腿神経の感覚枝である伏在神経をブロックでき，大腿四頭筋の筋力を温存することができる[2]．

▶坐骨神経ブロック

- 坐骨神経は人体最大の神経で総腓骨神経と脛骨神経が共通の神経外膜で取り囲まれたものである．
- 坐骨神経は仙骨神経叢のL4〜S3からなり，梨状筋の下方で大坐骨孔を通り臀部に出る．
- 大臀筋の腹側を通って大腿骨転子部と坐骨結節のほぼ中央を下行し，大臀筋下縁で臀部から大腿に入る．
- 大腿部では後面ほぼ中央で大内転筋後方を走行する．
- 膝窩部のやや上方で総腓骨神経と脛骨神経に分岐する．

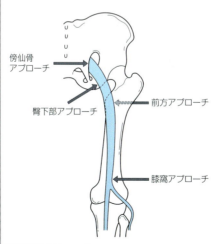
図4 坐骨神経のアプローチ

- 筋枝は大腿部では大腿二頭筋，半膜様筋，半腱様筋などの屈筋群に枝を出す．下腿では総腓骨神経は腓骨筋群，下腿前面の伸筋群に，脛骨神経は下腿後面の筋群，足底筋に分布する．
- 総腓骨神経は下腿外側から足背の皮膚知覚を支配し，脛骨神経は下腿後面下部から足底の皮膚知覚を支配する．
- 坐骨神経ブロックでは大まかに4つの主要なアプローチ方法がある（図4）．

▶適応
- 主に膝より遠位の下腿，足関節，足の手術の術後鎮痛に適応．
- 坐骨神経中枢のアプローチ（傍仙骨，臀下部アプローチ）では腰神経叢ブロックと併用することにより大腿骨頚部の手術に用いることも可能である．

▶穿刺法（膝窩アプローチ）
- 超音波ガイド下では，仰臥位で施行する場合には下腿を曲げたり，大腿に枕を入れたりして膝窩部の下に空間をつくる必要がある．側臥位，仰臥位でも施行可能．
- プローブを膝窩溝（膝の裏のしわ）より7cmほど頭側に膝窩溝に平行におく．膝窩動脈が同定できたら外側・背側に坐骨神経が同定できる（図5）．
- 頭側，尾側にプローブを移動し，坐骨神経が脛骨神経，総腓骨神経に分岐する場所を同定する．分岐する頭側で局所麻酔薬を注入する．カテーテル挿入を行う場合は薬液20mLほど注入しスペースができたところへ挿入する．
- 神経刺激装置を併用する場合は脛骨神経が刺激されると足関節が内反・底屈する．総腓骨神経が刺激されると足関節は外反・背屈する．
- 投与薬剤1例…0.25%レボブピバカイン 20mL

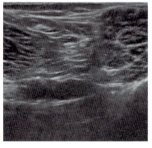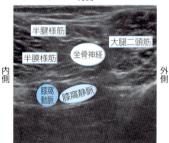

図5 坐骨神経エコー画像

▶Point
- 坐骨神経は大腿から膝窩にかけて深層から浅層に走行する.
- 神経がみえづらい時はやや頭側にプローブをチルトすると超音波ビームが神経と直交することになり描出がしやすい.

大腿背面の皮膚知覚支配は後大腿皮神経であるため,基本的に坐骨神経ブロックではブロックされないが,臀下部アプローチなどの近位アプローチでは坐骨神経と後大腿皮神経が伴走するためにおよそ80%でブロックされる[3].

▶閉鎖神経ブロック

- 腰神経叢 L2〜L4 の前枝からなり,大腿神経とは別に大腰筋内を下行する.大腰筋の内側縁から出た後は,骨盤内の後内側を通る.途中,膀胱の外側壁を回り込むようにして下行し閉鎖孔から骨盤を出る.閉鎖管内で前枝と後枝に分かれるが分岐にはバリエーションが多い.
- 前枝は薄筋,長内転筋,短内転筋などの大腿の内転筋群を支配する.知覚支配は膝窩部,大腿内側下部の皮膚,股関節の前内側などであるが個人差も大きい.
- 後枝は外閉鎖筋,大内転筋を支配し,膝関節後面の皮膚知覚を支配する.

▶適応
- 経尿道的膀胱腫瘍切除術(TUR-Bt)時の内転筋群の収縮予防.
- 大腿神経ブロック,坐骨神経ブロックなどと併用して膝関節手術の術後鎮痛.

▶穿刺法
- ランドマーク法では恥骨結節より外側に 1.5cm,下方に 1.5cm を穿刺点とする.
- 神経刺激法を併用して皮膚に垂直にゆっくり刺入し,内転筋の収

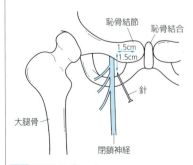

図6 閉鎖神経ブロック

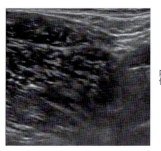 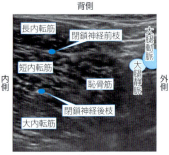

図7 閉鎖神経エコー画像

- 縮を確認するところで局所麻酔薬を注入する（図6）.
- 超音波ガイド下穿刺では鼠径溝の大腿動静脈, その外側に恥骨筋を確認した後, プローブを内側へ平行移動すると, 恥骨筋の内側に内転筋群が重層して描出される（図7）.
- 長内転筋と短内転筋の間に前枝が, 短内転筋と大内転筋の間に後枝がみられることが多いが分岐のバリエーションやスキャンしているレベルにもよる. memo3
- ランドマーク同様神経刺激法を併用するのが望ましい.
- 投与薬剤 1 例…1.5%リドカイン 20mL（前枝に 10mL, 後枝に 10mL）

> このレベルでは前枝と後枝の分岐のバリエーションも多く, より中枢での閉鎖神経アプローチも報告されている[4]. しかし, 血管穿刺や腹腔内穿刺に注意が必要である.

▶腰神経叢ブロック

- 大腰筋内を走行する腰神経叢をブロックする方法で腰神経叢の枝である大腿神経, 外側大腿皮神経, 閉鎖神経, 陰部大腿神経, 腸骨鼠径神経, 腸骨下腹神経をすべてブロックできる.

▶適応

- 腰神経叢ブロックと坐骨神経ブロック傍仙骨アプローチを併用するとすべての下肢手術に対応することが可能となる.

> 深部の末梢神経ブロックのため超音波ガイド下穿刺の難易度は高く, 凝固障害時・抗凝固療法時の施行の適応は硬膜外麻酔に準ずる.

▶穿刺法

- 超音波ガイド下穿刺では第 3・第 4 腰椎を同定しそのやや外側に短軸にプローブを当てる.

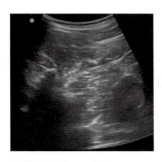
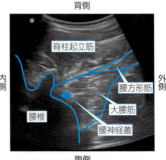

図8 腰神経叢エコー画像

- 脊柱起立筋，腰方形筋，大腰筋を同定し，大腰筋内背側1/3付近にある高エコー性の腰神経叢を同定する（図8）．
- 腰神経叢の同定は困難であることが多く，神経刺激を併用した方がよい．
- 神経刺激では大腿神経刺激による大腿四頭筋の収縮を目標とし，収縮が得られたところで局所麻酔薬を投与する．
- カテーテル挿入を行う場合は薬液20mLほど注入しスペースができたところへ挿入する．
- 投与薬剤1例…0.375%レボブピバカイン20mL

> L2/L3からの穿刺も可能であるが，腎臓が画像に入る場合があり腎臓穿刺に注意が必要である．特に右側のブロックでは右腎は肝臓があるため下方に存在し，より注意が必要である．

参考文献

1) Capdevila X, Biboulet P, Bouregba M, et al. Comparison of the three-in-one and fascia iliaca compartment blocks in adults: clinical and radiographic analysis. Anesth Analg. 1998; 86: 1039-44.
2) Jaeger P, Nielsen ZJ, Henningsen MH, et al. Adductor canal block versus femoral nerve block and quadriceps strength: a randomized, double-blind, placebo-controlled, crossover study in health volunteers. Anesthesiology. 2013; 118: 409-15.
3) Guardini R, Waldron BA, Wallace WA. Sciatic nerve block: a new lateral approach. Acta Anaesthesiol Scand. 1985; 29: 515-9.
4) Taha AM. Ultrasound-guided obturator neve block: a proximal interfascial technique. Anesth Analg. 2012; 114: 236-9.

〈高橋桂哉〉

5. 鎮痛法

▶ 3 神経ブロック

体幹, その他

POINT
- 超音波ガイド下穿刺の普及に伴い再注目されている.
- 硬膜外鎮痛法に比べ血腫, 血圧低下などの副作用が少ない.
- 超音波ガイド下で合併症を最小に, 効果を確実に.
- 腹部の末梢神経ブロックでは内臓痛対策を.

- 胸部傍脊椎ブロック, 腹横筋膜面ブロックなどの体幹部のブロックはもともとランドマーク法で施行されていたブロックだが, 近年, 超音波ガイド下末梢神経ブロックが急速に普及され, 上下肢のみならず体幹部のブロックも安全に効果的に施行できるようになり再び注目されるようになった.
- 硬膜外麻酔は開胸手術, 開腹手術の術後鎮痛法として重要な役割を果たしているが, 硬膜外血腫, 膿瘍, 低血圧など重大な合併症が存在する.
- 体幹部の末梢神経ブロックは術後鎮痛法として硬膜外麻酔に劣らない鎮痛が可能 memo1 で, 合併症も硬膜外麻酔に比べ少ない.

開胸手術で硬膜外麻酔と傍脊椎ブロックの術後鎮痛を比較すると両者の鎮痛効果は同等であった[1] が, 腹部の末梢神経ブロックでは体性痛に効果があるだけで内臓痛には効果が期待できない. 内臓痛を伴う開腹手術の場合, 手術中は全身麻酔の併用が必須であり, 術後鎮痛には麻薬などによる内臓痛対策の併用が必要となる.

▶ 胸部傍脊椎ブロック (thoracic paravertebral block)

- 傍脊椎腔とは脊椎の左右に存在する楔状のスペースで, 前方を壁側胸膜に, 側面は椎体側面や椎間孔に, 後方は上肋横突靱帯や肋骨で構成されている (図1).
- 傍脊椎腔には脊髄神経前枝 (肋間神経) と交感神経が走行してお

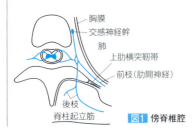

図1 傍脊椎腔

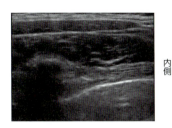
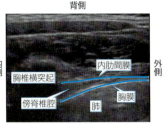

図2 傍脊椎腔エコー画像

り，傍脊椎ブロックはそれらをターゲットとしている．

▶適応
- 肺手術，乳腺手術，MID-CAB，腎尿管手術，小児開腹，開胸手術など．

▶穿刺法
- ランドマーク法では穿刺点は胸椎棘突起上から 2.5～3cm 外側とし，針を垂直に刺入し横突起にあてたあと尾側か頭側に針をふり抵抗消失法で傍脊椎腔を同定する．
- 超音波ガイド下では上肋横突靱帯，胸膜が描出できるため，より安全に施行できる（図 2）．
- 適切に傍脊椎腔に局所麻酔薬が投与されると胸膜が押し下げられる様子が観察できる．
- 神経自体は現在の超音波装置でも描出困難である．
- 投与薬剤 1 例…0.375％ロピバカイン 20mL

> 内側に針が向かった場合は硬膜外ブロックとなったり脊髄くも膜下に薬液が注入される可能性もある．超音波ガイド下，体幹に対して短軸で平行法で施行する場合は針先は内側に向かうことになるので特に注意が必要．また，傍脊椎腔には肋間動静脈も走行しており，局所麻酔薬の血管内注入にも注意が必要である．

Advice
- 1 回の穿刺で多分節の麻酔領域を得るためには比較的多量の薬液注入を必要とする（15～20mL）[2]が，偶発的な脊髄くも膜下腔や血管内注入に注意が必要である．肺手術などで皮切部とドレーンの位置が離れている場合などは 1 カ所の薬液量を減らし，穿刺レベルを変えて複数回穿刺にする方法もある．

▶腹横筋膜面ブロック（transversus abdominis plane block: TAP block）
- 腹壁は T12～L1 の脊髄神経前枝によって支配される．
- 脊柱管から出た脊髄神経は前枝と後枝に分かれ，前枝は血管と共に内腹斜筋と腹横筋の間（神経血管面）を走行する（図 3）．

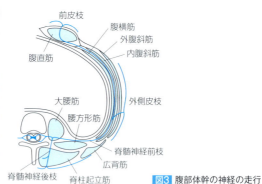

図3 腹部体幹の神経の走行

- TAP blockはこの神経血管面に局所麻酔薬を注入することで, そこを走行する神経を遮断するブロックである.

▶**適応**
- 一般的にTAP blockはT10より頭側の広がりは期待できないため[3] memo2, 臍より下の切開である手術が適応である.
- 開腹虫垂切除, 鼠径ヘルニア根治術, 帝王切開, 腹腔鏡下婦人科手術など.
- 腹部正中切開にも適応となるが両側行う必要がある.

肋骨弓下TAP blockは肋骨弓下で腹横筋膜面を通る神経をブロックする方法であり上腹部の神経の遮断が可能である (T9〜T11)[4]. 上腹部正中に及ぶ広範囲の手術創にはTAP blockに加えRSB(腹直筋鞘ブロック)を併用する方法もある.

▶**穿刺法**
- ランドマーク法では腰三角 memo3 から刺入し, 2つの筋膜のpop感(穿通感)を頼りに腹横筋膜面上に局所麻酔薬を注入する.
- 超音波ガイド下では側腹部にプローブをあて, 外腹斜筋, 内腹斜筋, 腹横筋の3層の筋を描出する. 内腹斜筋と腹横筋の間に針を誘導し, 局所麻酔薬を注入する (図4).
- 薬液の広がりが大切なブロックであり, 極量を考えて片側で20〜30mL程度使用する.

腸骨稜, 広背筋の外側縁, 外腹斜筋の後縁で構成される三角部. 超音波ガイド下の穿刺部位はこの腰三角より腹側になることが多い.

- 投与薬剤1例…0.2%ロピバカイン60mL(片側30mL)

▶**腹直筋鞘ブロック(rectus sheath block: RS block)**
- 腹壁を支配する脊髄神経前枝は内腹斜筋と腹横筋の間の神経血管面を走行した後, 正中付近で腹直筋を貫き体表へ出てくる(図3).

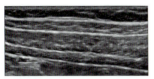
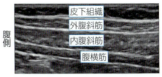

図4 側腹部エコー画像

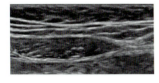

図5 腹直筋周囲エコー画像

- この経路である腹直筋と腹直筋鞘後葉の間に局所麻酔薬を注入するブロックである.

▶適応
- 切開部位が腹部正中である手術全般. 臍ヘルニア手術, 単孔式腹腔鏡下手術（SILS）など.
- TAP block と組み合わせて臍上部の正中創に対して用いられることもある.

▶穿刺法
- 超音波ガイド下では, プローブを目標とする正中創のやや外側にあて腹直筋を描出する（図5）.
- 腹直筋外側縁から腹直筋鞘後葉に向かって針を進め, 針先が後葉に達したら局所麻酔薬を注入する. 両側施行し片側1カ所5〜10mL程度注入する.
- 手術創が広範囲の場合は穿刺レベルを変えて両側で4〜6カ所穿刺する.
- 投与薬剤1例…0.375%ロピバカイン 5mL×4カ所

臍上部では腹筋鞘後葉が存在し腹腔穿刺のリスクを下げているが, 臍下部では腹筋鞘後葉は欠如して横筋筋膜のみとなる. 腹腔穿刺に注意が必要である.

▶腸骨鼠径・腸骨下腹神経ブロック
（ilioinguinal/iliohypogastric nerve block: II/IH block）

- 上前腸骨棘の周辺で TAP block 同様, 腹横筋と内腹斜筋の間を走行する両神経をブロックする.
- 腸骨下腹神経は鼠径部, 臀部外部の皮膚, 恥骨上部の皮膚などの

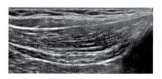
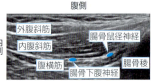

図6 腸骨鼠径・腸骨下腹神経エコー画像

知覚，腸骨鼠径神経は精索，子宮円索，大腿上内側面の皮膚，陰嚢，陰唇の皮膚などの知覚を支配する．
- TAP block は本ブロックの中枢アプローチともいえるため TAP block では本ブロックもカバーされる．

▶**適応**
- 鼠径ヘルニア根治術，陰嚢水腫根治術，停留精巣固定術など．

▶**穿刺法**
- ランドマーク法では臍と上前腸骨棘を結んだ直線の外側 1/4 が穿刺点．
- 超音波ガイド下ではその付近にプローブを置き，腸骨とその外側に位置する外腹斜筋，内腹斜筋，腹横筋の3層を同定する．内腹斜筋と腹横筋の間に腸骨鼠径神経，腸骨下腹神経が同定されるが，走行には個人差もありこの位置で外腹斜筋と内腹斜筋の間に神経が走行することもある（図6）．
- 投与薬剤1例…0.375%レボブピバカイン 10mL

深腸骨回旋動脈は神経と同じ層を通るので神経と見間違えることもある．パルスドップラーなどで確認が必要である．

参考文献
1) Scarci M, Joshi A, Attia R. In patients undergoing thoracic surgery is paravertebral block as effective as epidural analgesia for pain management? Interact Cardiovasc Thorac Surg. 2010; 10: 92-6.
2) Saito T, Den S, Cheema SPS, et al. A single-injection, multi-segmental paravertebral block-extension of somatosensory and sympathetic block in volunteers. Acta Anaesthesiol Scand. 2000; 45: 30-3.
3) Tran TM, Ivanusic JJ, Hebbard P, et al. Determination of the spread of injectate after ultrasound-guided transversus abdominis plane block : a cadaveric study. Br J Anaeath. 2009; 102: 123-7.
4) Barrington MJ, Ivanusic JJ, Rozen WM, et al. Spread of injectate after ultrasound-guided subcostal transversus abdominis plane block: a cadaveric study. Anaesthesia. 2009; 64: 745-50.

〈高橋桂哉〉

5. 鎮痛法

▶ 4 その他の鎮痛法: iv-PCA

POINT

- iv-PCA は患者の要求でボーラス投与が可能な有力な鎮痛法である.
- 吐き気, 呼吸数の低下をはじめとしたオピオイドに対する副作用が起こる可能性も念頭に置く.
- ドロペリドールを併用する場合には錐体外路症状の出現にも注意する.

- 抗凝固薬の中止期間不十分などで硬膜外鎮痛が禁忌となる症例にはどのような鎮痛法がよいのだろうか? 選択肢の1つとして iv-PCA (intravenous-patient control analgesia, 経静脈的自己調節鎮痛法) がある. 利点としては患者の希望に応じて使用でき, 投与が比較的簡便である. ブロックなどの区域麻酔, 浸潤麻酔, NSAIDs と併用し multimodal な鎮痛法を考慮する.
- iv-PCA に明確な禁忌はないが, 使用するオピオイドの副作用 (吐き気, 眠気, 痒みなど) の出現について説明しておく. また, 患者が鎮静されている症例では PCA の意義はない.
- 薬剤投与はシリンジポンプや加圧式医薬品注入器, PCA ポンプ (図1) などを使用する.

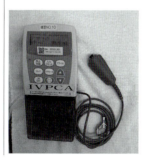

図1 iv-PCAポンプ (CADD-Legacy®)

▶iv-PCA の実際

▶フェンタニルを用いる場合

- 当院では成人の iv-PCA はフェンタニル 0.5 μg/kg/h の持続静注に加え, 吐き気に対しドロペリドール (ドロレプタン®) 2.5 μ/kg/h を併用している. PCA のボーラス量はフェンタニル 0.5 μg/kg でロックアウトタイムは 15 分としている.

表1 薬液の組成表

体重	50kg				
投与速度	2.5mL/h				
ボーラス量	2.5mL				
予定投与時間 （ボーラスなし）		フェン タニル	生理 食塩水	ドロペリ ドール	合計
	10.0時間	5mL +	19.5mL +	0.5mL =	25.0mL
	20.0時間	10mL +	39.0mL +	1.0mL =	50.0mL
	30.0時間	15mL +	58.5mL +	1.5mL =	75.0mL
	40.0時間	20mL +	78.0mL +	2.0mL =	100.0mL

● 当院で用いている体重 50kg の患者の薬液の組成表を示す（表 1）.

▶**モルヒネを用いる場合**

● 0.25mg/h を持続静注し、ボーラス量は 0.5〜1mg、ロックアウトタイムは 10 分といった使用法で行う。モルヒネの代謝産物の約 15%を占めるとされる morphine-6-gluconide（M6G）はモルヒネよりも強い効果を示し、作用発現も遅い点があり、フェンタニルの方が速やかな作用発現を望める.

▶**ケタミンを用いる場合**

● フェンタニルにケタミンを加えて用いることもある。フェンタニル 1000μg、ケタミン 100mg、ドロペリドール 5mg、DD 配合薬 2mL と生理食塩水で合計 50mL とし、投与速度は体重 50kg あたり 1.0mL/h、ボーラス投与量は 1 時間分、ロックアウトタイムは 6 分間とする[1].

▶iv-PCA の開始後

● iv-PCA を開始した後もベッドサイドに訪れ経時的に評価していく.

● 観察項目としては痛み（NRS や VAS で安静時痛、体動時痛を定量的に評価）、副作用として眠気、吐き気、呼吸数などがある。呼吸数が 10 回/分以下の際は減量が望ましい。当院での観察項目用紙を記す（図 2）.

● その他の副作用によって減量や中止も検討する。薬剤投与が長期間にわたる場合には離脱症状が出現する可能性も考慮し、漸減していく.

● ドロペリドールを併用する場合は錐体外路症状の出現にも注意する.

初期設定	
薬剤：フェンタニル	μg/mL
持続投与速度：	mL/h
PCA ドーズ量：	mL
ロックアウトタイム：	分
時間有効回数：	回/h
リザーバ容量：	mL

```
0 10 20 30 40 50 60 70 80 90 100
```

0：痛みが全くなく，とても幸せである
1：わずかに痛みがある
2：もう少し痛い
3：もっと痛い
4：とても痛い
5：これ以上考えられないほど強い痛み

開始時間：　　　年　　月　　日　　時　　分

日付	手術室退出時	/	/	/	/
時間	:	:	:	:	:
リザーバ容量(mL)					
持続投与速度(mL/h)					
PCA ドーズ量(mL)					
ロックアウトタイム(分)					
時間有効回数(回)					
PCA 有効投与回数(回)					
PCA 要求回数(回)					
総投与量(mL)					
疼痛(VAS：mm)					
眠気(有り or 無し)					
呼吸回数(回/分)					
瘙痒感(有り or 無し)					
嘔気(有り or 無し)					
観察者(サイン)					
継続/なくなり止め (どちらかに〇)		継続 なくなり止	継続 なくなり止	継続 なくなり止	継続 なくなり止
充てん稜(mL)					

図2 当院の観察項目用紙

ドロペリドールによる錐体外路症状

ドロペリドールによって錐体外路症状（急性ジストニア，アカシジア，パーキンソニズムなど）が出現することがある[2,3]．未成年や高齢の患者で出現しやすい．また，同じドパミン D_2 受容体を阻害するメトクロプラミドとの併用でも出現しやすい．iv-PCA に漫然とドロペリドールを用いると帰室後病棟で眼球上転，後弓反張などの症状が出現しかねない．このような症状が出現した際にはまず原因薬剤の中止を行う．若年者の鑑別診断としては若年性ミオクロニーてんかんや悪性症候群がある．また，ドロペリドールが QT 延長や tor-sades de pointes を引き起こしうるとの警告が FDA（アメリカ食品医薬品局）から出されている．しかしながら 0.625〜1.25mg の単回投与で致死性不整脈を引き起こすことは非常に稀である[4]．

参考文献

1) 武藤茉莉子, 田中洋一. ケタミン, フェンタニルを用いた IV-PCA の有用性: 整形外科上肢手術後症例での検討. 日本臨床麻酔学会誌. 2016; 36: 25-8.

2) Park CK, Choi HY, Oh IY, et al. Acute dystonia by droperidol during intravenous patient controlled analgesia in young patients. J Korean Med Sci. 2002; 17: 715-7.

3) Habre W, Wilson D, Johnson CM. Extrapyramidal side-effects from droperidol mixed with morphine for patient-controlled analgesia in two children. Paediatr Anaesth. 1999; 9: 362-4.

4) Habib AS, Gan TJ. Pro: The Food and Drug Administration Black box warning on droperidol is not justified. Anesth Analg. 2008; 106: 1414-7.

〈平川　啓〉

II

各論

1. 各科麻酔

► 1 外科

胃切除

P O I N T

- 術前の脱水や栄養状態, 貧血の状態を把握する.
- 一般的には硬膜外麻酔併用全身麻酔で行う.
- 術中輸液は複数の指標をもとに行う.
- 麻酔導入から閉腹まで筋弛緩モニター監視下で筋弛緩を得る.
- 覚醒のよい麻酔法で麻酔管理し, 十分な鎮痛を得た後に抜管する.

術前

- 術前から経口摂取不良や嘔吐・下痢などにより脱水状態や低栄養状態となっていることが多い. 術前の採血で電解質やアルブミン, 腎機能, 肝機能を確認する. また可能であれば手術までに補正を行う.
- 原因疾患による消化管出血で貧血の可能性があり, 重度の場合は手術開始までに輸血を行い補正する.
- 腫瘍により胃内容排出遅延が認められる場合には, 誤嚥のリスクがあるため迅速導入や意識下挿管を選択すべきである.

麻酔

- 硬膜外麻酔併用全身麻酔で行われることが一般的である[1] (術中から硬膜外麻酔を併用することにより麻酔薬の使用量を減らすことができる).
- 硬膜外麻酔は手術部位に合わせて T7〜10 の高さで穿刺する.
- 患者の状態 (抗凝固薬内服や凝固能の問題など) によっては, 術後鎮痛に神経ブロックや iv-PCA (patient-controlled analgesia) を使用することがある.
- 麻酔維持は吸入麻酔, 静脈麻酔のどちらでも可能であるが, 亜酸化窒素は, 腸内ガス容量を増加させて閉腹の妨げとなるため使用しない.
- 腹腔内操作を行うには十分な筋弛緩が必要であり, 筋弛緩モニターを使用しながら閉腹まで適切な筋弛緩が得られるよう調節する.
- 開腹手術は大気への曝露範囲が広く, また, 腸管操作により腸管浮腫が生じるため, 適切な輸液の調節が必要になる. 輸液は術前の体液不足量, 維持量, 術中喪失量 (出血量や不感蒸泄) を考慮しながら, 尿量や中心静脈圧, 1 回拍出量変化 (SVV) などを参考に投与する.
- 血圧の変動は, 開腹直後や硬膜外鎮痛使用時に生じやすい.

182 **JCOPY** 498-05536

術後

- 手術時間は 3〜5 時間程度であるため，術場抜管が一般的である．
- バランス麻酔による覚醒のよい麻酔法を選択する．
- 術後鎮痛のため硬膜外麻酔，神経ブロック，iv-PCA を行う．十分な鎮痛を得た後に抜管する．
- 上腹部手術では，手術操作により横隔膜や腹筋の運動が一時的に低下するため，低酸素や肺合併症が発生しやすい．可能であれば術後 Fowler 位で機能的残気量を増やすようにする．また合併症を予防するためにも十分な術後鎮痛が必要不可欠である．

参考文献

1) 坂口泰子, 小笹 浩, 齋藤洋司. 硬膜外麻酔による術後鎮痛. 日本臨床麻酔学会誌. 2008; 28: 741-9.

〈大城正哉〉

1. 各科麻酔

▶ 1 外科

食道全摘

P O I N T

- 開胸や胸腔鏡操作が必要か術前に確認し，必要に応じて DLT（double lumen tube）を準備する.
- 胃管を胸腔内で操作する時，循環動態の変化や不整脈に注意する.
- 低侵襲胸腔鏡下食道切除術が行われ，肺合併症を低下させることが示されている[1, 2].

術前
- 基本的に胃切除に準ずる.
- 開胸や胸腔鏡での操作が必要な場合は片肺換気での麻酔維持が必要となるため，術前に確認しておく.
- 術前に気管浸潤の確認や肺機能検査を行う.

麻酔
- 基本的に胃切除に準ずる.
- 硬膜外麻酔は手術部位に合わせて T6～8 の高さで穿刺する.
- 十分な鎮痛・鎮静を得た後，気管挿管を行う. 挿管は DLT か SLT（single lumen tube）＋気管支ブロッカーを使用し，片肺換気に備える.
- 胸腔鏡下食道切除術の場合，はじめに腹臥位で胸腔内操作を行い，その後仰臥位で上腹部と頚部操作を行う.
- 術中，胃で形成した食道を胸腔内を通して引き上げるが，その際心臓を圧迫するため血圧低下や不整脈によるバイタル変動に注意する. 持続する場合には術者に手術操作を一時中止してもらう.

術後
- 6～9 時間程度で終了するが，術後は抜管せず集中治療室で数日呼吸器管理の場合が多い. そのまま挿管管理する場合には，DLT から SLT へ入れ替える. 術者と相談しながら抜管時期を検討する.
- 硬膜外麻酔のみでは術後鎮痛が不十分なことが多く，必要に応じて iv-PCA や非麻薬性鎮痛薬を併用する.

参考文献
1) Weijs TJ, Ruurda JP, Nieuwenhuijzen GA, et al. Strategies to reduce pulmonary complications after esophagectomy. World J Gastroenterol. 2013; 19: 6509-14.
2) Singh M, Uppal R, Chaudhary K, et al. Use of single-lumen tube for minimally invasive and hybrid esophagectomies with prone thoracoscopic dissection: case series. J Clin Anesth. 2016; 33: 450-5.

〈大城正哉〉

1. 各科麻酔

➤ 1 外科

肝切除

POINT

- 術前の Child-Pugh 分類スコアを確認する.
- 肝機能を考慮した麻酔薬と麻酔法を選択する.
- 短時間で大量出血をきたすことがあるため, 十分なモニタリング, 太い静脈路と輸血の準備を行う.
- Pringle 法による血行動態の変化に注意する.

術前

- 術前に電解質やアルブミン, 腎機能, 肝機能, 凝固を確認する.
- 術前の肝機能の評価を行う. Child-Pugh 分類スコアは, 手術死亡率と合併症発生率に関する最もよい指標として使用される[1] (表1).

表1 Child-Pugh分類

	1	2	3
血清ビリルビン	2.0mg/dL未満	2.0〜3.0mg/dL	>3.1mg/dL
血清アルブミン	>3.6g/dL	2.8〜3.5g/dL	<2.8g/dL
腹水	なし	軽度	中等度以上
肝性脳症	なし	昏迷 (I, II)	昏睡 (III以上)
プロトロンビン活性値	70%以上	40〜70%	40%未満

Child分類 A: 5〜6, B: 7〜9, C: 10〜15

- 術前の体液不足分の投与と維持輸液の適切な投与が必要である.
- 多量の腹水がある場合, 腹圧上昇に伴う誤嚥のリスクがあるため, 迅速導入を考慮する.
- 肝実質切離により出血量が多くなるため太い静脈ルートを確保し, 標準的なモニタリングに加え観血的動脈圧と中心静脈圧を測定する.

麻酔

- 硬膜外麻酔併用全身麻酔 (T7〜10) で行われることが一般的である.
- 患者の状態 (抗凝固薬内服や凝固能の問題など) によっては, 術後鎮痛に神経ブロックや iv-PCA (patient-controlled analgesia) を使用することがある.
- 麻酔維持は吸入麻酔で行う (静脈麻酔薬は肝臓代謝に依存するものが多く, 低アルブミン血症によりタンパク結合する割合が減少し遊離型の割合が増加するなど肝機能に影響を受けるため).
- 肝実質切離中の出血を減らすため, 術野で Pringle 法を行う.

> memo
- 術中血圧低下の原因には出血と下大静脈圧迫があり鑑別が必要である．短時間で多量な出血の場合，出血量の計測を待たずに対処する．肝血流の低下を避けるため，適切な輸液と輸血，カテコラミンの持続投与などで対応する．下大静脈圧迫による重度の低血圧の場合は，術者による圧迫を解除する．
- 開腹後腹水を急速にドレナージすると，腹腔内圧の突然の低下と内臓血管への血液貯留が起こり，静脈還流量が低下し急激な低血圧が生じる．また，術後の腹水再貯留により，血管内容量の喪失が起こることがある．

術後

- 基本的に胃切除に準ずる．
- 不安定な呼吸循環動態や覚醒が不十分であれば抜管せずにICUに帰室し安定後に抜管する．
- 肝切離により低血糖を起こすことがあり，血糖値や電解質のモニタリングが重要である．

> **Pringle法**：肝実質切除の際，肝動脈と門脈を同時にクランプし肝門部血流を遮断することにより出血量を減らす方法．15分間のクランプと5分間のデクランプを繰り返しながら切除していく．血圧はクランプにより上昇し，デクランプにより低下するため，必要な場合は昇圧薬や降圧薬で血圧をコントロールする．
> **肝実質切除による出血を減らす方法**：血液が肝臓にうっ滞することにより出血量が増加する．血液の肝うっ滞を避けるため，Pringle法やCVPを低めに保つ（5cmH$_2$O以下）という方法が行われる[2]．

参考文献

1) Neeff H, Mariaskin D, Spangenberg HC, et al. Perioperative mortality after non-hepatic general surgery in patients with liver cirrhosis: an analysisi of 138 operations in the 2000s using Child and MELD scores. J Gastrointest Surg. 2011; 15: 1–11.
2) Rahbari NN, Koch M, Zimmermann JB, et al. Infrahepatic inferior vena cava clamping for reduction of central venous pressure and blood loss during hepatic resection: a randomized controlled trial. Ann Surg. 2011; 253: 1102-10.

〈大城正哉〉

1. 各科麻酔

▶ 1 外科

膵頭十二指腸切除

P O I N T

- 長時間で侵襲の大きな手術であり，不測の事態を想定したモニタリングと輸血の準備を行う．
- 術前から術後にかけて DIC 徴候に注意する．
- 術前から術後にかけて血糖値とインスリンのコントロールを行う．

術前

- 膵頭十二指腸切除術は膵頭部領域の悪性腫瘍や感染性膵壊死，出血性膵炎に対して施行される．最も難度が高い手術の1つであり，周術期合併症の頻度はいまだ高率である[1]．
- 長時間で侵襲の大きな手術であるため，標準的なモニタリングに加え観血的動脈圧と中心静脈圧を測定する
- 術前に電解質やアルブミン，腎機能，肝機能，血糖値を確認する．また，膵液流出により DIC をきたしていないか確認する．
- 糖尿病を合併していることが多く，その場合は糖尿病合併患者の麻酔管理を行う．

麻酔

- 硬膜外麻酔併用全身麻酔（T7〜10）で行われることが一般的である．
- 術中，膵液漏出による DIC 予防のためタンパク分解酵素阻害薬（エフオーワイ〔フサン®〕）を持続投与することがある．
- 手術内容（膵全摘，膵尾部切除）により術中インスリン分泌量が急激に減少することがある．術中，尿糖・尿ケトン・血糖・血清 K・乳酸のチェックは頻回に行い，必要に応じてインスリンと糖の投与を行う．

術後

- 基本的に胃切除に準ずる．
- 血糖値とインスリンのコントロールは継続する．
- 膵液瘻および膵液漏出によって惹起される腹腔内出血や腹腔内膿瘍は手術関連死亡につながる重篤な合併症であり注意が必要である．

参考文献
1) Aoki S, Miyata H, Konno H, et al. Risk factors of serious postoperative complications after pancreaticoduodenectomy and risk calculators for predicting postoperative complications: a nationwide study of 17,564 patients in Japan. J Hepatobiliary Pancreat Sci. 2017; 24: 243-51.

〈大城正哉〉

1. 各科麻酔

➤ 1 外科

イレウス・腸切除

POINT

- イレウス発症の時間を確認し，全身性炎症反応症候群（SIRS）・多臓器不全（MOF）・播種性血管内凝固症候群（DIC）の有無を確認する．
- 循環血液量は不足していると考え，確実な太い静脈ルートを確保後に導入する．
- イレウス患者はフルストマックとして導入法を選択する．
- 循環動態維持のために適切な輸液，輸血，カテコラミンを投与する．
- 術後も呼吸・循環管理を行い，SIRS・MOF・DIC の徴候に注意する．

術前
- イレウスは一般的に機械性と機能性に分類され，機械性は単純性と複雑性にさらに分類される．広義の絞扼性は複雑性イレウスに分類される．
- 絞扼性イレウスの場合，発症〜絞扼解除までの時間と感染の程度によって予後が左右される[1]．
- 絶食時間が守られていてもフルストマックとして扱い，気道確保は迅速導入や意識下挿管を選択する．
- 腸管機能の低下により術前からの循環血液量減少状態となっているため，麻酔導入までに補正を行う．導入により循環動態が不安定となることが多いため，導入前に末梢静脈ライン 2 本と観血的動脈圧ラインを挿入しておく．必要なら中心静脈ラインを挿入する．
- SIRS・MOF・DIC の有無をチェックする．

麻酔
- 可能であれば硬膜外麻酔併用全身麻酔で行うが，手術開始を優先する状況の場合は全身麻酔のみで行い，術後に神経ブロックや iv-PCA で鎮痛を図る．
- 麻酔維持は吸入麻酔や静脈麻酔のどちらでも可能であるが，笑気は腸管拡張が生じるため使用しない．
- 循環動態が安定しているようにみえても導入後に不安定となることが多いため，循環動態への影響が少なく調整性がよい麻酔薬を選択する．
- 腹腔内操作を行うには十分な筋弛緩が必要であり，筋弛緩モニターを使用しながら閉腹まで適切な筋弛緩が得られるよう調節す

る.

- 絞扼性イレウス発症から時間が経過している場合は血管の透過性が亢進しているため,術中から術後にかけて多量な細胞外液やアルブミン,輸血投与を行う必要がある.また,血圧維持のためにカテコラミンを使用する.

術後

- 術後鎮痛のため硬膜外麻酔,神経ブロック,iv-PCA を行う.
- 循環動態が安定していたら十分な鎮痛を得た後に抜管する.
- 呼吸・循環動態が不安定ならば,抜管せずに集中治療室へ帰室する.帰室後も呼吸・循環管理を行い,DIC や MOF の徴候に注意する.

memo

腸間膜牽引症候群: 腸間膜の牽引により腸間膜血管の内皮細胞から血管拡張物質(プロスタサイクリン PGI_2)が放出されたり,腸間膜の肥満細胞からヒスタミンが放出されることにより,顔面紅潮(全身発赤はない),血圧低下,頻脈が起こる.輸液負荷と血管収縮薬,NSAIDs で対応することにより約 30 分程度で改善する.術中のアナフィラキシーとの鑑別が大切となる[2].
副交感神経反射: 開腹して腸管操作を始めると,副交感神経反射により徐脈や血圧低下が起こる場合がある.予防は腸管操作までに十分な麻酔深度にしておく.発生した場合は,輸液負荷と血管収縮薬,アトロピンで対応する.
フルストマック: 6 時間以内に経口摂取している患者 /イレウス,上部消化管狭窄(腫瘍による狭窄も含む),胃全摘後,多量の腹水,高度肥満,妊婦の患者 /最終飲水飲食時間が不明な患者(意識障害,外傷)→胃内容物の逆流や誤嚥の可能性を考え,迅速導入や意識下挿管を行う.

参考文献
1) 東海林安人, 平 康二, 中村 豊, 他. 絞扼性イレウスの症例の検討. 日本腹部救急医学会雑誌. 2007; 27: 549-52.
2) Takada M, Taruishi C, Sudani T, et al. Intravenous flurbiprofen axetil can stabilize the hemodynamic instability due to mesenteric traction syndrome--evaluation with continuous measurement of the systemic vascular resistance index using a FloTrac® sensor. J Cardiothorac Vasc Anesth. 2013; 27: 696-702.

〈大城正哉〉

1. 各科麻酔

▶ 1 外科

腹腔鏡下胆嚢摘出・腹腔鏡下結腸切除

POINT

- 気腹や手術体位による呼吸・循環への影響を考慮する.
- 気腹による合併症に配慮する.
- 創部に合わせて術後鎮痛を検討する.

術前

- 数カ所の小切開創であるため術後痛が軽度で, 早期離床と退院が可能となることから腹腔鏡手術は増加している[1]. 消化管, 婦人科, 泌尿器科, 血管などの広い領域で腹腔鏡下手術が行われるようになってきている.
- 数カ所に小切開を加えトロッカーを挿入後, 二酸化炭素 (CO_2) を送気し腹腔内圧が 5〜15mmHg になるよう維持し術野を確保する.
- 気腹による呼吸循環動態の変化に耐えうるか, 呼吸機能・心機能を評価する.
- 腹腔鏡下手術における術後の利点と術中の欠点のバランスを考え, 手術法を選択する.

麻酔

- 麻酔は気管挿管による全身麻酔で行う.
- 麻酔維持は吸入麻酔や静脈麻酔のどちらでも可能である.
- 気腹中は十分な筋弛緩薬の投与が必要である. 筋弛緩薬が不十分であると術野が十分にとれず, 気腹圧を上げなければならないため, 術後筋肉痛の原因となる.
- 手術部位に応じて術野を確保する目的で体位変換が行われる.
- 血行動態変化は, 気腹開始・終了時や患者体位変換時に, 麻酔, 高 CO_2 血症が複合して起こる. 低心機能の患者では血行動態変化が強くなり, 心臓合併症を起こしやすい[2]. **memo**
- CO_2 の吸収により高 CO_2 血症となって交感神経が刺激され, 血圧や心拍数, 心拍出量が増加する. 正常な CO_2 を保つため, 分時換気量を増加させる (1 回換気量より換気回数を増やし対応する).
- 循環血液量が不十分だと気腹により血圧低下が起こり尿量が減少するため, 気腹までに十分な輸液を行う.
- 気腹による呼吸・循環への影響と合併症を常に考えた麻酔維持を行う.

術後
- 術場抜管が一般的である．バランス麻酔による覚醒のよい麻酔法を選択し十分な鎮痛を得た後に抜管する．
- 術後鎮痛のための硬膜外麻酔は，症例に応じて検討する．胆嚢摘出であればその他の鎮痛法で十分鎮痛は可能である．結腸切除の場合，検体を体外に出す際に小切開を加えるため硬膜外麻酔を行った方がよい．

> **気腹による影響**：①呼吸器系…腹腔内圧上昇（機能的残気量の減少，換気血流不均衡，気道内圧上昇，無気肺形成〔低酸素血症〕），CO_2 送気（高 CO_2 血症，低酸素血症）
> ②循環器系…高 CO_2 血症による交感神経刺激（血圧上昇，心拍数上昇，心拍出量上昇，不整脈）
> **皮下気腫**：トロッカーと腹壁の間に CO_2 ガスが漏れ出ることにより生じる．皮下気腫は徐々に吸収され高 CO_2 血症や呼吸性アシドーシスの原因となる．気腹開始後，一度プラトーに達した後に $EtCO_2$ が再度上昇する場合は皮下気腫を考える．術後，皮下気腫が小範囲であれば問題ないことが多いが，疼痛の原因となることがある．また，皮下気腫が広範囲で呼吸器疾患を有する患者の場合，抜管後の呼吸仕事量の増加を避けるため高 CO_2 血症が改善するまで呼吸器管理が必要なこともある．
> **体位による影響**：①頭高位（逆 Trendelenburg 体位）…上腹部の手術で行われる．静脈還流量が減少（頻脈，血圧低下，心拍出量低下，尿量減少）→昇圧薬や輸液負荷で対応する．
> ②頭低位（Trendelenburg 体位）…下腹部の手術で行われる．気腹による影響と重力の影響を受ける（血圧上昇，機能的残気量減少，無気肺の増加，低酸素血症）．
> **気腹による主な合併症**：穿刺針やトロッカー挿入時の血管や腸管損傷/気腹により静脈還流量が減少するため低血圧/皮下気腫，縦隔気腫，気胸/気管支挿管/ガス塞栓，血栓塞栓症（骨盤内の血流うっ滞により血栓ができやすくなるため）
> **吊り上げ式腹腔鏡下手術[3]**：気腹による腹腔鏡下手術では，CO_2 送気による影響や合併症を考慮しなければならない．リスクが高い患者（呼吸・循環系に予備能がない患者）には吊り上げ式の腹腔鏡下手術が行われることがある．気腹による影響はないが，気腹に比べ視野が不十分であるため技術的困難は増える．

参考文献
1) 山川達郎, 酒井 滋, 石川泰郎, 他. 腹腔鏡下胆嚢摘出術の手技. 臨床外科. 1990; 45: 1255-9.
2) 加藤清司. 腹腔鏡手術における麻酔管理上の問題点. 日本外科系連合学会誌. 1995; 20: 377-80.
3) 栗原克己, 永井秀雄. 吊り上げ式腹腔鏡下胆嚢摘出術のクリニカルパス. 日本内視鏡外科学会雑誌. 2000; 10: 393-7.

〈大城正哉〉

1. 各科麻酔

▶ 2 胸部外科

肺切除

POINT

- 肺切除は，部分切除，区域切除，肺葉切除，肺全摘などがある．
- 肺切除では分離肺換気，水封入試験について理解する必要がある．
- 胸腔鏡下または開胸での手術が行われ，術後鎮痛の考慮が必要である．

術前

- 肺手術を受ける患者は喫煙者が多く，それに伴う閉塞性肺障害などの呼吸器合併症が存在することが多い．
- 喫煙は術後の呼吸合併症を増加させるので，術前から禁煙を指導すべきであるが，1週間程度の禁煙はかえって呼吸器合併症を増加させるといわれており，それ以上の禁煙期間をもうけることで，呼吸器合併症が減少するといわれている．
- 麻酔計画は全身麻酔に胸部硬膜外麻酔または傍脊椎ブロックを併用するのが一般的である．全身麻酔は低酸素性肺血管収縮（hypoxic pulmonary vasoconstriction：HPV） memo1 を考慮してTIVA で行われることが多いが，吸入麻酔薬を用いても臨床的には問題ない．

memo1　無気肺が生じると，その部位の肺血管抵抗が増加して血流が減少し，換気されている部分の血流が増加する現象であり，シャント血流を減少させて動脈血酸素分圧を保つ自動調節機構を指す．吸入麻酔薬はHPV を抑制し，一方で静脈麻酔薬はほとんど抑制しないため，肺手術では静脈麻酔薬が酸素化に有利であるといわれていたが，近年は臨床上どちらの麻酔薬を選択しても大きな差はないといわれている．

麻酔

▶麻酔導入

① 末梢静脈ラインを確保する（20〜18G：1〜2本）．
② 硬膜外麻酔を使用する場合は，導入前に施行する（T4〜7 を目標に）．傍脊椎ブロックを使用する場合は，術後抜管前に施行してもよい．
③ 麻酔導入．
④ 気管挿管する．術中に分離肺換気が必要であるので，ダブルルーメンチューブ memo2 ，または気管支ブロッカー memo3 を使用する．この際，留置位置が不適切であると，術中に分離肺換気ができないばかりか，換気そのものが不能になってしまう可能性があるので，気管支ファイバーでしっかり確認する．
⑤ 動脈圧ラインを確保する（手術側と反対側の橈骨動脈が望ましい）．

⑥体位（側臥位）をとる．この際，挿管チューブの位置がずれたり，場合によっては抜けてしまう可能性があるので，気管支ファイバーで留置位置を再度確認する．

ダブルルーメンチューブは右用と左用があるが，左肺全摘以外では通常左用チューブを使用することが多い．チューブの先端側には青色のカフ，気管開口部には白色のカフがついている．気管挿管の手順は，まず喉頭鏡を用いて先端が声門を通過するまで挿入する．次にスタイレットを抜去後，気管支ファイバースコープを青カフ側に挿入し，気管軟骨およびチューブ先端の両方が確認できる位置に調整し，挿入する気管支の方向にチューブをひねりながら愛護的に進める．気管支ファイバーをガイドにして盲目的に挿入する方法は，気管損傷やファイバーの破損につながるので，避けるようにする．

気管支ブロッカーは，シングルルーメンチューブの挿管後に，気管支ファイバースコープを用いて目的部位に留置する（右または左主気管支が多い）．気管支ブロッカーは，ダブルルーメンチューブに比べて分泌物・膿・血液の流入を完全には防止できず，また肺の虚脱が迅速には行えないが，術中に急遽分離肺換気が求められた際に迅速に施行できる点や，サイズがバリエーションに富んでおり，小児でも使用可能である点が強みである．

▶胸腔鏡下肺部分切除の麻酔と手術の実際

①第4〜7肋間の側胸部に3〜4カ所の小切開を加え，トロッカーを挿入後，胸腔鏡や鉗子を挿入する．執刀前から分離肺換気を開始しておくことで，肺損傷を防ぐことができる．

②自然気胸の症例では，リーク部位の確認が必要であるため，生理食塩水を用いて水封入試験（water-seal test） memo4 を行う．

③エンドカッターで肺部分切除を行い，切除組織はトロッカーから摘出する．

④リーク残存の有無を確認するために，再度水封入試験を行う．リークがないことを確認したのち，トロッカーを抜去して閉創する．

リークテストともいわれる．胸腔内を生理食塩水で満たし，気管内に15〜30mmHgの圧をかけながら，空気の漏れる部位を検索する．極度の高圧をかけると新たなリークを作ってしまう可能性があるため，愛護的に行う．また，十分に膨張すると，胸腔鏡下手術ではリーク部位が確認しづらくなることがあるため，適宜脱気と再加圧を繰り返す．

▶肺切除の麻酔と手術の実際

①第5肋間後側方切開にて開胸する．執刀前から分離肺換気を開始しておくことで，肺損傷を防ぐことができる．

②肺門部前面の胸膜を切開し，切除部位の責任血管である肺静脈および動脈を結紮・切離する．この操作の際に肺葉が牽引されることにより，ダブルルーメンチューブや気管支ブロッカーの位置がずれることがある．したがって，急に患側肺が膨張したり換気不

全に陥った場合は，チューブまたはブロッカーの位置異常を疑い，気管支ファイバーで速やかに確認する.

③続いて責任気管支を切離する. 断端を縫合閉鎖後，リークの有無を確認するために水封入試験を行う.

④縦郭リンパ節の郭清が追加される場合がある.

⑤ドレーンは皮切部より尾側の第6～7肋間から2本挿入される. 通常，前方に留置されたものは排気用，後方に留置されたものは排液用である. 吸引圧ボトルにドレーンを接続し，閉創する.

▶肺全摘術の麻酔と手術の実際

①ダブルルーメンチューブで分離肺換気を行う場合は，患側と反対側用のチューブを使用する.

②第5肋間後側方切開にて開胸する. 執刀前から分離肺換気を開始しておくことで，肺損傷を防ぐことができる.

③肺門部の胸膜を切開・剥離し，主肺動脈，上下肺静脈および主気管支を露出させる.

④上下肺静脈および主肺動脈を結紮・剥離する.

⑤主気管支を剥離・切断し，断端を縫合閉鎖する. この際，患側の主気管支に挿管チューブや気管支ブロッカーが留置されていた場合，一緒に切離されてしまうので，気管支切離前に気管支ファイバーで十分に確認し，位置調整をしておく.

⑥水封入試験を行う.

⑦上縦隔，後縦隔および気管分岐部リンパ節郭清が行われる.

⑧胸腔ドレーンを1本留置し，閉創する. 肺葉切除とは異なり，低圧持続吸引は行わない.

術後

▶抜管時の注意点

● 抜管時の過度な気道内圧の上昇により，切離断端や肺瘻が開いてしまう場合がある. 過度の気管内サクションや加圧抜管は避け，愛護的な抜管を心がけるべきである.

● 気管内分泌物が多い場合には，覚醒前の十分な麻酔深度下で，気管支ファイバーを用いて分泌物の除去を行うとよい.

▶術後鎮痛

● 肋間開胸手術は強い術後疼痛をもたらす.

● 不十分な鎮痛は喀痰排泄障害や換気不全による不十分な酸素化，無気肺など様々な呼吸器トラブルを引き起こすので，可能な限り硬膜外麻酔や傍脊椎ブロックを用いて確実な鎮痛を心がけるべきである.

参考文献 1) 正岡 昭, 監修, 藤井義敬, 編. 呼吸器外科学. 4版. 東京: 南山堂; 2009.

〈呉　健太〉

1. 各科麻酔

▶ 2 胸部外科

漏斗胸手術

> **POINT**
> - 漏斗胸手術である Nuss 法の術式と周術期合併症を理解する．
> - 術前には高度の胸郭変形と側彎による拘束性心肺機能障害や気道狭窄の合併，肺ブラや Marfan 症候群の合併の有無を把握しておく．
> - 術後痛は非常に強いため十分な鎮痛計画を立て術後呼吸器合併症発生の予防に努める．

▶ Nuss 法

- 両側小開胸して気胸をつくり，プレートを縦隔に進めて翻転し，両端を皮下に埋入する（図1）．
- 傷が小さく短時間で済むが，プレート挿入・翻転時に不整脈や血圧低下が生じやすく，肺や心臓を損傷する危険もあるため侵襲度は高い．術後痛が非常に強い．

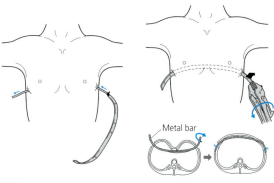

図1 Nuss法 (Nuss D, et al. J Pediatr Surg. 1998; 33: 545-52[1])

術前
- 以下の項目を評価する．
  - 高度の胸郭変形と側彎による縦隔臓器（心臓，大血管，気道，肺）の圧迫
  - 肺ブラ
  - Marfan 症候群に伴う心血管病変
  - 仰臥位で呼吸苦の有無，運動耐用能

麻酔
- 全身麻酔と禁忌がなければ硬膜外麻酔を併用.
- 分離肺換気は必須ではない.
- 気道狭窄症例は慎重に麻酔導入する.
- 心血管リスク症例はプレート挿入・翻転時の血圧変動が大きくなるため観血的動脈圧ラインと中心静脈カテーテル挿入を考慮.
- 終了後は胸腔閉鎖前に肺を十分加圧して胸腔内を脱気し気胸を防ぐ.

術後
- 術後痛が非常に強く,不十分な鎮痛では浅呼吸から無気肺を生じ肺炎などの呼吸器合併症を引き起こす.
- NSAIDs,オピオイド,硬膜外鎮痛など作用機序の異なる鎮痛薬を併用した balanced analgesia を実践する.

参考文献
1) Nuss D, Kelly Jr RE, Croitoru DP, et al. A 10-year review of a minimally invasive technique for the correction of pectus excavatum. J Pediatr Surg. 1998; 33: 545-52.

〈鷹架健一〉

1. 各科麻酔

➤ 2 胸部外科

縦隔腫瘍手術

POINT

● 巨大縦隔腫瘍は全身麻酔時に致命的な呼吸循環不全をきたし得るため，術前にリスクを見極め綿密な麻酔計画を立てる．

● 胸腺腫は最も頻度の高い縦隔腫瘍で，その30％に重症筋無力症を合併する．重症筋無力症は麻酔管理上特別な配慮が必要となる（Ⅱ-3-13．重症筋無力症〔395頁〕参照）.

術前
● 周囲構造物（気道，心・大血管）を圧排する巨大縦隔腫瘍は麻酔導入，体位変換，手術操作を契機に致命的な呼吸循環不全をきたし得るため，術前にリスクを見積もる（表1）.

● 高リスク患者の術前説明では，家族や看護師同席のもと，死亡や低酸素脳症についても説明を行い，文書でインフォームドコンセントを得る．覚醒下挿管や局所麻酔下ルート確保の協力を得る.

表1 縦隔腫瘍リスク分類

低リスク	体位で変動しない無〜軽度の症状 画像上周囲構造物の圧排所見なし
中リスク	体位で変動する軽度〜中等度の症状 気管の圧排50％未満
高リスク	体位で変動する喘鳴・チアノーゼといった重度の症状 気管の圧排50％以上，気管・気管支共に圧排 心嚢液貯留，上大静脈症候群

(Blank RS, et al. Can J Anesth. 2011; 58: 853-67[1] より改変)

麻酔
● 高リスク例の麻酔管理を把握しておく.

● 最も危険な麻酔導入前までに体外循環の送脱血管と必要な動静脈ルートの確保を済ませる（上大静脈圧排ある場合，静脈ルートは下肢に）.

● 起座位や側臥位など呼吸苦のない体位で麻酔導入する.

● 安易な調節呼吸への移行や筋弛緩薬投与によって換気不能に陥る可能性があるため，自発呼吸を維持する.

● 挿管チューブは複数種類用意しておき，気管支鏡で留置位置を決定する.

● 最初換気可能でも，体位変換，手術操作をきっかけに換気不能となり得るため最後まで気を抜かない.

術後
- 抜管は気管支鏡で気管狭窄の消失を確認して慎重に行う.
- 胸骨正中切開では術後痛は少ない.
- 硬膜外鎮痛は有効だが, 体外循環でヘパリン使用するためカテーテル留置は前日にする.

参考文献
1) Blank RS, De Souza DG. Anesthetic management of patients with an anterior mediastinal mass: Continuing Professional Development. Can J Anesth. 2011; 58: 853-67.

〈鷹架健一〉

1. 各科麻酔

➤ **3 血管外科**

腹部大動脈瘤手術

POINT

- 腹部大動脈瘤手術は，腹部大動脈置換術または大動脈ステント留置術（endovascular aortic repair: EVAR）の2種類に大別され，侵襲度が大きく異なる.
- 腹部大動脈瘤手術を受ける患者は，動脈硬化性病変による合併症を有することが多く，その術前評価と対策が必要になる.
- 腹部大動脈置換術では，大動脈遮断後や遮断解除後の急激な血行動態変化に注意しなければならない.
- EVAR では造影時の呼吸管理，デバイスを留置（deploy）する際の血行動態管理に注意しなければならない.
- 腹部大動脈置換術では全身麻酔が選択されるが，EVAR では全身麻酔のほかに局所麻酔も選択肢に挙がる. ただし，それぞれの麻酔方法の功罪を理解しなければならない.

術前
- 瘤のある部位，大きさ，性状を把握する.
- 腹部大動脈置換術では大動脈の遮断部位と分枝血管の位置関係を，EVAR ではステントグラフトが大動脈に接合する部位（ランディングゾーン）とそれに関連する分枝血管との位置関係を把握する.
- 腹部大動脈瘤の患者は全身性の心血管系疾患を合併していることが多く，約40%に冠動脈疾患を有していると報告されており[1]，血行動態変化が激しい大動脈置換術では術前の心機能精査をすべきである.
- 一方，EVAR では周術期心血管イベント発生リスクは低〜中程度とされており[2]，自覚症状がなく運動耐容能が保たれていれば，心電図以外の心機能検査は必要ない. しかし，心血管系疾患の危険因子を複数有するような場合は症例に応じて追加検査が必要である.
- 周術期の腎機能障害リスク（腎動脈より高位での遮断，造影剤の使用）は高く，術前腎機能をしっかりと把握する.

麻酔
▶ **腹部大動脈置換術**
1）麻酔管理のコツ
- 全身麻酔と必要に応じて硬膜外麻酔を併用する. 吸入麻酔または静脈麻酔のどちらでも可能であり，術後早期回復のために短時間作用型の薬剤を選択するとよい.
- 気管挿管などの侵襲刺激による高血圧や頻脈による動脈瘤の破裂

に注意が必要であり，十分な鎮静・鎮痛を保つことが重要である．逆に，末梢血管病変のため著明な低血圧を示すことも多い．さらに，大動脈の遮断および遮断解除時にも急激な循環変動が生じる．これらの血行動態変化に迅速に対処するために，血管収縮薬（フェニレフリン，エフェドリン，ノルアドレナリンなど）や血管拡張薬（ニトログリセリン，ニカルジピンなど）をすぐに投与できるように，麻酔導入前から十分に準備しておくことを忘れてはならない．

2）腹部大動脈置換術の麻酔と手術の実際

① 硬膜外麻酔を併用する場合は手術前日に施行することが望ましい．
memo1

② 確実な末梢静脈ラインの確保（20G 以上）．

③ 動脈圧ラインの確保（20G が望ましいが，末梢血管病変のため困難な場合が多い）．

④ 麻酔導入後，気管挿管で確実な気道確保を行う．この際麻酔深度が不十分だと著明な血圧上昇を引き起こし，動脈瘤が破裂する可能性もあるため，フェンタニルやレミフェンタニルで十分な鎮痛を図る（効果部位濃度 5ng/mL 程度を目標）．

⑤ 必要に応じて経食道心エコー（TEE）を挿入．特に心疾患を合併している場合（例：重度の大動脈弁逆流症）は有用である．

⑥ 太い末梢静脈ラインの確保（18G 以上）．

⑦ 中心静脈ラインの確保（右内頚静脈アプローチが容易かつ安全である）．

⑧ 腹部正中切開で手術開始．この際著明な疼痛刺激が生じるため，手術開始前からオピオイドや硬膜外麻酔を用いて十分な鎮痛を図る．

⑨ 腹部大動脈の露出および腸骨動脈の露出．この際，動静脈の損傷をきたすこともあるので，注意深く術野を観察する．

⑩ 大動脈遮断の準備ができたら，50〜100 単位 /kg のヘパリンを中心静脈ラインより投与し，活性化凝固時間（ACT）が 200 秒を超えたことを確認したら大動脈瘤の中枢側および末梢側を遮断する．遮断に伴い，心臓には著明な後負荷がかかり，遮断部位より中枢側の血圧上昇を認める．低心機能症例では心不全を認めることもあり，カテコラミン（ドパミンなど）が必要となる場合もある．したがって，大動脈遮断前から血管拡張薬（ニトログリセリンなど）を用いて，後負荷を軽減しておくとよい．

⑪ 大動脈中枢側と人工血管の吻合が終了したのち，中枢側の遮断が解除される．人工血管が血液で満たされたら人工血管の末梢側が遮断される．この際，一過性の高度の血圧低下が生じるので，吻合終了までに十分な輸液負荷をする必要がある．輸液量の目標としては，1 回拍出量変動（stroke volume variation：SVV）が 9〜14％となるよう調整するとよい[3]．血圧低下が生じた際には輸液・

⑫輸血および昇圧薬（フェニレフリン，ノルアドレナリン）で対処するが，血圧低下が著しい場合は，術者に伝えて再度大動脈を遮断してもらうことも考慮する．
⑫末梢側吻合が終了すると再度遮断解除され，一過性の血圧低下をきたすため，中枢側の場合と同様に遮断解除までの輸液負荷と昇圧薬の準備をする．
⑬下腸間膜動脈から逆流性の血液を認める場合や腸管の色調変化を認める場合には，下腸間膜動脈の再建を必要とする場合がある．
⑭通常，大動脈の遮断開始時より血液ガス分析では一過性の乳酸値の上昇や代謝性アシドーシスの進行を認めるが，すべての吻合が終了し血行再開すればこれらは改善する．改善が認められない場合は下肢や腸管の虚血を示唆している場合があるため，このような場合には速やかに術者に報告するとともに，下肢や腸管の色調を注意深く観察する．
⑮吻合が終了したら，プロタミン投与によるヘパリンの中和を行う．投与量の目安としては，投与したヘパリン100単位に対してプロタミン1～1.3mgを投与する．
⑯止血，閉創．
⑰手術終了後，呼吸および循環動態，止血状態，体温などを確認した上で抜管する．ただし手術侵襲が大きく，全身合併症を有することも多いため，無理に手術室抜管にこだわる必要はない．

硬膜外麻酔の併用：腹部大動脈置換術における硬膜外麻酔の併用は非常に有用である．しかし，心血管合併症のため術前から抗血小板薬や抗凝固薬を投与されている患者も多く，硬膜外麻酔の施行が制限されることも少なくない．手術中はヘパリンを使用するため，硬膜外麻酔は手術前日に血小板数や凝固能を確認したのち施行すると安全である．

▶EVAR

1）麻酔管理のコツ

- EVARは大動脈置換術と比べて低侵襲手術であり，血行動態変化も比較的少ない．したがって，全身麻酔または局所麻酔どちらでも施行可能であるが memo2 ，患者の全身状態が良好であれば全身麻酔を第一選択とする（完全呼吸停止下での正確な造影による診断およびデバイスのdeployに有利である）．
- また，腹部大動脈瘤破裂などの緊急事態に備え，開腹手術への移行も念頭に入れた準備も怠らない．さらに，造影剤腎症を防ぐため術前から十分な輸液をする．

全身麻酔 vs 局所麻酔

〈全身麻酔〉
- 完全な呼吸停止が可能である.
- 術中のストレスを軽減できる(長時間の姿勢維持など).
- 緊急開腹手術へ迅速に移行できる.
- 術中に TEE を使用することが可能であり,心機能やエンドリークなどの評価ができる.
- ハイリスク患者では呼吸・循環の変動が大きくなる場合がある.

〈局所麻酔〉
- 全身麻酔に比べ侵襲が少なく,手術室滞在時間,ICU 滞在時間,入院期間が短い.
- 自発呼吸が温存できるため,呼吸機能障害や心機能障害患者に対して有効である.
- 血管造影中やステントグラフト留置中に,完全な呼吸停止が困難な場合がある.
- 長時間同じ姿勢を維持しなければならないため,患者が苦痛を訴える場合がある.
- 緊急開腹手術時に気道確保が必要となり,執刀開始が遅れてしまう.
- 術中 TEE の使用が困難である.

2) EVAR の麻酔と手術の実際(図 1)

①モニターを装着し,静脈ルートを確保する(20G 以上).
②橈骨動脈に動脈ラインを確保する(20G が望ましい).
③麻酔導入し気道確保(全身麻酔: 気管挿管,局所麻酔: 酸素マスク).
④太い静脈ライン(18G 以上)と中心静脈ライン(必ずしも必要ではない)を確保する.
⑤手術開始,鼠径部を小切開し大腿動脈を露出することでアクセスルートを確保する.
⑥対側大腿動脈または上腕動脈に造影用シースを挿入.
⑦造影用シースから pig tail カテーテルを挿入して動脈瘤を造影し,ステントグラフトの留置位置を決定する.この際,呼吸を停止させることで,造影イメージの滲みを防ぐことができる.
⑧ヘパリンを 50〜100 単位/kg 投与し,ACT 200〜300 秒を目標とする
⑨ ACT 延長を確認したのち,デバイスアクセスルートからステントグラフトを挿入する.
⑩メインのステントグラフトを目標位置に deploy する.この時,高血圧は避ける.
⑪次にステントグラフトの脚を deploy する.この時,高血圧は避ける.
⑫中枢側および末梢側のランディングゾーン,ステントグラフトの接合部をバルーンで圧着する.この際,一過性の高血圧と後負荷の増大を認めるので注意する.

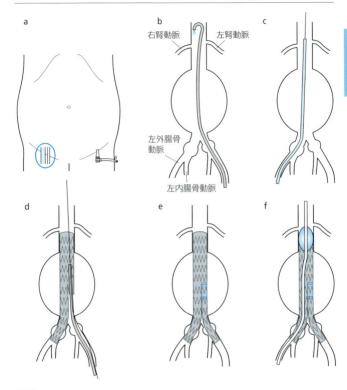

図1 EVARの流れ

⑬再度血管造影を行い，エンドリークがないことを確認する．
⑭ステントグラフト留置後にシースを抜去し，動脈切開部を吻合した後，プロタミンを投与してヘパリンを中和する．投与量の目安としては，投与したヘパリン100単位に対してプロタミン1〜1.3mgを投与する．
⑮鼠径部の小切開部位を縫合閉鎖し手術終了となる．
⑯全身麻酔の場合，呼吸・循環動態，体温が正常であれば，覚醒させ抜管する．

術後
- 腹部大動脈置換術は術後疼痛が強大である．術後鎮痛は硬膜外麻酔がよいが，施行不可能の場合はフェンタニルのiv-PCAや末梢神経ブロック（腹横筋膜面ブロックなど）で対処する．
- 一方EVARは鼠径部の小切開のみであり，術後鎮痛はごく少量のオピオイドとNSAIDsやアセトアミノフェンの投与で十分である．

- EVARの麻酔で，全身麻酔と局所麻酔では後者の方が低侵襲と考えられるが，現状では周術期死亡率に有意差は認められない[4].

参考文献

1) Hertzer NR, Beven EG, Young JR, et al. Coronary artery disease in peripheral vascular patients. A classification of 1000 coronary angiograms and results of surgical management. Ann Surg. 1984; 199: 223-33.

2) 2014 ESC Guidelines on the diagnosis and treatment of aortic disease. Eur Heart J. 2014; 35: 2873-926.

3) 山岸昭夫, 国沢卓之, 黒澤 温, 他. 腹部大動脈 - 大腿動脈人工血管置換術における大動脈遮断解除前後のSVV変動と循環動態の検討. 麻酔. 2010; 2: 197-201.

4) Parra JR, Crabtree T, McLafferty RB, et al. Anesthesia technique and outcomes of endovascular aneurysm repair. Ann Vasc Surg. 2005; 19: 123-9.

〈呉 健太〉

1. 各科麻酔

➤ 3 血管外科

胸部大動脈瘤手術

P O I N T

- 胸部大動脈瘤手術は大きく分けて，大動脈置換術（本稿では上行・弓部・下行大動脈置換術について述べる）と胸部大動脈ステント留置術（thoracic endovascular aortic repair: TEVAR）に分けられる．
- 大動脈置換術では，それぞれの術式と体外循環確立方法の理解が重要である．
- 弓部大動脈置換術では，中枢神経系モニタリングと脳保護法の理解が必要である．
- 下行大動脈置換術では，分離肺換気と脊髄虚血への対策が必要である．
- TEVAR では，術式の理解と脊髄虚血への対策が必要である．

術前

- 瘤のある部位，大きさ，性状を把握する．特に，周囲（気管，食道，胸骨など）への圧迫があるかどうかを，CT などでしっかりと把握しておく．
- 大動脈置換術では，体外循環の確立方法（例：送血管・脱血管はどこから挿入するのか，順行性送血か逆行性送血か，脳保護戦略はどうするのか）について，外科医や臨床工学技士らと綿密に話し合っておく．
- 下行大動脈置換術や TEVAR で脊髄虚血が懸念される場合は，術前に脳脊髄液ドレナージ（spinal drainage） **memo** を挿入することもある．また，術中に脊髄機能モニタリングとして motor evoked potentials（MEP）を用いる場合には，それに合わせた麻酔計画（完全静脈麻酔で行う，筋弛緩薬は導入時のみ用いる，など）を立てる．
- TEVAR では，ステントグラフトのランディングゾーン確保のために重要分枝が閉塞する場合には，debranching 手術（図 1）となる場合もあるので，確認しておく．

memo ▶ 脊髄還流圧を上昇させる目的で，脊髄くも膜下腔にドレナージチューブを留置する．「脊髄還流圧＝平均動脈圧—（脳脊髄圧 or 中心静脈圧の高い方）」で規定され，脳脊髄圧を低下させることで脊髄還流圧を上昇させる．ヘパリンの使用を考慮し，手術前日に挿入する．手術中は右房の高さを零点として 10mmHg（13cmH$_2$O）を保つようにするが，10～15mL/h 以上の速度での廃液は避けた方がよい[1]．

JCOPY 498-05536

205

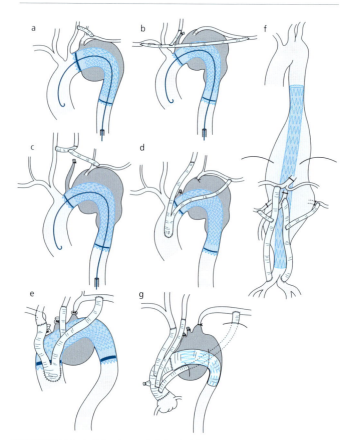

図1 胸部ステントグラフト・ハイブリッド手術

a: 左総頸－左鎖骨下動脈バイパス＋TEVAR（1 debranch＋TEVAR）
b: 右腋窩－左総頸・左腋窩動脈バイパス＋TEVAR（2 debranch＋TEVAR）大腿動脈ならびに右腋窩動脈, 左鎖骨下動脈, 左総頸動脈より送血を施行し, 弓部大動脈を腕頭動脈と左総頸動脈との間で open.
c: 左総頸－左総頸・左鎖骨下動脈バイパス＋TEVAR（2 debranch＋TEVAR）
d: 上行大動脈－左総頸・左腋窩動脈バイパス＋TEVAR（2 debranch＋TEVAR）
e: 上行大動脈－腕頭・左総頸・左腋窩動脈バイパス＋TEVAR（3 debranch＋TEVAR）
f: 腸骨－腹腔・上腸間膜・左右腎動脈バイパス＋TEVAR
g: オープンステントグラフト法（上行・弓部手術を伴う）
上行大動脈と弓部分枝は4分枝付き人工血管にて再建. 下行大動脈には末梢側のみステントを固定したステントグラフトを挿入し, 上行の人工血管と下行に挿入したステントグラフトを, 弓部大動脈にて縫合する.

〔日本循環器学会. 循環器病の診断と治療に関するガイドライン（2010年度合同研究班報告）. 大動脈瘤・大動脈解離診療ガイドライン. http://www.j-circ.or.jp/guideline/pdf/JCS2011_takamoto_h.pdf（2017年12月閲覧）より引用〕

麻酔

▶胸部大動脈置換術

1）麻酔の導入

①大量輸血用の，太い末梢静脈ラインの確保（最低 2 本，20～14G）.

②動脈圧ラインの確保：上行大動脈置換術（右橈骨動脈 1 本），弓部大動脈置換術（両側橈骨動脈と足背動脈の計 3 本），下行大動脈置換術（右橈骨動脈と足背動脈の計 2 本）

＊送血管の位置，循環停止の有無，手術範囲などにより異なることもあるので，事前に術者と話し合っておく.

③気管挿管：上行・弓部大動脈置換術（シングルルーメンチューブ），下行大動脈置換術（ダブルルーメンチューブまたは気管支ブロッカーを用いた分離肺換気）.

＊大動脈瘤によって気管が圧排されている場合，挿入に難渋する可能性がある．この際，力づくで挿入しようとすると破裂する危険性もあるので，慎重に行う.

④ TEE の挿入.

＊食道が動脈瘤によって圧排されている場合があり，無理に挿入しようとすると破裂する危険性がある．したがって，抵抗を感じたら開胸するまでは無理をしない.

⑤中心静脈カテーテルの挿入（右内頚静脈が第一選択）.

⑥肺動脈カテーテルの挿入（右内頚静脈アプローチ）.

2）上行大動脈置換術の麻酔と手術の実際

①胸骨正中切開：術者がストライカーを用いる前に，一時的に呼吸を停止させ，肺を虚脱させておくことで肺損傷を防ぐ.

②心膜切開.

③ヘパリン投与：300 単位 /kg 程度を投与し，ACT が 400 秒以上になることを確認する．ヘパリンを投与すると，10～20mmHg 程度血圧が低下するので，投与直前に血圧を 110mmHg 程度に調整しておくと，送血管の挿入にスムーズに移行できる.

④送血管の挿入：通常，遠位上行大動脈に挿入される．この際，血圧が高いと大動脈解離や破裂が生じる可能性があるので，血圧を下げておく（100mmHg 以下）.

⑤脱血管の挿入：通常，右房からの二段式脱血管 1 本または上下大静脈に 2 本脱血管が挿入される．この際，右房が圧迫され血圧が一時的に低下しやすくなるので，輸液負荷や昇圧薬で対処する.

⑥体外循環開始．Total flow となったら呼吸を停止する.

⑦左室ベント挿入.

⑧心筋保護液注入用カニューレの挿入：大動脈からの順行性注入か，冠静脈洞からの逆行性注入か，または大動脈を切開して選択的に冠動脈に注入するかは，施設や症例により戦略が異なるので，事前に確認しておく.

⑨大動脈遮断：通常，腕頭動脈近位部で遮断が行われるが，著明な

⑩石灰化などで遮断が不可能である場合は，循環停止下で人工血管吻合が行われることもある．

⑩心筋保護液注入：心静止が得られたのち，人工血管の吻合を開始するが，大動脈弁閉鎖不全症や高度の心肥大が存在する場合には，心静止を得るのに難渋する可能性がある．

⑪末梢側および中枢側吻合．

⑫大動脈遮断解除および自己心拍再開．

⑬人工心肺離脱：外科的出血がコントロールされたことを確認し，人工心肺を離脱する．プロタミンを用いて ACT を正常化させるが，それでも出血が持続する場合がある．血液ガスを参考に輸液や輸血をしつつ，血小板数や凝固機能検査を行い，異常が認められるようであれば，凝固因子や血小板の補充を行う．

⑭手術終了．

◇弓部大動脈置換術の麻酔と手術の実際

①胸骨正中切開～ヘパリン投与：上行大動脈置換術と同じ．

②送血管の挿入：送血部位は病態により様々である（上行大動脈，大腿動脈，右腋窩動脈，右鎖骨下動脈）．

③脱血管挿入～心筋保護液注入：上行大動脈置換術と同じ．

④冷却・脳灌流開始：心静止を得られたのち目標温度に達したら，体外循環を中止し，循環停止，選択的脳灌流を開始する．中枢神経モニタリングが異常を示した場合は，選択的脳灌流のカニューレの位置異常などが考えられるので術者に伝える．

⑤吻合：4 分枝人工血管置換術を用いて弓部分枝を個別に再建する．吻合手順は様々であるが，通常は末梢側吻合後に循環再開し，中枢側吻合後に大動脈遮断を解除して自己心拍再開，その後 3 分枝を個別に再建するのが一般的である．

⑥人工心肺離脱～手術終了：上行大動脈置換術と同じ．

◇下行大動脈置換術の麻酔と手術の実際

①脳脊髄ドレナージを用いる際は，前日に挿入するのが望ましい．

②体位：上半身を約 60°，下半身を約 30° 右側に傾斜した体位をとる．

③術中 MEP を用いる際は，麻酔方法は完全静脈麻酔とし，筋弛緩薬は気管挿管時のみ使用する．

④左開胸：分離肺換気で左肺を虚脱させておく．

⑤胸部下行大動脈の剝離と大動脈遮断部位の確保．

⑥ヘパリン投与：100～150 単位 /kg 程度を投与し，ACT 250 秒以上を目標とする．

⑦体外循環の確立：大腿動静脈部分体外循環法（femoro-femoral cardiopulmonary bypass：F-F bypass）を用いる．大腿動脈に送血管が，大腿静脈から右房に向けて脱血管が挿入されるが，TEE を用いて脱血管が正しい位置に留置されていることを確認する．

⑧体外循環開始: 大動脈遮断が可能であれば, 心拍動下で行う.

⑨大動脈遮断: 遮断とともに後負荷が増大するので, 心機能低下患者では心不全になる可能性がある. 遮断前に血管拡張薬を使用しておく.

⑩中枢側および末梢側吻合.

⑪大動脈遮断解除.

⑫人工心肺離脱～手術終了: 上行大動脈置換術と同じ.

▶胸部大動脈ステントグラフト挿入術 (TEVAR)

1) 麻酔の導入

①脳脊髄ドレナージを用いる際は, 前日に挿入するのが望ましい.

②末梢静脈ラインの確保 (1～2 本, 20～16G).

③橈骨動脈に動脈ライン確保する (1～2 本, 20G が望ましい).

④全身麻酔導入, 気管挿管.

⑤中心静脈カテーテル挿入 (右内頚静脈).

⑥必要に応じて TEE 挿入.

2) TEVAR の麻酔と手術の実際 (debranching をしない場合)

①術中 MEP を用いる際は, 麻酔方法は完全静脈麻酔とし, 筋弛緩薬は気管挿管時のみ使用する.

②手術開始, 鼠径部を小切開し大腿動脈を露出することでアクセスルートを確保する.

③対側大腿動脈または上腕動脈に造影用シースを挿入.

④造影用シースから pig tail カテーテルを挿入して動脈瘤を造影し, ステントグラフトの留置位置を決定する. この際, 呼吸を停止させることで, 造影イメージの滲みを防ぐことができる.

⑤ヘパリンを 100 単位/kg 程度投与し, ACT 250 秒以上を目標とする.

⑥ACT 延長を確認したのち, デバイスアクセスルートからステントグラフトを挿入する.

⑦ステントグラフトを目標位置に deploy する. この際, 下流へずれてしまうことを避けるため, 高血圧を避ける.

⑧ステントグラフトをバルーンで圧着する. この際, 一過性の後負荷の上昇を認めるため, 心機能低下患者では注意する.

⑨ステントグラフトを deploy した後は低血圧を避ける. 特に脊髄虚血リスクが高い場合には積極的に血管作動薬を用いて平均動脈圧を高く保つ (75mmHg 以上).

⑩造影でステントグラフトが目的位置に留置できていること, エンドリークがないことを確認する.

⑪血管アクセスを抜去し動脈を縫合閉鎖後, プロタミンを投与し, ACT を正常域に戻す.

⑫患者を覚醒させ抜管. 両下肢の運動および感覚をチェックする.

術後
- 大動脈置換術，特に下行大動脈置換術は術後疼痛が強大である．フェンタニルの iv-PCA や末梢神経ブロック（傍脊椎ブロックなど）で対処する．
- 一方，EVAR は鼠径部の小切開のみであり，術後鎮痛はごく少量のオピオイドと NSAIDs やアセトアミノフェンの投与で十分である．
- 大動脈置換術では，開胸の影響や反回神経麻痺などにより呼吸器合併症をしばしば認める．特に下行大動脈置換術では肺出血を認めることもあり，術後も気管支ブロッカーなどで分離肺換気を継続しなければならないこともある．

参考文献
1) Fedorow CA, Moon MC, Mutch WA, et al. Lumbar cerebrospinal fluid drainage for thoracoabdominal aortic surgery: Rationale and practical considerations for management. Anesth Analg. 2010; 111: 46-58.

〈呉　健太〉

1. 各科麻酔

➤ 3 血管外科

内頚動脈内膜剥離

P O I N T

- 頚動脈狭窄症に対する血行再建には，頚動脈内膜剥離術（carotid endarterectomy: CEA）と頚動脈ステント留置術（carotid artery stenting: CAS）がある[1]．
- 術中の脳虚血は複数のモニターにより評価する．患者の意識もモニターとなる．
- 頚動脈遮断解除後は，血圧上昇を避け過灌流症候群の発生予防と早期発見に努める．

術前
- 頚動脈狭窄は動脈硬化の一病変であるため，合併疾患（冠動脈狭窄，末梢血管疾患，腎機能，糖尿病など）をチェックする．
- 糖尿病では周術期の血糖コントロールに留意する（特に高血糖は脳虚血を悪化させる）．
- 脳循環に対する Powers 分類[2]を把握しておく．Stage II では頚動脈遮断中の低灌流と術後の過灌流のリスクとなる．
    - Stage I: 脳灌流圧を保とうと脳血管が拡張することで脳血流量が増加する
    - Stage II: Stage I の代償機構が限界となり脳血流量が減少し始める

麻酔
- **全身麻酔**: 臨床で用いる全身麻酔薬は脳虚血に対しては脳保護的に働く．運動誘発電位（motor evoked potential: MEP）をモニターする際は吸入麻酔よりも静脈麻酔の方がよい．麻酔導入に伴う血圧低下に対し早期介入するため，導入前に動脈圧ラインを確保する．術中，剥離が終わるまでは脳灌流を保つために血圧は高めに維持する．遮断解除後は血圧上昇を避け，過灌流症候群の発生予防に努める．
- **局所麻酔**: 覚醒下手術であるため虚血のモニターとしてはよいが，脳梗塞・心筋梗塞・術後死亡の発生率は全身麻酔と大差ない．同側の浅頚神経叢ブロック・深頚神経叢ブロックを行う．

術後
- 過灌流症候群の予防と早期発見に努める．
- 過灌流症候群は慢性的に脳血流が低下し自己調節能が消失した脳への灌流回復が原因で生じる．
- 自己調節能が回復するまで数日を要するため，この間は頭痛，局所神経学的徴候，痙攣の発生に注意する．

参考文献 1) 瀬尾勝弘, 角本眞一, 宮脇 宏. 内頚動脈狭窄症に対する内膜剥離術の麻酔管理. In: 内野博之, 編. 神経麻酔 Q&A －エビデンスに基づく最新の知識とテクニックー. 東京: 総合医学社; 2014. p.144-50.
2) Powers WJ. Cerebral hemodynamics in ischemic cerebrovascular disease. Ann Neurol. 1991; 29: 231-40.

〈山口卓哉〉

1. 各科麻酔

▶ 3 血管外科

上腕動脈表在化

POINT

- ①シャント作成による心負荷に耐えられない患者,②ほかにシャント作成ができる場所がない患者では上腕動脈の表在化を行う.
- 局所麻酔のみでも手術は施行可能であるが,術者と相談して全身麻酔,鎮静,腕神経叢ブロックを組み合わせて手術を行う.

術前
- 透析導入前,もしくは透析導入後で他にシャント作成ができる場所がない患者は,腎機能低下が認められるので,それを念頭に置いた術前評価と麻酔計画を立てる(Ⅱ-3-1. 腎機能障害〔363頁〕参照).
- シャントによる心負荷に耐えられないことによる上腕動脈表在化の場合は,上記に加えて心機能低下が認められるので,注意を要する(Ⅱ-3-6. 低心機能患者〔376頁〕参照).

手術
① 皮切は肘部内側から上腕二頭筋内側辺縁に沿い腋窩に向かって10～15cmとし,上腕二頭筋と上腕三頭筋の筋膜が合流した部位の筋膜(図1★)を上腕動脈に沿って切開していく.
② 上腕動脈を正中神経から剥離し,表在化させる.
③ 切開した筋膜を縫合し皮下に上腕動脈を固定する[1,2].

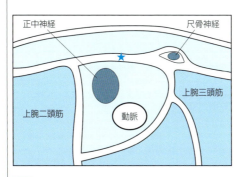

図1 上腕内側の断面図
(當間茂樹. バスキュラーアクセス実践ガイド―写真から学ぶ作り方と考え方. 東京: 東京医学社; 2012 より改変)

麻酔
- 禁忌がなければ全身麻酔単独でもよい.皮切が大きいため術後鎮痛を考慮して長時間作用型の局所麻酔を術野で追加してもらうの

もよい．

▶腕神経叢ブロックで行う場合

- **どの神経のブロックが必要か**：上肢を支配する主要な4神経（正中，尺骨，橈骨，筋皮）と内側上腕皮神経，内側前腕皮神経をブロックする．
- **アプローチはどうするか**：鎖骨上アプローチ（I-5-3．神経ブロック―上肢〔160頁〕参照）や腋窩アプローチを用いる．後者の場合，皮神経のブロックに工夫が必要である．内側前腕皮神経は実際には同定することは難しい．また図2のように小さなコンパートメントの中に存在するが，正中神経や尺骨神経をブロックする際に注入した局所麻酔薬が浸潤してブロックされていることも多い[3]．内側上腕皮神経は肋間上腕神経とともに筋膜より表層の皮下組織に位置する．こちらも細く，超音波での同定は困難である．同部位に4〜5mLの局所麻酔薬の注入でブロックされていることが多い．しかしいずれも皮神経であるため，無理せず術野の局麻をお願いしてもよい．

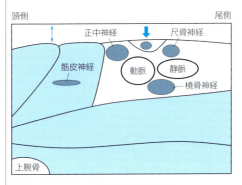

図2 腋窩の超音波画像と内側前腕皮神経

太い矢印は小さなコンパートメント内に存在する内側前腕皮神経を指す．内側上腕皮神経は肋間上腕神経とともに筋膜より表層の皮下組織（両矢印の範囲）に存在する．

参考文献
1) 中本雅彦, 大平整爾. 動脈の表在化. In: 大平整爾, 監修. アクセス作製の基本―初心者が安全・確実につくるために―. 東京: 東京医学社; 2010. p.47-52.
2) 當間茂樹. 上腕での動静脈の表在化（Shunt less）. In: 當間茂樹, 編. バスキュラーアクセス実践ガイド―写真から学ぶ作り方と考え方. 東京: 東京医学社; 2012. p.45-52.
3) 仲西康顕. 実践 末梢神経の探し方. 上肢. 田中康仁, 監修. うまくいく！ 超音波で探す末梢神経― 100%効く四肢伝達麻酔のために. 東京: メジカルビュー社; 2015. p.112-5.

〈山口卓哉〉

1. 各科麻酔

▶ 4 心臓外科

人工心肺下心臓手術

P O I N T

● それぞれの疾患に応じた周術期管理を行うために，循環動態を理解し，病態の把握，術前評価を行う．

● 適切な麻酔管理を行うことで，円滑に人工心肺を開始することができる．

● 人工心肺離脱時の管理目標を理解する．

術前
● 心疾患の病態や重症度を把握するのはもちろん重要だが，外科的治療の対象となる心疾患を有する患者は，心疾患以外にも様々な疾患を高率に合併している．そのため，全身合併症の評価も非常に重要である．

麻酔
● 循環動態の悪化により心不全，心筋虚血，律動異常，低酸素血症を容易に発生してしまうため，それぞれの患者の病態に応じた管理が必要となる．

▶麻酔導入
● 麻酔導入のポイントは，麻酔薬による循環抑制を最小限にし，気管挿管などの侵襲刺激に対する循環反応を抑制することで安定した循環動態を維持することである．
● 通常どの麻酔薬を使用しても問題ないが，亜酸化窒素は肺血管抵抗を上昇させるため，肺血管抵抗の上昇した患者では使用を避け，使用した場合でも気泡を膨張させるため人工心肺開始前には中止しておく．

▶手術開始～人工心肺開始
1）**胸骨正中切開**
● 胸骨正中切開は非常に強い侵襲刺激であるため，十分な麻酔深度が必要である．
● 鋸を使用する場合は，肺実質の損傷を回避するために換気を一時的に止め，肺を虚脱させる．

2）**ヘパリンの投与**
● 初回投与量は 200～400 単位 /kg である．
● ヘパリンを確実に血管内に投与する必要があるため，末梢静脈路ではなく中心静脈路から逆血を確認した後，投与する．
● ヘパリンの投与によりイオン化カルシウム濃度が低下し，血圧と体血管抵抗が 10～20%程度低下する[1]．
● ヘパリンの投与から 3 分後，抗凝固作用を評価するために活性

固時間（activated clotting time: ACT）の測定を行う．ACT が
400 秒以上あれば安全に人工心肺を開始することができる．

3）送血管の挿入
- 大動脈に送血管を挿入する場合，大動脈解離の危険性を減らすために高血圧を避け，収縮期血圧を 90～100mmHg 程度に管理する．ヘパリンの投与により血圧が 10～20%程度低下することを考慮すると，ヘパリン投与直前の収縮期血圧を 110mmHg 程度に管理するとうまくいく．

4）脱血管の挿入
- 脱血管を右房または上下大静脈に挿入する場合，特に下大静脈への挿入時には，心臓の圧迫や出血によりしばしば低血圧が生じる．
- 送血管挿入直後から収縮期血圧を 120mmHg 程度に上昇させておくことで，低血圧を最小限に抑えることができ，円滑な人工心肺への移行が可能となる．
- 脱血管の挿入後，脱血管内の気泡を除去し人工心肺回路に接続することで，人工心肺が開始可能となる．

▶人工心肺中
1）血液希釈
- 人工心肺開始直後には，血液希釈による血液粘性の低下により血圧は低下する．その後，5～10 分程度で血圧は回復してくる．
- 血液希釈により薬物濃度が一過性に低下するため，麻酔深度が浅くなり術中覚醒の危険性がある．ただし，ほとんどの麻酔薬は脂溶性が高く，人工心肺の充填液と比較して分布容積が大きいため，通常 5 分以内に薬物は濃度差により組織から血漿へ移動し平衡状態に戻る[2]．

2）換気
- 脱血量が増加するに従い肺血流が減少していくため，分時換気量を徐々に下げる．完全体外循環に移行したら人工呼吸は停止する．

3）灌流量
- 混合静脈血酸素飽和度を 65%以上に保ち，代謝性アシドーシスが進行しない適正な酸素供給ができる範囲の灌流量を維持する．一般的に成人では 2.2～2.5L/min/m^2，小児では 2.6～3.0L/min/m^2 で管理する．

4）灌流圧
- 灌流圧は 50～80mmHg で維持されることが多い．これは，脳血流の自動調節能が平均動脈圧 50mmHg 以上で保たれることに基づいている．ただし，高血圧患者や腎機能低下患者ではこれより高めの灌流圧が必要である可能性がある．

▶人工心肺離脱時
1）管理目標
- 脱血量を段階的に制限して心臓と肺への血流を増やし，循環動態

表1 人工心肺離脱時の管理目標

- **循環管理**
  - 心拍数：80〜100回/分，徐脈の場合はペーシング
  - 心調律：正常洞調律，必要ならば心房あるいは房室順次ペーシング
  - 前負荷：PCWP 8〜15mmHg，CVP 6〜12mmHg TEEで評価
  - 動脈圧：収縮期血圧80〜120mmHg，平均動脈圧60mmHg以上
  - 心拍出量：心係数：2.0L/min/m^{2}以上
- **呼吸管理**
  - FiO$_2$ 1.0，PaCO$_2$ 35mmHg程度，過度なPEEPはかけない
- **体温管理**
  - 深部温36℃以上，直腸温35℃以上，ただし深部温38℃以下
- **電解質**
  - カリウム，カルシウム，マグネシウムを補正
- **心内遺残空気**
  - TEEで評価し，心内遺残空気を除去する
  - 心腔内や大動脈内に貯留型空気なし，肺静脈から空気の流出なし

に問題がなければ送血量を徐々に減らしていく．循環・呼吸・体温・電解質・心内遺残空気における管理目標をすべて満たすように管理し，人工心肺から離脱する（表1）．

▶ 2）麻酔深度

- 復温時は術中覚醒の危険性が高い時期である．麻酔薬の必要量は低体温により低下していたが，復温することで麻酔薬の必要量が上昇する．そのため，復温時には適切な麻酔深度の維持が重要である．

▶ 人工心肺離脱後

- 人工心肺離脱直後は，心機能が術前よりも低下しているため，必要に応じて適宜カテコラミンの投与を行う． memo

一般的に離脱後30分で心室のコンプライアンスは改善していき，心室機能は1〜2時間で術前値まで回復する．その後，心室機能は再び低下し4〜6時間後に最も抑制され，24時間以内に完全に回復する経過をたどる．

1）ヘパリンの中和

- プロタミンを投与し，ヘパリンの中和をする．
- プロタミンの投与で循環動態が不安定になる危険性がある．その原因としてヒスタミンの遊離，アナフィラキシー反応，肺血管収縮による右心不全が挙げられる．
- 循環動態の変化を最小限にするためには投与速度が重要であり，15〜30分かけて投与すべきである．

2）閉胸

- 右心系の圧迫により静脈還流量が減少したり，グラフトが閉鎖したりして循環動態が不安定になる可能性があるため注意が必要である．

術後
- 適切な呼吸・循環管理と鎮静・鎮痛が重要である．ただし，中枢神経の評価のために不必要な鎮静薬の投与は控える．
- 可能であれば早期抜管，早期離床を目標とする．

参考文献
1) Urban P, Scheidegger D, Buchmann B, et al. The hemodynamic effects of heparin and their relation to ionized calcium levels. J Thorac Cardiovasc Surg. 1986; 91: 303-6.
2) Barr G, Anderson RE, Samuelsson S, et al. Fentanyl and midazolam anaesthesia for coronary bypass surgery: a clinical study of bispectral electroencephalogram analysis, drug concentrations and recall. Br J Anaeth. 2000; 84: 749-52.

〈遠山裕樹〉

1. 各科麻酔

➤ 4 心臓外科

CABG

POINT

● 心筋酸素需給バランスに対して細心の配慮を行う．
● OPCABでは常に術者とコミュニケーションをとることが重要である．
● 周術期の体温管理が重要である．

● CABG（coronary artery bypass grafting）には，人工心肺下に冠動脈を吻合する on pump CABG と，人工心肺を使用せず心拍動下に冠動脈を吻合する off pump CABG（OPCAB）がある．

術前
● 術前評価のポイントは「冠動脈病変の評価」「心機能の評価」「全身合併症の評価」である．

▶冠動脈病変の評価
● 冠動脈狭窄部位と狭窄の程度，側副血行路の状態を評価する．
● 左主冠動脈（LMT）病変や冠動脈多枝病変が存在する場合，冠灌流圧の維持がより重要となる．
● 虚血性心疾患，特に狭心症の重症度は自覚症状から評価する CCS（Canadian Cardiovascular Society functional classification）分類や NYHA（New York Heart Association）分類で簡便に評価することができる（表1）．これらの分類でⅣ度の患者の術中死亡率はⅠ度の患者の死亡率の約2倍である．

表1 冠動脈病変の評価

	CCS分類	NYHA分類
Ⅰ度	日常の身体活動（散歩，階段を上る）では狭心症は生じない．激しい長時間の労作で狭心症が生じる．	身体活動の制限なし．日常的な身体活動では著しい疲労あるいは狭心痛を生じない．
Ⅱ度	日常生活の軽度の制限あり．早足で歩いたり階段を駆け上がる，坂道を上る，食後や冷たい風の中を歩くなどで狭心症が生じる．	身体活動の軽度の制限あり．日常の身体活動で疲労あるいは狭心症が生じる．
Ⅲ度	身体活動の著明な制限あり．平地を1～2区画歩ける程度である．	身体活動の著明な制限あり．安静時は症状なし．日常の身体活動以下の労作で疲労あるいは狭心症を生じる．
Ⅳ度	いかなる身体活動でも狭心症が生じる．安静時にも狭心症を認めることがある．	いかなる身体活動も制限される．安静時にも心不全症状や狭心症が生じる．わずかな労作でこれらの症状は増悪する．

▶心機能の評価
- 左室・右室の収縮能と拡張能,局所壁運動異常,心筋 viability,大動脈弁,僧帽弁 memo ,三尖弁を評価する.

> 虚血性心疾患では僧帽弁弁尖および弁下組織に器質的異常がなくても,左室内腔や僧帽弁輪の拡大,後外側方向への乳頭筋位置異常,弁尖のテザリング,僧帽弁を閉鎖する物理的力の低下によって,機能性僧帽弁逆流を発症する可能性がある.

▶全身合併症の評価
- 高血圧,糖尿病,腎機能障害,脳血管障害など様々な疾患を高率に合併しているため,それぞれ評価を行う必要がある.

麻酔

- 麻酔管理のポイントは心筋の酸素需要を増加させず,酸素供給を維持することである(表 2).頻脈,高血圧,低血圧などで心筋酸素需給バランスが崩れると,心筋虚血を発症する危険性が高くなるため,状況に応じた適切な循環管理と麻酔深度を維持することが重要である.
- LMT 病変,冠動脈多枝病変,低心機能などのハイリスク症例では,予防的な大動脈内バルーンパンピング(IABP)の使用が推奨されている[1].

表2 心筋酸素需給バランス

		酸素需要	酸素供給	酸素需給バランス
心拍数	↑	↑	↓	負
	↓	↓	↓	正
平均動脈圧	↑	↑	↑	不定
	↓	↓	↓	不定
前負荷	↑	↑	↓	負
	↓	↓	↑	正
ヘモグロビン濃度	↑	↑	↑↓	不定
	↓	↓	↑↓	不定
体温	↑	↑	→	負
	↓	↑↓	↓	不定

▶On pump CABG
- 心筋酸素需給バランスに対してより慎重な配慮が必要ではあるが,人工心肺前後の一般的な注意事項は他の人工心肺を使用した心臓手術と同様である.ただし,冠動脈グラフト,特に動脈グラフトの血流量は血圧依存性であるため,人工心肺中から術後にかけて低血圧をきたさないように循環管理をすることが重要である.

▶Off pump CABG(OPCAB)
- 人工心肺を使用せずに心臓を脱転,圧迫,固定して手術を行うた

め，冠動脈吻合中の循環動態維持が重要である．OPCAB から on pump CABG に移行した症例では，遠隔期の死亡率が上昇するため[2]，OPCAB では on pump CABG に移行しないように適切な循環管理を行う必要がある．

1）冠動脈吻合前

- 脱転，圧迫に耐えられるように，適切な前負荷，後負荷，収縮能，心拍数，調律を維持し，循環動態を安定化させる．

2）冠動脈吻合中

- 吻合中の冠動脈灌流領域の心筋虚血により，循環不全に陥ったり，乳頭筋などの機能異常により僧帽弁逆流が増悪することがある．
- **左前下行枝の吻合中**：吻合部位をスタビライザーで圧迫・固定する．循環動態への影響は軽微であることが多いが，左室流出路の圧迫には注意を払う必要がある．
- **右冠動脈・左回旋枝の吻合中**：心臓を脱転し，吻合部位をスタビライザーで圧迫・固定するため，循環動態が不安定になる危険性が高い．右室流出路や右房の圧排や変形で右室充満が障害されたり，心臓の外方からの圧排による僧帽弁輪や三尖弁輪の変形により，僧帽弁逆流や狭窄，三尖弁逆流や狭窄のいずれも起こりうる．
- 術者と常にコミュニケーションをとり，循環動態の維持が困難な場合には，心臓の脱転や圧迫を解除してもらい，再び循環動態の安定化を図る．

術後

- 体温管理が重要である．十分な復温が得られず低体温が持続すると，冠動脈攣縮や不整脈を発症する危険性が増大する．また，シバリングにより高血圧や頻脈が生じ，心筋酸素需給バランスが崩れて病態が悪化する危険性がある．特に OPCAB は人工心肺を使用しないため，速やかな覚醒が可能である．そのため，術中から低体温にならないように積極的な体温管理が必要である．

参考文献

1) Dyub AM, Whitlock RP, Abouzahr LL, et al. Preoperative intra-aortic balloon pump in patients undergoing coronary bypass surgery: A systematic review and meta-analysis. J Card Surg. 2008; 23: 79-86.
2) Reeves BC, Ascione R, Caputo M, et al. Morbidity and mortality following acute conversion from off-pump to on-pump coronary surgery. Eur J Cardiothorac Surg. 2006; 29: 941-7.

〈遠山裕樹〉

1. 各科麻酔

➤ 4 心臓外科

僧帽弁形成術・置換術

P O I N T

- 術前に厳密な体液管理が行われているため，麻酔導入時の低血圧に注意する．
- 僧帽弁閉鎖不全症と僧帽弁狭窄症の循環管理のポイントを理解する．
- 僧帽弁手術では経食道心エコー（TEE）による評価が重要である．
- 低侵襲心臓外科手術（MICS）の麻酔管理を理解する．

- 僧帽弁閉鎖不全症（MR）に対しては僧帽弁形成術（MVP）と僧帽弁置換術（MVR），僧帽弁狭窄症（MS）に対しては MVR が主に施行される．
- 僧帽弁手術は胸骨正中切開で施行する手術と，肋間開胸で施行する低侵襲心臓外科手術（MICS）がある．

術前

- 手術が必要な僧帽弁疾患を有する症例は，心房細動，肺高血圧症，虚血性心疾患など複数の疾患を合併していることが多く，それぞれについて評価を行う必要がある．
- MICS が予定された症例では呼吸機能検査は必須であり，呼吸機能が悪く分離肺換気に耐えられない症例は MICS の適応とならない．2 本脱血で施行予定の場合には，内頚静脈から 14～16Fr の脱血管を挿入する必要があるため，CT や超音波で血管径を測定しておく．

麻酔

▶麻酔導入

- 僧帽弁疾患は MR, MS いずれの疾患においても肺高血圧症の原因となるため，術前から厳密な体液管理が行われている．そのため，麻酔導入により循環血液量減少が顕在化し循環動態が不安定になる危険性がある．

▶循環管理のポイント（表 1）

1）MR

①左室前負荷：十分な前方駆出を確保するために前負荷を増大させ維持する．ただし，過剰な前負荷は僧帽弁輪を拡大させて逆流量を増加させる危険性がある．

②心拍数：正常からやや高めで維持する．徐脈では逆流量が増加し前方駆出が減少する．

③収縮力：収縮力を増強することで僧帽弁輪が収縮し逆流量が減少

表1 僧帽弁疾患患者の管理目標

	左室前負荷	心拍数	収縮力	体血管抵抗	肺血管抵抗
僧帽弁狭窄症	↑	↓	→	→	↓
僧帽弁閉鎖不全症	↑↓*	↑→	→	↓	↓

*前負荷を増加させ前方拍出を維持することが重要である．ただし，前負荷を増加させることで弁輪が拡大し，逆流量が増加する症例があるため注意が必要である．

する．

④体血管抵抗：正常からやや低めで維持する．体血管抵抗が増大すると，逆流量が増加し前方駆出が減少する．

⑤肺血管抵抗：術前から肺血管抵抗が上昇している症例が多いため，肺血管抵抗を低下させる管理をする．

2) MS

①左室前負荷：狭窄した僧帽弁を通過する血液量は前負荷に依存するため，高めの前負荷が必要になる．ただし，過剰な前負荷により容易に肺うっ血を引き起こす危険性があるため注意が必要である．

②心拍数：正常からやや低めで維持する．頻脈は拡張期を短くするため心拍出量が低下する．心房収縮の1回拍出量への寄与が大きいため，洞調律の維持も重要である．

③収縮力：収縮力の低下は心拍出量を低下させ，うっ血性心不全を引き起こす危険性がある．

④体血管抵抗：狭窄した僧帽弁により心拍出量が制限されているため，体血管抵抗を低下させても心拍出量はほとんど増加しない．

⑤肺血管抵抗：術前から肺血管抵抗が上昇している症例が多いため，肺血管抵抗を低下させる管理をする．

▶人工心肺離脱時の評価

● 経食道心エコー（TEE）で評価する．

1) 術式の評価

[MVP]

①残存逆流：中心性の逆流ジェット面積≧2.0cm²，偏心性の逆流で溶血を認めるものなどでは再体外循環を考慮する．ただし，全身麻酔中は前負荷・後負荷の変化やカテコラミンなど逆流の重症度を大きく変える因子が多数存在するため，覚醒時に近い循環動態で評価を行うことが必要である．

②僧帽弁狭窄：過度の弁尖切除や縫縮などでMSが生じる．左室流入血流最高速度≧1.8m/sec[1)]，PHT（pressure half time）≦110 msec[1)]，平均圧較差≧5mmHgはMSを強く疑う．

③僧帽弁前尖収縮期前方運動（SAM）：僧帽弁前尖の収縮期前方運動により，MRと左室流出路狭窄を生じる．前負荷増加，後負荷

増加，心収縮力減弱，心拍数低下により対処する．改善が認められない場合には，再形成また弁置換術を検討する．

[MVR]

①人工弁機能：機械弁…2枚のディスクがスムーズかつ対照的に開閉していることを評価する．ディスクが開放位もしくは閉鎖位で固定することを stuck valve と呼ぶ．

生体弁…弁尖の損傷や縫合糸の巻き込みによる閉鎖不全の有無を評価する．

②弁周囲逆流：Sewing ring の外側からの逆流で，縫着不全による大量の逆流は再体外循環の適応となる．

2) 合併症の評価

①局所壁運動異常：冠動脈（左回旋枝）は僧帽弁後尖の後方を回り込むように走行している．後尖弁輪の形成や人工物縫着により左回旋枝が損傷する危険性がある．左室側壁に局所壁運動異常が発生していないか評価する．

②大動脈弁逆流：僧帽弁前尖と大動脈弁の左冠尖と無冠尖は線維性に連続している．この部分の運針が深いと大動脈弁を損傷して大動脈弁逆流が生じてしまう．

▶**MICS の麻酔管理**

● 一般的に送血管は大腿動脈から挿入し，脱血管は大腿静脈から挿入する．脱血管の先端位置を TEE で誘導し確認する．1本脱血の場合は，脱血管の先端を上大静脈―右房合流部より2〜3cm程度上大静脈側に留置する．2本脱血の場合は，脱血管の先端を下大静脈―右房合流部より1〜2cm程度下大静脈側に留置する．

● 人工心肺を開始してから開胸する場合は，人工呼吸を止めてから開胸する．人工心肺を開始しないで開胸する場合は，分離肺換気を行う．

● 狭い術野での操作になるため，完全な大動脈遮断が得られないことがある．そのため，TEE で大動脈遮断部位における血液の漏れの有無を確認する．また，心筋保護液の左室への逆流の程度や冠動脈フローの確認を行う．

● 閉胸前に人工心肺を離脱する場合は分離肺換気となるため，低酸素血症が進行する．術者とコミュニケーションをとりながら両肺換気と分離肺換気を繰り返し，離脱を進める．

術後

▶**MR 術後管理**

● 逆流が消失し，左室は血液を左房に逃がすことができなくなる．その結果，左室の壁張力が上昇し左室駆出率は低下する．そのため，左室後負荷を低下させ，陽性変力薬を投与し左室機能を維持する．

▶**MS 術後管理**

● 左室内腔が小さく低心拍出状態となりやすいため，適切な前負荷

を維持し，適宜陽性変力薬を投与する．

▶MICS の術後鎮痛

● 肋間開胸で施行する MICS は胸骨正中切開で施行する手術と比較して術後の疼痛が強い．そのため，非ステロイド性抗炎症薬，オピオイド，胸部硬膜外麻酔，胸部傍脊椎ブロックなどで適宜対応する必要がある．

参考文献　1) 大西佳彦. 術中経食道心エコーによる僧帽弁形成術の評価. In: 野村 実, 他監修. 心臓外科手術と経食道心エコー. 東京: 克誠堂出版; 2005.

〈遠山裕樹〉

1. 各科麻酔

▶ 4 心臓外科

大動脈解離手術

POINT
- 限られた時間の中で可及的速やかに術前評価を行う.
- 急変時には経食道心エコーが大きな力を発揮する.
- 人工心肺離脱後の出血対策が重要である.

▶**Stanford 分類**
- エントリー部位や解離の進展に関係なく, 上行大動脈に解離が存在していれば Stanford A 型と診断し, 上行大動脈に解離が存在しなければ Stanford B 型と診断する.

▶**病期**
- 解離が生じてから 2 週間以内を急性期 (48 時間以内を超急性期), 以後を慢性期と定義する.

▶**急性期の治療**
- Stanford A 型急性大動脈解離はきわめて予後不良の疾患であり, 発症後 1 時間経過するごとに死亡率が 1〜2%の割合で上昇する[1]. 内科的治療の予後がきわめて不良であるため, 緊急手術が適応となる.
- Stanford B 型急性大動脈解離は自然予後が比較的良好であるため, 一般的に内科的治療が初期治療として選択される.

術前
- Stanford A 型急性大動脈解離は手術までの時間が生命予後と関連しており, 限られた時間の中で迅速に術前評価を行う必要がある. 病態は動的で経時的に変化し, 急激に循環動態が不安定になる可能性がある. 循環動態が不安定になる原因は, 大動脈破裂, 心タンポナーデ, 心筋虚血, 大動脈弁閉鎖不全 (AR) などが挙げられる. 一般的な患者の情報, 検査結果に加えて, これらの合併症を示唆する所見の有無を確認することが重要である.
- 日本循環器学会などによるガイドラインでは, 手術予定患者の循環動態が不安定になった場合, 迅速に経食道心エコー (TEE) を施行すべきとしている (図 1)[2].
- 以下の手順に従って TEE を施行することで, 循環動態が不安定になった原因を迅速に診断することができる.
  ①プローブを胃の中まで進め, 経胃中部短軸断面を描出し, 心タンポナーデ, 大動脈破裂による循環血液量減少, 冠動脈灌流異常による局所壁運動異常の診断をする.
  ②プローブを反時計・時計方向へそれぞれ 90〜120°回転させ, 左

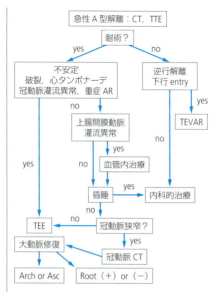

図1 急性大動脈解離の手術戦略

〔日本循環器学会. 循環器病の診断と治療に関するガイドライン (2010年度合同研究班報告). 大動脈瘤・大動脈解離診療ガイドライン (2011年改訂版). http://www.j-circ.or.jp/guideline/pdf/JCS2011_takamoto_h.pdf (2017年12月閲覧) より引用〕

右胸腔への出血の有無を確認する.
③プローブを中部食道まで引き抜き, 中部食道大動脈弁長軸断面を描出しARの評価をする. 術中も循環動態が不安定になった場合, 同様の方法で評価をする.

麻酔

▶麻酔導入

- 緊急手術のためフルストマック症例であることが多く,「迅速な気道確保」と循環動態変動による解離腔拡大を避けるために「頻脈と血圧上昇の回避」を両立する必要がある. 気管挿管などの侵襲的処置の際には十分な麻酔深度を保つことが重要である.

▶循環管理のポイント

- 循環動態の変動を最小限にし, 収縮期血圧100〜120mmHgおよび心拍数60回/分を目標に管理する[2].
- 心タンポナーデを合併している症例では, 心膜切開により心タンポナーデが解除され, 血圧が急激に上昇する危険性がある. 過度の血圧上昇は解離腔拡大や破裂の危険性を増大させるため, 適宜降圧薬を投与する.

- 人工心肺中（CPB），特に CPB 開始時に偽腔送血により灌流圧の急激な低下や，TEE で真腔の虚脱と偽腔の拡大所見を認めることがある．そのため，CPB 中も細心の注意が必要である．

▶CPB 離脱後の出血対策

- CPB 離脱後に止血に難渋し，適切な循環動態を維持できなくなることをしばしば経験する．　memo1
- 可能な限り太い静脈路を複数確保しておく．
- 収縮期血圧 100mmHg 程度，平均血圧 60mmHg 程度に管理し，高血圧を避ける[2]．
- プロタミンでヘパリンを中和した後も ACT が再延長することがあるため，適宜 ACT を再測定し，必要があればプロタミンを再投与する．　memo2
- トラネキサム酸の投与を検討する[3]．
- ヘパリン投与前に循環動態が安定しておりヘマトクリット値が保たれている場合は，希釈式自己血輸血を考慮する．
- トロンボエラストグラム（TEG）や血小板数，活性化部分トロンボプラスチン時間（APTT），プロトロンビン時間（PT），フィブリノゲン値を術中に測定し，血液製剤を投与する際の参考にする．

CPB 離脱後の止血困難の原因：術前からの凝固異常・血小板減少 / 大動脈壁の脆弱性 /CPB 充填液による血液希釈 /CPB 回路との接触よる血小板減少・凝固因子消費・線溶系の活性化 /低体温による凝固能低下

ヘパリンリバウンド：タンパクに結合していたり，血管内皮細胞に取り込まれたりしていたヘパリンが再度血漿内に遊離すること．

術後

- 術後も出血対策が重要である．胸腔・縦隔ドレーンから 100mL/h 以上の出血や心タンポナーデなどにより循環動態が不安定になった場合，再開胸を考慮する．

参考文献

1) Hagan PG, Nienaber CA, Isselbacher EM, et al. The international registry of acute aortic dissection (IRAD): new insights into an old disease. JAMA. 2000; 283: 897-903.
2) 日本循環器学会. 循環器病の診断と治療に関するガイドライン（2010 年度合同研究班報告）. 大動脈瘤・大動脈解離診療ガイドライン（2011 年改訂版）. http://www.j-circ.or.jp/guideline/pdf/JCS2011_takamoto_h.pdf
3) Ker K, Edwards P, Perel P, et al. Effect of tranexamic acid on surgical bleeding: systematic review and cumulative meta-analysis. BMJ. 2012; 344: e3054.

〈遠山裕樹〉

1. 各科麻酔

➤ 4 心臓外科

TAVI

POINT
- 多種職から構成されたハートチームによる多角的な判断と対応が重要である.
- 麻酔は使い慣れた薬剤と方法で確実かつ慎重に行う.
- TAVI の麻酔管理は危機管理であり,「予定された危機」に適切に対応する.

術前

▶**TAVI の適応**
- 臨床的または解剖学的理由で大動脈弁置換術（AVR）ができない症例および AVR のリスクが高く，ハートチームにおいて AVR より TAVI が望ましいと判断された症例が適応である.
- 2014 年の AHA/ACC ガイドラインでは，AVR 不能例では class I，AVR 高リスク例では class IIa で TAVI を推奨している[1].

▶**アクセス部位の確認**

1) TF-TAVI
- 大腿動脈からアクセスし，大動脈経由で逆行性に大動脈弁へ到達する方法である．侵襲が小さく，第一選択となる.

2) TA-TAVI
- 開胸し心尖部からアクセスし，大動脈弁に到達する方法である.大腿動脈から腸骨動脈にかけて蛇行や狭小化している症例や，弓部から下行大動脈に粥腫を認める症例など TF-TAVI が適応とならない症例で施行される.

▶**術前評価**
- 大動脈弁狭窄症（AS）のハイリスク症例として術前評価を行う.TAVI 症例のほとんどは高齢で，複数の併存疾患を合併している.

麻酔

▶**麻酔導入**
- TAVI 症例では，通常ほとんど問題にならない程度の麻酔薬でも容易に循環不全に陥る危険性がある.
- Rapid pacing 用にペーシングカテーテルを挿入する.
- TAVI の麻酔方法については，特定の麻酔薬がほかより優れているというエビデンスはない[2].全身状態に合わせて麻酔薬の使用量を調節し，効果発現時間と薬物相互作用をうまく使うことができれば，通常どの麻酔薬を使用しても問題はない.しかし，より慎重な麻酔薬の投与と，早めの昇圧を心がけ，安定した循環動態を維持することが重要である.

JCOPY 498-05536

229

▶循環管理のポイント（表1）

表1 循環管理のポイント

	左室前負荷	心拍数	心収縮力	体血管抵抗	肺血管抵抗
大動脈弁狭窄症	↑	→～↓	→	↑	→

1) 左室前負荷

- 左室コンプライアンスが低下しているため，心拍出量を維持するためには，高い左室前負荷による高い左室拡張終期圧が必要になる．
- 輸血も躊躇しないで投与することが重要である．

2) 心拍数

- 頻脈は冠灌流を減少させ，徐脈は心拍出量を減少させるため，頻脈・徐脈ともに循環動態を悪化させる．ただし，多い心拍数（90拍/分以上）よりは，少ない心拍数（50～60拍/分）の方が，収縮期駆出時間を保つため好ましい．
- また，TAVI 症例では心室充満への心房収縮の寄与が大きいため，正常洞調律を維持することも重要である．

3) 体血管抵抗

- 左室の後負荷は狭窄した弁の程度によりほぼ決定される．そのため，体血管抵抗が低下しても，心拍出量は増加せず低血圧となってしまう．
- AS では肥大した心筋と高い拡張終期圧のため，体血管抵抗の減少により心内膜下虚血が進行する危険性が高い．したがって，早めのα刺激薬の投与が重要である．

▶TAVI の危機管理

1) 左室へのガイドワイヤーの挿入

- 心室性不整脈や僧帽弁腱索への干渉による僧帽弁逆流の増悪，心室穿孔の危険性がある．

2) 大動脈弁バルーン拡張（BAV）

- 狭窄した自己大動脈弁にバルーンカテーテルを通過させるため，高度に血圧が低下する危険性がある．バルーン通過前に循環動態を安定化させ，収縮期血圧を 110mmHg 以上に維持する．血圧が低下した場合，いつでも引き返すことを考慮する．
- BAV 後に難治性の循環不全に陥る危険性がある．
  - ①急性大動脈弁閉鎖不全症：術前に大動脈弁逆流を認めない症例で循環不全を起こしやすい．可及的速やかに弁留置を行う．
  - ②Rapid pacing memo による心内膜下虚血後の気絶心筋：昇圧薬の投与により冠動脈灌流を適切に維持する．
  - ③左室または大動脈の穿孔および解離：緊急で人工心肺を装着する．

Rapid pacing
160~220bpm の心室ペーシングで，BAV と生体弁留置の際に行う．心臓からの血液駆出があると，バルーンや生体弁が動いてしまい正確に留置できない．そのため，人為的に心室頻拍を起こして，心臓からの血液駆出を制御する．平均血圧を 50mmHg 未満，脈圧を 10mmHg 未満に達成することが推奨されている．Rapid pacing 後の血圧と冠動脈灌流圧の早期回復のために，pacing 前の目標収縮期血圧は 100mmHg 以上にする．ただし，血圧が高すぎると rapid pacing でも目標血圧まで下がらない可能性があるため，血圧の最適化が重要である．BAV 施行前に rapid pacing テストを行い，血圧の低下と rapid pacing 後の血行動態の立ち上がりを確認しておく．

3）生体弁留置
- 自己大動脈弁に生体弁を通過させる際，高度に血圧が低下する危険性があるため，通過前に循環動態を安定化させ，収縮期血圧を 110mmHg 以上に維持する．
- 問題なく生体弁が留置された後は，心拍出量と血圧が急速に回復または増大する．持続する高血圧に対して短時間作用性の降圧薬を投与する．
- 生体弁留置後に難治性の循環不全に陥る危険性がある．
  ①急性大動脈弁閉鎖不全症
  - 弁周囲逆流：バルーンによる生体弁の後拡張
  - 弁輪内逆流：Valve-in-valve（生体弁の中にもう 1 つ生体弁を留置する）

  ②心筋虚血
  - Rapid pacing による心内膜下虚血後の気絶心筋：冠動脈灌流を適切に維持する．
  - 冠動脈閉塞：可能であれば冠動脈インターベンションを施行する．緊急で大動脈内バルーンパンピング（IABP）や人工心肺を装着する．

  ③左室または大動脈の穿孔および解離：緊急で人工心肺を装着する．

  ④完全房室ブロック：ペースメーカーを留置する．

術後

▶TF-TAVI
- ほとんどの症例において，手術室での抜管が可能である．
- 術後鎮痛は血管アクセスに問題がなければ，最低限の鎮痛薬の投与でよい．

▶TA-TAVI
- 循環・呼吸・意識・鎮痛・体温のすべてが良好な場合に限り速やかに抜管する．ただし，慎重に決して抜管を急がない．
- 肋間開胸のため術後鎮痛は重要である．非ステロイド性抗炎症薬，オピオイド，胸部硬膜外麻酔，胸部傍脊椎ブロックなどで適宜対

応する.

参考文献
1) Nishimura RA, Otto CM, Bonow RO, et al. 2014 AHA/ACC Guideline for the Management of Patients With Valvular Heart Disease: a report of the American College of Cardiology/American Heart Association Task Force on Practice Guidelines. Circulation. 2014; 129: e521-643.
2) Klein AA, Skubas NJ, Ender J. Controversies and complications in the perioperative management of transcatheter aortic valve replacement. Anesth Analg. 2014; 119: 784-98.

〈遠山裕樹〉

1. 各科麻酔

▶ 4 心臓外科

小児心臓手術

POINT

- 主病態を見抜き，術前後での血行動態変化を理解する．
- 呼吸循環の至適パラメータを常に意識する．
- 「全身の」血流を保つ！ 各パラメータをコントロールする．

術前

- 通常の小児手術の際と同様の診察・留意点に加え，特に注意すべき点を挙げていく．

▶**出生・現病歴**

- カルテ上多くの専門用語・略語が出てくるため，初級者はこの段階で混乱しがちだが，病態のカギを握るポイントは多くはない．詳細な解剖学的な構造の把握よりも，4つの病変，2つの病態，3つの術式に着目する．

1）病変

①シャント病変

- 左右（チアノーゼなし：ASD，VSD，PDA）
- 右左（チアノーゼあり：TOF，VSD+PA）
- 細いとその方向や流量は麻酔管理にほぼ影響しないが，太いと血管抵抗への依存が高く麻酔管理による調節の余地がある．
- いずれかの流出路の狭窄 or 閉塞を伴う複雑性シャントではその狭窄の程度とシャント径に流量が決まる．

②ミクシング病変：チアノーゼは必発（TGA，TAPVR，TA，SV），血流は血管抵抗に依存

③狭窄病変：左心（CoA，IAA，HLHS），右心（PS）

④逆流病変：Ebstein 奇形

2）病態

①心室：両心室 or 単心室？/低形成：右心 or 左心？

- 前者は体循環と肺循環が縦列（直列）だが，後者では並列循環であり体血管抵抗と肺血管抵抗の調節次第で血流量が変化する！ 単心室であり，Qp/Qs（肺体血流比）=1 であれば，SpO_2 は 75〜80 程度のはずである．
- 右単心室や左心低形成では導入は離脱時に比較的多めのカテコラミン・ペーシングなどを必要とする．

②肺血流：増加 or 減少？

- 肺血流が増加（Qp/Qs>1：high flow〔ハイフロー〕）していても，チアノーゼを呈する疾患（AVSD，TGA，TAPVR など）もあるので注意．ハイフローでは，体循環血液量が相対的に減少し

ており，低血圧，ショック，アシドーシスを起こし得る！
3）術式
①姑息術 or 根治術？
②開心術 Yes or No？
③人工心肺 Yes or No？

主要心区画分析法：Van Praagh により提唱された，心臓を心房・心室・大血管の3つの区分に分け，それぞれの位置関係を同定し位置関係を分析・記載する表現法（S，D，N など）．
心房位　S：solitus（正位；解剖学的右房が右側）
　　　　I：Inversus（逆位）
　　　　A：Ambiguous（不定位）
心室位　D：d-loop（正位；解剖学的右室が右側）
　　　　L：l-loop（逆位）
　　　　X（不定）
大血管　S or N：solitus or normal
　　　　　（正位：大動脈弁が肺動脈弁より右後）
　　　　I or IN：inverted normal（逆位：大動脈弁が左後）
　　　　D or DM：D-malposed（大動脈弁が右前）
　　　　L or LM：L-malposed（大動脈弁が左前）
　　　　A：anterior malposed（大動脈弁が前方）
　　　　X（不定）

心房臓器錯位
無脾症候群（asplenia）：通常心房は両側右房の形態．肺や気管支も右側の形態で肝臓は正中，胃は不定．単心室，肺動脈閉鎖または狭窄，総肺静脈還流異常を伴うことが多い．
多脾症候群（polysplenia）：通常心房は両側左房の形態．肺や気管支も左側の形態で肝臓は左右対称の形で正中，胃は不定だが左右にあることも．心室中隔欠損や共通房室弁口遺残などを伴うことが多い．

▶既往歴
- 過去の手術歴（正中切開？側開胸？）には注意．
- 小児では複合の症候群も多いので現病歴以外での合併症・奇形の把握も忘れない．

▶四肢での SpO_2・血圧，呼吸数
- ハイフローの子では呼吸数が1つの重症度の指標となる．

▶ミルク・食事はとれている？ 体重の増加は？ 活気は？ 最近の感冒症状は？

▶内服歴
- 利尿薬，β遮断薬など．

▶血液検査，心エコー検査，心臓カテーテル検査，CT，全身シンチなどの検査データ

▶絶飲食指示と前投薬
- 入室時に啼泣を避けたい症例などで前投薬はよい適応である．

麻酔

▶麻酔導入・維持の実際

1）準備・モニタリング

- 標準モニタリングに加えて観血的動脈圧と中心静脈圧を追加する．確保すべき場所は解剖学的異常や術式により限られるので必ず確認する．
- 肺動脈カテーテルは侵襲が大きいため，心拍出量は尿量をパラメータとする．
- 中心静脈カテーテルは，Glenn手術などでは上大静脈が吻合部位にかかるため，深く留置しすぎないようにする．
- 経食道心エコーも有用なツールであるが，プローブの挿入・前後屈操作などで気道内圧が変化するなど換気に対する影響を常に念頭に置き，無理な操作はしないよう心がける．

> **代表的プローブサイズと体重（アロカ社）（例）**
> ・2～5kg：極細径シングルプレーン
> ・5～7kg：細径バイプレーン
> ・7～20kg：小児用マルチプレーン
> ・20～30kg：成人用マルチプレーン

2）導入

- 高度の低酸素血症や心不全を呈していなければ，通常の小児に準じたセボフルランによる緩徐導入が可能である．
- 亜酸化窒素の併用は禁忌ではないが吸入酸素濃度の調節の面では不利であり肺血管抵抗も上げるとされ，その使用には是非がある．
- 静脈ルートが確保されていればチオペンタール，ミダゾラム，プロポフォールなども使用できる．
- 備考：緩徐導入は右左シャントでは効果が遅く，急速導入は右左シャントでは効果が早い．

3）気管挿管と人工呼吸

4）麻酔維持

- セボフルランとミダゾラムは循環抑制が比較的軽度であり，現在も汎用される．
- セボフルラン：肺血流が減少している病態では麻酔深度の調節性が低下すること，人工心肺中は他の静注可能な麻酔薬に切り替える必要があることに留意．
- ミダゾラム：適正な鎮静度の管理という点では他より劣るが，術後早期抜管をしない症例ではよい適応．
- プロポフォール：人工心肺中も含めて適切な麻酔深度の調節が可能であるが，15歳以下での集中治療中の鎮静としても使用は禁忌であり，手術終了後は他の鎮静薬に切り替える必要がある．
- レミフェンタニル：術中の疼痛刺激・有害反射を十分に抑えつつ，術後早期抜管を目指す症例ではフェンタニルの総投与量を調節・管理できるため有用．小児の体血管抵抗は比較的低く維持されて

いるためレミフェンタニルによる血圧低下は成人ほど多くはないが，心予備能が低下している患児では著明な循環抑制が出ることもあるため注意が必要である．

5) 血行動態のコントロール

- 小児の交感神経の発達は未熟であり（副交感神経は生下時から成熟し，反射で容易に徐脈を起こす），カテコラミンへの反応性も低い．心拍出量は低い末梢血管抵抗と心拍数に依存しているため，血管収縮作用の強い薬物の投与はできるだけ避ける．後負荷を上げると成人以上に心収縮力は下がる．血圧低下時には輸液のボーラス投与，エフェドリン，中等量までのドパミン，ドブタミン，PDE Ⅲ阻害薬などで心拍出量を維持する．ただし前負荷の増加による心拍出量の増加も成人ほど多くはない（心筋コンプライアンスが高く1回拍出量はほぼ固定）ので過量の輸液にも注意する．
- 心筋の筋小胞体の発達も未熟で，特に新生児は細胞外のカルシウム濃度により心筋収縮力が変化する．また，修復（人工心肺）前後で循環動態がどのように変化するのか理解することが重要である memo4 (表1)．

人工心肺前後の，PVR（肺血管抵抗）の管理

PVR ↑ ⇒ ↑：肺血流が多く，姑息術予定の児（ハイフローに注意）
　　　　　　Ex）PDA依存性心疾患のBTS，HLHSのNorwood
PVR ↑ ⇒ ↓：肺血流が多く，根治術予定の児
　　　　　　Ex）多くの新生児期開心術，VSD+PH，AVSD
PVR ↓ ⇒ ↑：肺血流が少なく，姑息術予定の児
　　　　　　Ex）TOFのBTS
PVR ↓ ⇒ ↓：肺血流が少なく，根治術予定の児
　　　　　　Ex）TOF根治術

表1 肺血管抵抗（PVR）に関与する因子

	PVR↓（肺血流増加）	PVR↑（肺血流減少）
吸入酸素濃度	高い	低い
換気	過換気（低二酸化炭素血症）	低換気（高二酸化炭素血症）
pH	アルカローシス	アシドーシス
呼吸	自発呼吸	調節呼吸，PEEP
血液の粘稠度	低Hb，低Hct	高Hb，高Hct
薬物	ドブタミン イソプロテレノール ニトログリセリン プロスタグランジンE_1 ホスホジエステラーゼ阻害薬 NO	ノルアドレナリン，$α_1$刺激薬 N2
その他		痛み刺激などの交感神経活動 低体温

▶疾患別の要点

1）心房中隔欠損症（ASD）

● 人工心肺開始までは肺血管抵抗を下げない管理を心がけるが、新生児や乳児の高肺血流症例ほど厳密な管理は必要でない。人工心肺離脱後は心房間シャントがなくなり、左室の負荷が増加する。必要に応じて循環作動薬を投与する。心室容積が小さい症例では体外式ペーシングで心拍数を確保する。

2）心室中隔欠損症（VSD）

● 乳児期に手術適応となる VSD はシャント量が多く、肺高血圧や心不全を合併している。時に大動脈弁（特に右冠尖）の逸脱が認められることがある。人工心肺までの麻酔管理では、最低限の酸素濃度で、$PaCO_2$ は正常範囲よりやや高く維持する。進行すると肺血管抵抗が増加し肺血流増加を目標にした管理を求められることもある。修復後はシャントによる左室負荷が解除されるため、高用量の循環作動薬を必要とする状況は少ない。

● 術前から肺血管抵抗が高い症例では、人工心肺後も肺高血圧症が残存することがある。その場合十分な鎮痛・鎮静を行うとともに、一酸化窒素（NO）吸入やニトログリセリン、PDEⅢ阻害薬を投与する。また、肺血管抵抗を低下させる人工呼吸管理も重要である。

3）Fallot 四徴症（TOF）根治術

● 典型的には右室流出路狭窄を伴う心室中隔欠損により心室内で右左シャントとなり肺動脈血流が低下する。ストレスによる交感神経優位や脱水などにより肺血流がさらに減少して、低酸素発作（anoxic spell）を起こすことがある。右室流出路狭窄が軽度であると、左右シャントとなりチアノーゼもみられず（ピンクファロー）、左心系への容量負荷が問題となる。

● 術前評価では、低酸素発作の頻度および β 受容体遮断薬の内服、安静時 SpO_2、左室容積、右室流出路狭窄の程度、肺動脈の発達などをチェックする。TOF の麻酔管理では、人工心肺開始までの期間に低酸素発作を起こさないこと、また発作時には早期発見して迅速な対処を行うことがポイントである。低酸素発作を抑えるには十分な容量負荷と侵害刺激を確実にブロックする十分な鎮痛・鎮静が必要である。入室前には症例に応じて前投薬の使用をするなどし啼泣や過呼吸を避ける。輸液は膠質液を使用して 15～30mL/kg/h 程度で、維持する。十分な鎮痛を得るにはレミフェンタニルが有用である。

● 低酸素発作が発生するとモニタ上 $EtCO_2$ の変化が先行する。対応として、吸入酸素濃度を上げ、血管収縮薬（フェニレフリン 2～4μg/kg）を投与し、同時に容量負荷を行う。効果が十分でない場合は β 受容体遮断薬も考慮する。それでも効果が得られない場合は術野で大動脈の圧迫や肺動脈のつり上げを要することもある。

- TOF は左室容積が小さい症例が多く，人工心肺離脱には循環作動薬の投与とともにペースメーカーを使用して心拍数を確保する（特にβ受容体遮断薬の内服をしている症例）．術後は右室圧を測定して狭窄の解除を確認し，長期予後に影響する肺動脈弁逆流の有無を TEE で評価する．

4）Blalock-Taussig シャント手術（BTS）

- 肺血流が減少している患者や，過大な血流がある PDA をもつ患者に対して，肺血流を一定量確保する姑息手術である．人工血管による鎖骨下動脈 - 肺動脈バイパスが現在の基本的な手技である．観血的動脈圧は手術と反対側の橈骨動脈または下肢に確保する．肺動脈と人工血管の縫合の際には術側の肺動脈が遮断され，酸素化が低下する．新生児などの小さい子では PDA や主肺動脈と遮断鉗子が近くなり，肺血流の阻害は大きい．これに対しては，容量負荷，血管収縮薬，高い吸入酸素濃度，換気条件の調整で対処する．シャント開通後は拡張期血圧が低下し SpO_2 が上昇する（目標 SpO_2：75〜90）が，心室の仕事量も増加するため循環作動薬によるサポートが必要になる．新生児では肺血管抵抗が生後もしばらく変化するため，術後も常に体肺血流のバランスや SpO_2 には気を配る必要がある．
- 同時に PDA の結紮を行う場合，未熟児であるほど下行大動脈や肺動脈の誤結紮も起こり得るため，結紮時の下肢の動脈圧やパルス波の確認が減衰せず増加すること，上肢の拡張期血圧が上昇することなどの確認が必要である．

5）右心バイパス手術（Glenn 手術，Fontan 手術）

- 右心バイパス手術では中心静脈圧と左房圧の圧差を利用して肺循環を維持する．左室前負荷の確保には，十分な中心静脈圧の維持と低い肺血管抵抗がポイントになる．肺血管抵抗の上昇を抑制するためには，適正な換気と肺理学療法を行うことに加えて，一酸化窒素（NO）またはニトログリセリン，PDEⅢ阻害薬など，肺血管抵抗を低下させる薬物を投与する．カテコラミン類は，中心静脈圧を上昇させ，十分な左房圧を確認してから開始する．ただし，不適切なカテコラミンの投与は肺血管抵抗を上昇させ，心室の前負荷の維持に影響するため注意が必要である．中等量以上のドパミンの投与を避け，強力なサポートが必要な場合はドブタミンや低用量のアドレナリンを考慮する．
- 人工呼吸も肺血管抵抗を上昇させる要因であるため，心機能などの条件を満たす場合は術後早期に抜管を行う．

術後

- 先の修復後の PVR の管理を行う．さらに術後 24 時間までは，血管内皮障害，組織や心筋浮腫，心収縮力・甲状腺機能・腎機能の低下や術式による特異的要因（容量の増加，冠動脈移植，不整脈

など）により様々な合併症が起こり得る．
- 低心拍出量症候群
- 肺高血圧（PHクライシス）：左右シャント（ハイフロー）疾患，BTS後など：予防が重要で，術後肺動脈圧が体動脈圧の40～50％を超える場合は交感神経の緊張を防ぐため筋弛緩薬を用い深い鎮静下に管理する．PVRを低下させる管理をし，物理的刺激（気管内吸引，体位変換）もできる限り避ける．
- 術後右心不全：PVRへのアプローチを要する．小児ではコンプライアンスが低く，より両心室が親密な関係にあり，大きさも近いため容易に両心不全になる
- 無気肺，横隔神経損傷，乳び胸：側開胸の手術で多い．

1）早期抜管
- ASD, VSD, TOF, BDG, Fontan

2）区域麻酔
- 側開胸の手術（ASDなど）での傍脊椎ブロック

3）NO吸入療法
- PVRを低下させるため．
- 20ppmから開始，数（4）時間後からデータを見て減量，MetHb血症に注意．

4）N_2療法
- 低濃度酸素によりPVRを上げ，肺血流をコントロール．
- 適応：HLHS，ハイフローによる心不全・ショック状態・腎不全・壊死性腸炎合併例．
- 50～200mL/min，SpO_2指標に流量調節

ASD: atrial septal defect（心房中隔欠損症）
VSD: ventricular septal defect（心室中隔欠損症）
PDA: patent ductus arteriosus（動脈管開存症）
TOF: tetralogy of Fallot（ファロー四徴症）
PA: pulmonary atresia（肺動脈閉鎖症）
TGA: transposition of the great arteries（大血管転位症）
TAPVR: total anomalous pulmonary venous return
　　　　（総肺静脈還流異常症）
TA: tricuspid atresia（三尖弁閉鎖症）
SV: single ventricle（単心室症）
CoA: coarctation of the aorta（大動脈縮窄症）
IAA: interruption of aortic arch（大動脈離断症）
HLHS: hypoplastic left heart syndrome（左心低形成症候群）
PS: pulmonary stenosis（肺動脈弁狭窄症）

参考文献
1) Laussen PC, Wessel DL. Anesthesia for congenital heart disease. In: Gregory GA, et al, editors. Pediatric Anesthesia. Philadelphia: Churchill Livingstone; 2002.
2) Baines PB. In: Lake CL, et al, editors. Pediatric Cardiac Anesthesia. 4th ed. Philadelphia: Lippincott; 2005.

〈佐藤　慎〉

1. 各科麻酔

▶ 5 脳外科

未破裂脳動脈瘤手術（開頭クリッピング）

POINT
- 麻酔管理における最大の目標は術中の動脈瘤破裂を防ぐことである．
- 誘発電位をモニタリングする場合，麻酔は全静脈麻酔で行う．
- 頭蓋内圧をコントロールし術者に良好な術野を提供する．
- 抜管直後の術後神経学的評価には良好な覚醒が必要である．

術前
- 全身の動脈硬化を伴うことが多く，虚血性心疾患のスクリーニングが必要である．心電図に加え心エコーを施行し，必要であれば冠動脈造影を施行する．
- 高血圧，糖尿病，腎機能低下を伴う場合はそれぞれの評価も必要である．
- アレンテストも確認しておく．

麻酔
▶ **麻酔管理のポイント**
- 動脈瘤の破裂を防ぐことが最大のポイントである．そのためには経壁圧の急激な上昇を避ける必要がある．
- 経壁圧は平均動脈圧と頭蓋内圧の差と定義され，動脈瘤の壁にかかるストレスを意味する（図1）．

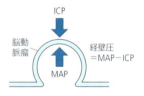

図1 経壁圧

- 具体的には，疼痛による平均動脈圧の急激な上昇や過換気，急激な利尿による頭蓋内圧の過度な低下を避けるよう管理する．

▶ **モニタリング**
- 標準的なモニタリングに加え，血圧変動をいち早く察知するために観血的動脈圧測定が不可欠である．麻酔導入前に局所麻酔下（1％キシロカイン®）での動脈路確保が好ましい．

▶ **神経学的モニタリング（誘発電位）**
- 動脈瘤の位置により必要に応じて測定する（運動誘発電位〔motor evoked potential: MEP〕，体性感覚誘発電位〔somatosensory evoked potential: SEP〕，視覚誘発電位〔visual evoked potential: VEP〕）．

脳動脈瘤クリッピングと誘発電位：手術により運動・感覚・視覚の機能が障害を受けても全身麻酔下でそれを知ることはできない．しかし，誘発電位を行うとそれらの障害を迅速に検出することができ機能障害を回避することができる．たとえば内頚動脈や中大脳動脈の動脈瘤クリッピングにおいてクリッピングにより内包レベルで皮質脊髄路を栄養している前脈絡叢動脈やレンズ線条体動脈の血行障害が発生した場合，数秒以内にMEPに変化が現れる．ただし，誘発電位は特定の麻酔薬により強く抑制されるため使用する麻酔薬は制約される．

▶麻酔薬
- 誘発電位を使用する場合，鎮静は吸入麻酔薬ではなくプロポフォールTCI（target controlled infusion）を選択する．また，誘発電位への抑制効果が強い筋弛緩薬の使用は挿管時のみの使用とする．鎮痛薬は，術後に良好な覚醒を得る目的で超短時間作用性オピオイドであるレミフェンタニルを主に使用する．

▶麻酔導入
- 静脈路と動脈路を確保したのちプロポフォールTCI 3μg/mL，レミフェンタニル0.5～1.0μg/kg/minで麻酔を開始する．我々は挿管時のバッキングは避けるため確実な筋弛緩を得る目的でロクロニウムを0.9mg/kg使用している．

▶麻酔維持
- プロポフォールはBIS値や脳波を参考に投与量を決定する．誘発電位測定時は術中の筋弛緩薬追加投与はしない．そのため体動やバッキングによる神経損傷，動脈損傷，静脈損傷を防ぐために十分な鎮痛（レミフェンタニル0.5～1.0μg/kg/min）が必要である．特にヘッドピン固定時，体位変換時，MEP測定時は侵襲が大きく注意を要する．

▶頭蓋内圧のコントロール
- 頭蓋内圧を低下させると脳組織の圧排が容易となり術野を広く確保することができる．頭蓋内圧は脳実質（細胞成分と細胞外成分），脳脊髄液，血液の4つのコンパートメントから構成される（表1）．術中には主に細胞外液コンパートメントと血液コンパートメントを調節し頭蓋内圧をコントロールする．
- 具体的には，脳血流を増やす吸入麻酔薬ではなくプロポフォールを選択する．マンニトールは浸透圧利尿により脳水分量を減らす．通常，開頭前にマンニトール（0.5～1.0g/kg）を30分かけて投与する．低張輸液は細胞外体液成分増加をもたらすため使用しない．換気設定では静脈還流を阻害するPEEPを避ける．過換気により脳血流量を減少させることができるが，全静脈麻酔での過換気は内頚静脈球部の酸素飽和度を低下させるため正常換気を基本とする[1]．

表1 頭蓋内圧のコントロール

コンパートメント	容積の操作法
細胞（脳細胞，腫瘍血管，血腫）	外科的切除
体液成分（細胞内，細胞外）	利尿薬，ステロイド（おもに腫瘍）
脳脊髄液	ドレナージ
血液（動脈系，静脈系）	脳血流の低下，脳静脈ドレナージの改善

術後

▶良好な覚醒のために

- 抜管直後の神経学的評価には良好な覚醒が不可欠である．そのため蓄積しやすいフェンタニルは最低限の使用にとどめ，レミフェンタニルを中心に術中の鎮痛を行っている．
- 術後鎮痛に関しては手術終了時に各種神経ブロック（眼窩上神経ブロック，大後頭神経ブロック，耳介側頭神経ブロックなど）が有効である[2]．
- 薬剤は長時間の効果を期待して 0.375～0.75%ロピバカイン（最大推奨投与量 3mg/kg）を使用している．

術中破裂した場合の血圧管理：動脈瘤の頸部もしくは親血管を一時的に遮断（temporary clip）し出血を止めたのち正式なクリッピングを行う．Temporary clip がかかるまでは平均動脈圧を低めに維持し出血量を減らす．逆に temporary clip がかかった後は，側副血行路を維持するため平均動脈圧を正常範囲の高めに維持する．いずれにしても外科医と連携のもとで行う．

鎮痛の目安となるレミフェンタニル効果部位濃度と簡易計算式：挿管時の刺激を抑制するレミフェンタニルの効果部位濃度 EC50 および EC95 はそれぞれ 4.6ng/mL，6.0ng/mL と報告されている[3]．また，レミフェンタニルを A μg/kg/min で持続投与した場合，標準体型（170cm，70kg，40歳）であれば定常状態における血中濃度は簡易的には A×25 (ng/mL) と表される．つまり 0.5μg/kg/min でレミフェンタニルを開始した場合，定常状態では 0.5×25＝12.5 (ng/mL) となる．ただし，この係数 25 は体重，年齢により変わるため，正確には事前の薬物動態シミュレーションを推奨する．

参考文献

1) Jansen GF, van Praagh BH, Kedaria MB, et al. Jugular bulb oxygen saturation during propofol and isoflurane/nitrous oxide anesthesia in patients undergoing brain tumor surgery. Anesth Analg. 1999; 89: 358-63.
2) Ayoub C, Girard F, Boudreault D, et al. A comparison between scalp nerve block and morphine for transitional analgesia after remifentanil-based anesthesia in neurosurgery. Anesth Analg. 2006; 103: 1237-40.
3) Albertin A, Casati A, Federica L, et al. The effectsite concentration of remifentanil blunting cardiovascular responses to tracheal intubation and skin incision during bispectral index-guided propofol anesthesia. Anesth Analg. 2005; 101: 125-30.

〈山本邦彦〉

1. 各科麻酔

➤ 5 脳外科

脳腫瘍手術

POINT

- 頭蓋内圧上昇を避ける麻酔管理を心がける.
- 誘発電位を測定する場合は麻酔方法に注意する.
- 顕微鏡手術などの繊細な操作が多いので,患者の体動を避ける.

術前

▶生理学の理解と麻酔計画

- 脳灌流圧(CPP)=平均血圧(MAP)−頭蓋内圧(ICP)であるため,ICP が上昇すると脳灌流圧が減少して脳虚血が起こる危険性がある.ICP をコントロールするために,麻酔科医が主として調節できるのは脳血流量(CBF)である.CBF を左右する因子と麻酔薬のCBF に対する作用を理解しておくことが重要である(図1).

頭蓋内容量を増加させる因子		頭蓋内容量を減少させる因子
過剰輸液	脳実質 + 脳腫瘍 脳浮腫 脳血腫	マンニトール フロセミド 外科的減圧
低換気 吸入麻酔 低酸素血症 静脈還流障害 (high PEEP など)	血　液	過換気 静脈麻酔(ケタミンを除く)
	脳脊髄液	脳室ドレナージ

図1 頭蓋内容積とそれに影響する因子

▶麻酔薬

- プロポフォール,レミフェンタニルを使用した全静脈麻酔で行う.プロポフォールは脳血流と脳代謝率を低下させ,ICP に悪影響を示さない.すべての揮発性麻酔薬は用量依存性に脳血管を拡張させる.

▶輸液

- 脳浮腫を避けるため,過剰な輸液は控える.

▶換気

- $PaCO_2$ の上昇により脳血管は拡張し ICP が上昇する.$PaCO_2$ を5

〜10mmHg 低下させると ICP は 25〜30%低下する．多くの患者で過換気は有用であるため，$PaCO_2$ 30〜35mmHg 程度で維持することが多いが，障害を受けた脳の部分が大きいと過換気の効果は少ない．

▶血圧
- 平均血圧が 70〜150mmHg では CBF は一定に保たれる（自己調節能）．血圧が自己調節の下限を超えて著明に低下すると，脳は虚血に陥る．一方，障害を受けて血液脳関門が十分に機能していない脳では，わずかな血圧上昇でも脳浮腫を起こす．

▶静脈還流
- 体位による頚静脈のうっ滞や high PEEP による胸腔内圧上昇は脳からの静脈還流を阻害し，ICP が上昇する．

▶脳実質容積の調節
- 硬膜切開前後に浸透圧利尿薬であるマンニトールを 0.25〜1g/kg 投与することが多い．マンニトールによって脳実質と血液との浸透圧差により，脳実質から水分が血管内に入るため脳容積の減少を図る．

麻酔

▶麻酔のポイント
①原則挿管・全身麻酔で行う．麻酔導入は患者の頭側で行うが，挿管後は麻酔器を患者の足側に移動させるため，挿管チューブはレイチューブを使用する．手術体位によって気管チューブが患者に噛まれる形で閉塞する場合があるので注意が必要である．
②顕微鏡手術などの繊細な操作が多いので患者の体動を避ける．
③手術の手順を理解し，手術侵襲に応じた麻酔深度を心がける．

▶手術の手順と手術侵襲（図 2）
① 3 点固定ピンで頭部を固定し体位をとる（ピンで固定する際の疼痛に対し鎮痛薬を十分に投与する）．
②皮膚の消毒，覆布がけ．
③皮膚を切開し頭蓋骨の一部を切離し硬膜を露出，硬膜を切開し脳実質に達する（硬膜切開後は疼痛はほとんどない）．
④脳実質に達した後は顕微鏡手術となり，正常組織を損傷しないように腫瘍だけの摘出を目指す（体動は絶対に避けなければならない）．
⑤腫瘍摘出後，止血を確認，ドレーンを留置し閉頭操作に移る．
⑥切開された硬膜を閉じ，切離された頭蓋骨を元の場所に戻し固定プレートで固定，皮膚を閉じる．
⑦ 3 点固定ピンを頭部から取り外し，必要であれば固定ピンの刺入部位の皮膚を縫合する（固定ピン取り外しの際の刺激にも注意が必要）．

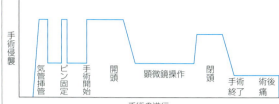

図2 手術の進行と侵襲

誘発電位をモニターする場合には麻酔方法に注意：運動野や運動神経線維の集まる領域が切除部位に近い場合，運動誘発電位（motor evoked potential: MEP）をモニターしながら手術を行うことがある．MEPは吸入麻酔薬で強く抑制され筋弛緩薬で消失するなど，麻酔方法が測定値に多大な影響を及ぼすために注意が必要である．MEPをモニターする場合には抑制の程度が比較的小さいとされる静脈麻酔薬での麻酔維持が推奨され，筋弛緩薬は麻酔導入・気管挿管時にのみ使用する．この場合術中の体動を避けるため，レミフェンタニルで鎮痛を十分に行い（0.5μg/kg/min以上），浅麻酔とならないように注意が必要である．

高次脳機能を温存した手術を可能にするawake craniotomy：Awake craniotomyは開頭手術中に患者を覚醒させ，大脳皮質の機能マッピングを行った後，覚醒下でその機能をモニタリングしながら病変を切除する手術である．言語野，運動野などの機能野またはその近傍に存在する脳腫瘍やてんかん焦点などに対して適応となる．当施設では，SmartPilot® View（SPV）によるフェンタニル・レミフェンタニル・プロポフォールの効果部位濃度のモニタリングを行いながら，ラリンジアルマスクによる調節呼吸で麻酔管理を行っている．大脳皮質機能マッピングを行う前に抜管して，フェンタニル・プロポフォールによる鎮静を行いながら，覚醒下で切除範囲を決定する．鎮痛方法は，ヘッドピン固定部位の局所浸潤麻酔に加え，眼窩上神経，滑車上神経，頬骨側頭神経，耳介側頭神経，大後頭神経，小後頭神経ブロックを執刀前に行っている．

術後

- 術前の意識状態がよい症例では，覚醒させ抜管する．その際は呼吸状態や気道閉塞には十分注意する．呼吸状態が悪化しPaCO$_2$が上昇すると，ICP亢進をきたす．術前の意識状態が不良な症例，脳浮腫増悪が予想される症例，易出血性の脳腫瘍術後では，安静を維持するため挿管のまま集中治療室に入室し人工呼吸管理を継続する．

参考文献

1) 鈴木昭広, 岩崎 寛, 編. 麻酔の前に知っておきたい 手術手順と麻酔のコツ. 東京: 羊土社; 2013.

〈和泉裕己〉

1. 各科麻酔

▶ 5 脳外科

下垂体腺腫手術

P O I N T

- 先端巨大症では巨舌症や睡眠時無呼吸症候群の合併により気道確保が困難である.
- 術前から内分泌機能異常を呈することもあり評価が必要である.
- 手術は鼻腔もしくは上口唇の裏から蝶形骨洞を経由して下垂体に至る経蝶形骨洞法が第一選択であるが, 腫瘍の進展によっては開頭術が選択される.

- 下垂体腺腫は下垂体に発生する最も一般的な腫瘍性病変である. 多くは下垂体前葉に発生する. ホルモンを過剰に分泌する機能性腺腫とホルモンを分泌しない非機能性腺腫に分けられる (表1).

表1 下垂体腺腫の内訳と頻度

下垂体腺腫	頻度
非機能腺腫	40%
プロラクチン産生腺腫	30%
成長ホルモン産生腺腫	20%
副腎皮質刺激ホルモン産生腺腫	5%
甲状腺刺激ホルモン産生腺腫	1%
その他	4%

術前

- 先端巨大症では舌や咽頭周囲の軟部組織肥大により巨舌症, 睡眠時無呼吸症候群, 声門狭窄, 嗄声を合併することがあり気道評価は必須である. 治療抵抗性の高血圧, 糖尿病や冠動脈疾患から心不全をきたすこともある. また, 拡張型心筋症類似病態 (acromegalic heart disease) を合併することがあり心機能の評価も行う[1].

- Cushing 症候群では高血圧, 糖尿病, 虚血性心疾患, 電解質異常 (特に低カリウム血症) の評価を行う. 血液凝固能が亢進しているため下肢静脈超音波による深部静脈血栓症のスクリーニングも行う.

- 副腎皮質機能不全では易疲労性, 低血圧, 低血糖, 意識障害など様々な症状を呈する.

- 術前検査で副腎皮質機能不全を認めた場合ステロイドの補充 (ヒドロコルチゾン 10～15mg/日, 内服) を開始する.

麻酔

▶麻酔薬

● 麻酔薬に制約はなく吸入麻酔薬でも静脈麻酔薬でもよい．我々はより覚醒の質が高いプロポフォール TCI とレミフェンタニル持続投与にて麻酔を行っている．ただし，経蝶形骨洞手術では術操作のノイズにより BIS モニターの信頼性が低くなるため点滴漏れなどによる術中覚醒の発見が遅れる点に注意が必要である．

▶気道管理

● 先端肥大症では巨舌などにより上気道閉塞が起こりやすいため，麻酔導入時は十分な前酸素化に加えて経口エアウェイやラリンジアルマスクを手元に準備して臨む．挿管困難が予想されるのであればビデオ喉頭鏡の使用や意識下挿管を考慮する．また，巨舌症を合併する患者では，挿管チューブの固定位置が浅くなることがあるため，ビデオ喉頭鏡による間接視認下にチューブ挿入長を決定するとよい．術中の気管内への血液の流入を防ぐには挿管チューブのパイロットバルーンへの空気注入量を少し増やすとよい．

● 経鼻手術の場合は RAE チューブやスパイラルチューブを選択する．

▶モニター

● 腫瘍が海綿状脈動や内頚動脈に浸潤している場合に大量出血することがある．また，術中頻回に血糖値や電解質を測定する必要があるため動脈路確保は必須である．

▶換気設定

● 開頭による腫瘍摘出であれば過換気により脳容積を減らす管理を行うことが多い．一方，経蝶形骨洞アプローチでは低換気とすることで脳容積を増加させ鞍上部の腫瘍をトルコ鞍内に押し下げると術操作が容易となることがある．同様の効果は Valsalva 手技でも得られる．

▶体位と空気塞栓

● 体位は静脈出血を減らす目的で軽度頭高位とすることが多い，そのため静脈損傷時に空気塞栓の危険性が高くなる．カプノメータの呼吸終末二酸化炭素分圧（$P_{ET}CO_2$）が急激に低下した場合，動脈血ガス分析を行い動脈血二酸化炭素分圧と $P_{ET}CO_2$ との乖離をみることで確定診断が得られる．空気塞栓を疑った場合，まず術者にその旨を伝え，術野を生理食塩水で満たす．同時に頭低位として静脈圧を高く保ち空気の流入を防ぐ．

▶術中内分泌異常

● 術前からの下垂体機能低下により副腎皮質機能不全を認める場合や，術中に正常下垂体を損傷した場合はステロイドカバーを行う．ヒドロコルチゾン 100mg/日を点滴投与する．

● 稀ではあるが，術中より尿崩症を呈することもあり尿量増加やナ

トリウム濃度上昇に注意する.

▶**抜管時の注意点**
- 抜管時のバッキングは髄液漏の危険性を高めるため極力避ける.
- 経蝶形骨洞手術では鼻腔にガーゼを詰めるため術後鼻呼吸ができない. 十分な覚醒の後に抜管し, その後の上気道閉塞に注意する.

▶**術後鎮痛**
- 下垂体の手術では視床下部からの内因性オピオイドが分泌されるため術後鎮痛に苦慮しないことが多い.

術後
- 頻度の高い合併症は下垂体前葉機能低下, 尿崩症, 髄液鼻漏である.
- **下垂体前葉機能不全**: Cushing 病や術前より副腎皮質機能不全を認める患者では術後に副腎皮質ホルモン補充が必要となる.
- **尿崩症**: 手術による下垂体後葉の損傷により発生する. 術後数時間から数日以内に発症することが多い. 時間尿量が 100mL 以上の高ナトリウム血症患者に対しては, 尿と血漿の浸透圧測定によって尿崩症の評価をすべきである. 尿浸透圧が 300mOsm/L 以下で血清ナトリウムが 150mEq/L 以上なら尿崩症が示唆される[2]. 尿崩症と診断された場合, 合成抗利尿ホルモンの補充が必要となるが, 多くは一過性で 3 カ月以内に治る.

参考文献
1) 勝木達夫, 高田重男, 横井宏佳, 他. 拡張型心筋症類似の病態を呈し下垂体腺腫摘出手術により心機能, 心肥大が改善した acromegalic heart disease の 1 例. 心臓. 1996; 28: 217-21.
2) 武田純三, 監修. ミラー麻酔科学. 東京: メディカル・サイエンス・インターナショナル; 2007. p.1392.

〈山本邦彦〉

1. 各科麻酔

▶ 6 整形外科

脊椎手術

POINT
- 脊椎の手術は，椎間板疾患，脊椎症，脊柱管狭窄症，悪性腫瘍，側彎症，外傷などに対して行われる．
- 腹臥位の手術が多いため，換気の異常や神経圧迫などの合併症に注意する．
- 脊椎固定術など，出血の多い手術では低血圧麻酔による管理を行う．
- 不安定な頚椎，胸椎疾患の場合には特に挿管を愛護的に行う．

術前
- 原疾患による麻痺の有無・範囲，神経症状を確認する．

麻酔
- **麻酔方法**：全身麻酔．術直後に神経所見を確認することがあるので，覚醒のよい方法が望ましい．
- 脊椎固定術など，出血の多い手術では低血圧麻酔を行う． memo1

> 低血圧麻酔は，出血量減少による手術環境や手術操作の改善，輸血の必要量の減少を目的として行われる．しかし，心臓，脳，腎臓に血流障害の既往のある患者や，循環動態が不安定な患者，コントロール不良の高血圧患者には適さない．低血圧麻酔には，硝酸薬であるニトログリセリンが用いられる．1〜5μg/kg/minの投与量で投与を開始し，目標値まで下げ，以後血圧をモニタしながら投与速度を調節する．

- **気管挿管**：普通もしくはらせんチューブで行う．特に不安定な頚椎，胸椎疾患では，喉頭展開，挿管，体位変換によって神経症状が悪化する可能性があるので，エアウェイスコープを用いた挿管や，ファイバースコープ補助下での挿管，覚醒下挿管を考慮する．
- **頭部の固定**：頚椎手術の場合，挿管後にヘッドピンによる頭部固定を行う．局所麻酔の後にピンを打つこともあるが，侵襲の強い作業のため，麻酔深度は深く保つようにする．また，腰椎手術の場合はProneView®などを用いて固定を行う（図1）．
- **体位変換**：腹臥位が多い memo2 ．体位変換の際も麻酔を深く保ち，筋弛緩を十分に効かせておく必要がある．体位変換後はモニタ類が正しく装着されているか確認し，ただちにバイタル測定を行う．また，換気に問題がないか，頭部の固定が行われているか，目や耳，鼻が圧迫されていないかを確認する．

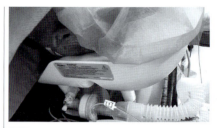

図1 ProneView®による頭部固定
下にある鏡から目の圧迫がないかを確認することができる.

腹臥位の麻酔: 胸腔内圧の上昇に伴う静脈還流の減少により血圧低下が起こりやすいため, 体位変換前に十分な輸液負荷を行う. また, 胸部が加重されるため, 従圧式調節換気が望ましい. 体位による合併症として, 末梢神経障害, 眼球圧迫が挙げられる. 体位変換後はこれらの点に注意する.

- **術中管理**: バッキングや体動により, 脊髄を損傷する可能性がある. 十分な麻酔深度を保ち, 適宜筋弛緩薬を追加する.
- **術中モニタリング**: 頚椎手術では, 術中に脊髄を損傷し, 呼吸器障害を伴う四肢麻痺を起こす可能性がある. そのため, 体性感覚誘発電位 (somatosensory evoked potential: SSEP) を用いてモニタリングを行うことがある.
- **手術終了後の体位変換**: 仰臥位に戻るまでは麻酔薬を完全には切らない方が安全である.

術後

- 抜管後は循環, 呼吸のみならず, 神経症状の有無を確認する.
- **視力の喪失**: きわめて稀だが重大な合併症である. 心臓, 脊椎, 頭頚部の手術で多い. 原因は中心網膜動脈閉塞症, 虚血性視神経症 (注意), 皮質性失明が主である. 危険因子として, 血栓, 動脈硬化, 炎症, 血管攣縮, 出血が挙げられる.

虚血性視神経症
長時間手術 (手術時間5時間以上), 大量出血 (通常2L以上), 低血圧, 輸液負荷を伴った腹臥位の手術で起こりやすい. 手術中に眼球の圧迫がないかを確認し, 眼球の虚血が起こらないようにする.

参考文献
1) Salathe M, Johr M. Unsuspected cervical fractures: A common problem in ankylosing spondylitis. Anesthesiology. 1989; 70: 869-70.
2) Myers MA, Hamilton SR, Bogosian AJ, et al. Visual loss as a complication of spine surgery: A review of 37 cases. Spine. 1997; 22: 1325-9.

〈工藤愛理〉

1. 各科麻酔

▶ 6 整形外科

股関節手術（人工股関節置換術）

POINT

- 術中，適切な筋弛緩が必要．
- インプラントは非常に感染に弱いので，厳密な清潔操作が必要となる．スタッフの手術室への出入りは最小限にする．
- 体位（多くは側臥位）にも細やかに気を配る．
- 骨セメントの使用時の呼吸循環動態の変化に注意．
- 出血量が多い手術なので，低血圧麻酔併用の考慮，出血量を評価しての輸液量の調整や輸血準備をする．

術前

- 合併症：高齢者・肥満・関節リウマチ合併の患者が多い．術前診察は入念に行う（各合併症の詳細はⅡ-3．合併症を有する患者の麻酔〔363頁〜〕参照）．
- 術中・術後の出血量が多く見込まれる⇒自己血や輸血の準備があるか，またその量を事前に確認！

memo 1

貯血式自己血輸血[1]
- 人工関節置換術では同種血輸血回避目的で，自己血輸血を用いることが多い．
- 自己血輸血には①貯血法，②希釈法，③回収法がある．安価で比較的簡便に施行できる貯血法が一般的．
- 適応：全身状態がほぼ良好で，輸血を必要とする手術を予定する患者．稀な血液型や不規則抗体がある患者．
- 貯血患者における規定：年齢・体重には原則制限はない．Hb値は採血時の原則11.0g/dL以上．
- 禁忌：①菌血症の恐れのある細菌感染患者，②不安定狭心症患者，③中等度以上の大動脈弁狭窄症患者，④NYHA Ⅳ度の患者．
- 自己血返血のタイミング：輸血後も貧血状態が継続する場合は整形外科医と積極的に同種血輸血の準備などを相談する心がけが必要．

麻酔

- 一般的な術中の麻酔方法
- **全身麻酔**
- **脊髄くも膜下麻酔**
- その他：静脈路2本，動脈ライン1本
- 術中，股関節を形成するために何度も股関節を脱臼させるので，無理な力がかからないように筋弛緩が重要！
- インプラントは非常に感染に弱いので，厳密な清潔操作が必要となる．手術部位感染（surgical site infection：SSI）に注意！ 手術は最も清潔基準の高い手術室（バイオクリーンルーム）で施行する．一度細菌感染が起こると最悪の場合，数回にわたる洗浄・

インプラント抜去が必要となってしまう.

- 体位が側臥位となる場合は，末梢神経障害や眼球・耳介の圧迫，支持器による皮膚障害・褥瘡に気を付ける．側臥位の際，体位固定の支持器による皮膚障害や褥瘡，無理な姿勢での固定による術後関節痛や末梢神経障害（特に総腓骨・脛骨神経障害）が発生するので注意が必要！

- 術中の出血量を抑えるために，低血圧麻酔を併用する.

memo 2

低血圧麻酔

- ①術野の無血化による手術時間の短縮，②手術中の出血量減少，③輸血の回避・節減のため，人為的に低血圧状態を維持する麻酔.
- 血圧の目安：概ね，患者の通常の収縮期血圧の 60％または平均動脈圧で 60〜70mmHg を標準とする（厚生労働省保険局）．脳血流は平均血圧 60〜150mmHg で一定に保たれるため，一般的に収縮期圧 80mmHg（平均動脈圧 60mmHg）を安全限界とする.
- 低血圧維持方法：①深麻酔，②各種薬剤による方法（ニトログリセリン・プロスタグランジン E_1 や β ブロッカー，Ca 拮抗薬など），③脊髄くも膜下麻酔，④持続硬膜外麻酔の併用など.

- 骨セメントの使用時には，呼吸循環動態の変化（bone cement implantation syndrome：BIS）が起こることがある（詳細はⅡ-1-6. 整形外科―上下肢骨折手術〔256 頁〕参照）.

術後

- 一般的な術後鎮痛
- 硬膜外麻酔
- 末梢神経ブロック（持続腰神経叢ブロック±+坐骨神経ブロック；傍仙骨アプローチ）

≪例≫
  - 腰神経叢ブロック：0.375％レボブピバカイン 30mL 投与．⇒術後，0.1％レボブピバカイン 4〜6mL/h で持続投与.
  - 深部ブロックのリスクから腰神経叢ブロックが困難な場合，大腿神経＋外側大腿皮神経＋閉鎖神経ブロックなど.

- その他：オピオイドによる自己調節鎮痛法（intravenous patient controlled analgesia：iv-PCA），非ステロイド性消炎鎮痛薬，アセトアミノフェン静注・内服など.

参考文献 1）日本自己血輸血学会. 貯血式自己血輸血実施指針（2014）：予定手術を行う成人を対象とした原則. 2014.
http://www.jsat.jp/jsat_web/standard2014/standard2014_04.pdf

〈井尻えり子〉

1. 各科麻酔

▶ 6 整形外科

膝関節手術
(人工膝関節置換術，前十字靱帯再建術)

POINT
- 止血帯（ターニケット）を巻く⇒術中や解除時の循環動態の変動に気を付ける．
- ターニケットペインに対応する．
- 骨セメントの使用時は呼吸循環動態の変化に注意！

a 人工膝関節置換術

 術前
- 合併症：高齢者，肥満，関節リウマチ合併の患者が多い．術前診察は入念に行う（各合併症の詳細はII-3．合併症を有する患者の麻酔〔363頁～〕参照）．

 麻酔
- 一般的な術中の麻酔方法
- 全身麻酔
- 脊髄くも膜下麻酔
- その他：静脈路1本
- ターニケット使用時や解除時のバイタルサインをチェック！

 止血帯（ターニケット（tourniquet））[1]（図1，2）
- 術野の中枢側を駆血することで，①無血術野を確保し，手術を円滑に行う，②術中の総出血量を減らす目的で使用．
- 駆血圧・時間：至適な駆血圧・時間の規定はいまだにない．一般的に推奨駆血圧は成人で200～300mmHg，時間は2時間以内．2.5時間を超えた時点で10分間解放し，その後も1時間ごとの解放が望ましい．
- ターニケット関連合併症：疼痛，神経・筋・皮膚障害，再灌流障害．重症な場合，コンパートメント症候群など．

 ターニケット解除時の注意点[2]
- 低血圧：疼痛刺激の減弱，血管床の増加，蓄積した乳酸を含む代謝産物の流出に伴う体血管抵抗減少による．昇圧薬，輸液投与で対処．
- 肺血栓塞栓症：空気，骨セメント，脂肪滴などによって起こり，低血圧・低酸素血症・$P_{ET}CO_2$の低下が所見として出現．疑った場合は，①100％酸素で換気，②手術台を左低位とした頭低位，③対処療法しながら経食道心エコープローブを挿入して原因検索．
- その他：代謝性アシドーシス，高カリウム血症，ミオグロビン血症，体温低下など．不整脈や冠動脈攣縮，心停止の報告もある．

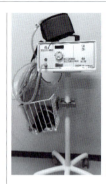

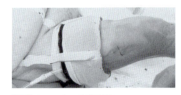

図2 ターニケット使用時

図1 電動式デジタルエアーターニケット

memo 2

ターニケットペイン
- ターニケット加圧から約30分後頃より出現する,手術由来とは性質の異なる痛みによる血圧・心拍数の上昇のことで,C神経線維を介した痛覚伝達によるとされる.
- 対処方法:ターニケットの解除,区域麻酔の併用,オピオイドの追加,亜酸化窒素50~70%吸入,ケタミン1mg/kg投与,ニカルジピン投与など.容易にコントロールできないことも多い.

術後

- 一般的な術後鎮痛
- 硬膜外麻酔
- 末梢神経ブロック(持続大腿神経ブロック±坐骨神経ブロック)

  ≪例≫
  - 大腿神経ブロック:0.375%ロピバカイン15~20mL投与⇒術後,0.1~0.2%ロピバカイン4~6mL/hで持続投与.
  - 坐骨神経ブロック:膝窩部アプローチで,0.25%ロピバカイン10~15mL単回投与.

- 関節周囲浸潤麻酔[3]
  - 術後疼痛管理の中心は大腿神経ブロックとなるが,単独では術後早期の膝窩痛出現が多い.しばしば坐骨神経ブロックが併用されるが,腓骨神経麻痺により術後の神経障害の評価が困難となるため,近年,代替療法として有効性が示されている.

  ≪例≫
  - 執刀医が人工関節挿入前後に関節内にロピバカイン+アドレナリン・デキサメタゾンなどをカクテルしたものを投与.

- その他:iv-PCA(フェンタニル持続投与),非ステロイド性消炎鎮痛薬,アセトアミノフェン静注・内服など

b 前十字靱帯再建術

術前
- スポーツを行っている若年患者が多く，早期復帰を目指せる方向で麻酔方法を決定・説明．

麻酔
- a．人工膝関節置換術参照．

術後
- 一般的な術後鎮痛
- 硬膜外麻酔
- 末梢神経ブロック（持続大腿神経ブロックまたは持続内転筋管ブロック+坐骨神経ブロック）
  ≪例≫・その他：a．人工膝関節置換術参照．
- 膝関節内の神経支配は大腿・閉鎖・坐骨神経が関与するので，閉鎖神経ブロック併用が必要との意見もあり．

参考文献
1) Kumar K, Railton C, Tawfic Q. Tourniquet application during anesthesia: "What we need to know?" J Anaesthesiol Clin Pharmacol. 2016; 32: 424-30.
2) Bianconi M, Ferraro L, Traina GC, et al. Pharmacokinetics and efficacy of ropivacaine continuous wound instillation after joint replacement surgery. Br J Anaesth. 2003; 91: 830-5.

〈井尻えり子〉

1. 各科麻酔

▶ 6 整形外科

上下肢骨折手術

POINT

- 抗血栓薬の内服の有無・中止時期を必ず確認する.
- 下肢の骨折では深部静脈血栓症発症のリスクが高くなるので,肺血栓塞栓症に気を付ける.
- 人工骨頭置換術では,術中,骨セメント使用時の呼吸循環動態の変化に注意.
- 肩手術の際はビーチチェア位に伴う低血圧に注意！

術前

- 術前合併症の有無：手術直前の合併症とそのコントロール状況を調べる⇒外傷の場合,骨折のほか,熱傷・裂傷・凍傷・動物咬傷・出血性ショックなどを合併することもある. しっかり診察をした上で麻酔方法を選択（各合併症の詳細はⅡ-3. 合併症を有する患者の麻酔〔363頁～〕参照）.
- 内服薬：特に高齢者や外傷での緊急手術の場合,抗血栓薬の内服の有無・中止時期の確認を必ず行う.
- 腰椎のX線写真：腰椎の変形が著明な場合,脊髄くも膜下麻酔や硬膜外麻酔の施行は困難となる.

深部静脈血栓症・肺血栓塞栓症
大腿骨近位部骨折は深部静脈血栓症発生の高リスク群に位置付けられ,肺血栓塞栓症へ進展する危険性があり,注意が必要. 予防法として間欠的空気圧迫法あるいは抗凝固療法（低用量未分画ヘパリン,エノキサパリン,フォンダパリヌクス）がある[1].

麻酔

- 幅広い選択肢がある. 骨折部位と術式（表1）に合わせて麻酔方法を選択.
- 全身麻酔
- 硬膜外麻酔（下肢や肩手術の場合.単独で術中維持での使用は少ない）
- 脊髄くも膜下麻酔（下肢手術の場合）
- 末梢神経ブロック（表2参照）

骨セメント使用時の呼吸循環動態の変化（bone cement implantation syndrome: BIS）[2]
- 症状：低血圧,低酸素血症,不整脈,心停止など.
- 原因：①骨セメントの未重合モノマーによる血管拡張作用,②人工骨頭打ち込み時の骨髄内圧上昇による脂肪や血小板凝集物,空気などによる肺塞栓,③アレルギー反応など.

表1 骨折部位と主な術式

	骨折部位	主な名称	主な術式
上肢	肩関節	肩関節骨折	内固定法(鋼線・プレート・髄内釘),創外固定法,人工骨頭置換術
	上腕骨近位部	上腕骨近位端骨折	内固定法(鋼線・プレート・髄内釘),人工骨頭置換術
	上腕骨骨幹部	上腕骨骨幹部骨折	内固定法(鋼線・プレート・髄内釘)
	上腕骨遠位部	上腕骨顆上骨折	内固定法(鋼線)
	肘	肘頭骨折	内固定法(鋼線)
	前腕(橈骨・尺骨)−手首	橈尺骨骨幹部骨折	内固定法(プレート・髄内釘)
		橈骨遠位端骨折	内固定法(鋼線・プレート),創外固定法
	手・指	中手骨・基節骨・中節骨・末節骨骨折	内固定法(鋼線・プレート・スクリュー)
下肢	大腿骨近位部	大腿骨頚部骨折	内固定法(ピン・プレート・スクリュー・髄内釘),人工骨頭置換術
		大腿骨転子部骨折	内固定法(スクリュー・髄内釘)
	大腿骨骨幹部	大腿骨骨幹部骨折	内固定法(プレート・スクリュー・髄内釘)
	大腿骨遠位部	大腿骨顆部骨折	内固定法(プレート)
		膝蓋骨骨折	内固定法(鋼線・スクリュー)
	下腿(脛骨・腓骨)	脛骨・腓骨骨幹部骨折	内固定法(鋼線・プレート・髄内釘),創外固定法
		脛骨高原骨折	内固定法(プレート・スクリュー)
	足関節	足関節骨折	内固定法(プレート・スクリュー・テンションバンド)
		踵骨骨折	内固定法(鋼線・プレート)

・対策: ①骨セメント注入までの循環血液量の適正な補正,②硬膜外麻酔剤注入と骨セメント使用の時間の重複を避ける,③骨セメント使用時には100%酸素で換気,④低血圧には昇圧薬投与など.

ビーチチェア位での麻酔管理
・肩関節鏡手術の体位として,現在ビーチチェア位が主流である.
・合併症: 全身麻酔に伴う末梢血管拡張による静脈還流低下により,体位変換時や術中にも低血圧になりやすい.その他,稀だが,脳梗塞,眼障害,空気塞栓,頚髄損傷など.
・対策: 脳循環は平均血圧60mmHg以上で一定であるとされてきたが,個人差が大きいことがわかってきている.①平均血圧を高めに維持,②E_tCO_2も高めに維持,③ビーチチェアの角度を少なくする,④術中脳循環モニタリング(INVOS™などの装着)を実施.

術後

● 一般的な術後鎮痛
・ 硬膜外麻酔
・ 末梢神経ブロック（表2）

表2 骨折部位と推奨される末梢神経ブロック

	骨折部位	神経分布	推奨される末梢神経ブロック
上肢	肩関節	腕神経叢（主にC5-T1神経根），鎖骨上神経（C3-4）	斜角筋間法±浅頚神経叢ブロック/肩甲上神経+腋窩神経ブロック
	上腕骨近位部-骨幹部	腕神経叢（主にC5-6神経根）	斜角筋間法
	上腕骨遠位部	腕神経叢（主にC6-7神経根）	鎖骨下/鎖骨下法
	肘	腕神経叢（主にC5-T1），内側の上腕近位まで皮膚切開の場合は肋間上腕神経（T2）	鎖骨下法/鎖骨下法±肋間上腕神経ブロック
	前腕（橈骨・尺骨）-手首	腕神経叢（主にC5-T1）	鎖骨上/鎖骨下/腋窩法
	手・指	腕神経叢（主にC5-T1）	腋窩法
下肢	大腿骨近位部（大腿骨頚部・転子部骨折）	大腿・閉鎖・外側大腿皮神経，後大腿皮・下殿神経	大腿・外側大腿皮・閉鎖神経ブロック/腸骨筋膜下ブロック/腰神経叢±坐骨神経ブロック
	大腿骨骨幹部-遠位部	大腿・坐骨神経	大腿神経・坐骨神経ブロック
	下腿（脛骨・腓骨）	主に坐骨神経，近位（脛骨高原など）では大腿神経も支配	坐骨神経±大腿神経ブロック
	足関節	主に坐骨神経，内顆骨折では大腿（伏在）神経	坐骨神経±大腿（伏在神経）ブロック

● その他：オピオイドによる自己調節鎮痛法（intravenous patient controlled analgesia：iv-PCA），非ステロイド性消炎鎮痛薬，アセトアミノフェン静注・内服など．

参考文献

1) 日本循環器学会. 循環器病の診断と治療に関するガイドライン（2008年度合同研究班報告）. 失神の診断・治療ガイドライン（2009年改訂版）. http://www.j-circ.or.jp/guideline/pdf/JCS2009_andoh_h.pdf
2) Donaldson AJ, Thomson HE, Harper NJ, et al. Bone cement implantation syndrome. Br J Anaesth. 2009; 102: 12-22.

〈井尻えり子〉

1. 各科麻酔

▶ 6 整形外科

下肢切断術

POINT

- 非常に重篤な疾患を合併していることが多いため、術前診察をしっかり行い、麻酔計画を立てる．
- 神経ブロックを併用する際は、超音波ガイド下・意識下で施行し、神経障害を起こさないように注意．
- 駆血帯（ターニケット）はなるべく用いないように手術が進行するので、出血に常に目を配る必要がある．
- 術後痛とは別に幻肢痛を訴えることがある．

術前	

- 下肢切断手術は、外傷や糖尿病、末梢動脈疾患・悪性腫瘍による壊疽に対して施行することが多く、非常に重篤な疾患を合併することがある（例：心不全，弁疾患，慢性腎不全に伴う人工透析，敗血症など）（※各合併症の麻酔の詳細はⅡ-3. 合併症を有する患者の麻酔〔363 頁～〕参照）．
- 下肢の切断する位置によって、麻酔方法や鎮痛方法、出血量なども変わるので事前に確認しておく（図1）.

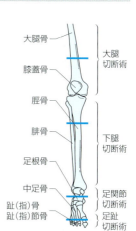

図1 下肢骨と切断する位置

  ・ 大腿切断術：膝上での大腿骨の切断術．
  ・ 下腿切断術：膝下での脛骨と腓骨の切断術．
  ・ 足関節切断術：足関節部での切断術．
  ・ 足趾切断術：足趾のみの切断術．
- 切断原因疾患の再発がない、安全でかつできるだけ温存肢は長く、可能なら膝関節の機能を残せるように切断する位置を執刀医は工夫していることが多い．

麻酔	

▶全身麻酔

- 心機能・呼吸機能に問題なければ施行可能．術後鎮痛手段を考える必要あり．

▶**脊髄くも膜下麻酔，硬膜外麻酔**

- 術前の凝固能検査で異常がなく，術後も凝固能障害が生じる恐れがなければ施行可能．

▶**末梢神経ブロック**（表1）

- **利点**：麻酔効果を必要な部位に限定することができ，循環動態の変動や末梢性の呼吸抑制が起こりにくい．
- **欠点**：ブロック針穿刺部位近に感染・皮膚病変がある場合，施行できない可能性がある．

表1 切断部位とブロックが必要な末梢神経

切断部位	ブロックが必要な神経				
	大腿神経	坐骨神経	後大腿皮神経	閉鎖神経	外側大腿皮神経
大腿	○	○	○	○	○
下腿	○	○	△	―	―
足関節	○	○	―	―	―
足趾	○	○	―	―	―

○必須，△切断位置による，―必要なし

術後

- 術後鎮痛方法に関しては，全身状態をみて判断．
- 区域麻酔（硬膜外麻酔・末梢神経ブロック），非ステロイド性抗炎症薬（NSAIDs），アセトアミノフェン，オピオイドなどによる多角的な鎮痛を行う．
- 糖尿病を合併している場合は，感染のリスクもあるため，持続末梢神経ブロックに関しては慎重に判断．
- 術後，幻肢痛 memo が出現することがある．

memo

幻肢痛（Phantom limb pain）

・幻肢痛とは，失った四肢が実在するような錯覚を感じ，その幻肢に痛みを伴う現象のこと．四肢切断患者の50～80％に起こるとされ，多くは四肢切断直後より1週間以内，遅くとも数週間以内に発生する[1]．

・痛みの性状：①ねじれ，痙攣のような自己受容感覚（運動感覚・深部感覚）の関連痛，②ピリピリする電撃やしみるような皮膚膚受容感覚（皮膚表在感覚）の関連痛．

・発生機序：神経の損傷に伴い，神経腫に由来する異所性発火や無髄線維の選択的減少など様々な末梢神経系の変化が生じ，中枢神経でも全般的脱抑制やニューロンやグリアの活動性の変化などが起こるためとされる．

・治療：①薬物療法（抗うつ薬，抗てんかん薬，オピオイドなど）が主体，他に②神経ブロック，③外科的治療，④ミラー療法，⑤ボツリヌス毒素の末梢への注入，⑤パルス高周波法など．確立された治療法はない．

参考文献 1) Jensen TS, Krebs B, Nielsen J, et al. Immediate and long-term phantom limb pain in amputees: incidence, clinical characteristics and relationship to pre-amputation pain. Pain. 1985; 21: 267-78.

〈井尻えり子〉

1. 各科麻酔

▶ 7 泌尿器科

経尿道的膀胱腫瘍切除術（TUR-Bt），経尿道的前立腺切除術（TUR-P）

POINT

- 麻酔方法は，①脊髄くも膜下麻酔または②全身麻酔を選択する．
- TUR-Bt では膀胱穿孔に注意し，予防策としては脊髄くも膜下麻酔に閉鎖神経ブロックの併用を，全身麻酔に筋弛緩薬の投与を検討する．
- TUR-P では多量出血や TUR 症候群に注意する．

術前
- 高齢者が多いため，高血圧，糖尿病，虚血性心疾患，脳梗塞などの全身合併症を確認する．
- 血液凝固機能を評価し，抗凝固療法の有無を確認する．
- TUR-Bt の場合は膀胱鏡所見で腫瘍の位置を確認する．

麻酔
- 第一選択は脊髄くも膜下麻酔である memo ．場合により全身麻酔を選択する．意識を保つことで膀胱穿孔や TUR 症候群などの合併症の早期発見につながる[1]．
- TUR-Bt では膀胱腫瘍が三角部にある場合，電気メスによる閉鎖神経刺激に伴う下肢不随意運動を防止するため閉鎖神経ブロックを併用する．全身麻酔の場合，筋弛緩薬を投与する．

麻酔レベルは T10 まであれば膀胱膨満の痛みに対処できる．

▶**閉鎖神経ブロック**（I-5-3．神経ブロック―下肢〔165 頁〕参照）
- 通常は脊髄くも膜下麻酔後に行う．患者を仰臥位，下肢を軽く外転位にする．

1）ランドマーク法
- 恥骨結節の 1.5cm 外側，1.5cm 頭側よりブロック針を皮膚に垂直に刺入し，針先が恥骨上枝に当たったら針を少し引き抜き，やや頭外側に向けて再び刺入する．電気刺激装置を用いて 2Hz, 1.0mA（0.1ms）より電気刺激を行い，大腿内転筋が最も強く収縮するところで，吸引による血液逆流がないことを確認し，1.5% キシロカイン E 入りを 5〜8mL 注入する．電気刺激を 0.5mA 以下に下げ，弱い刺激でも収縮がみられる場所を探して局麻 2〜3mL を追加投与する．

2）エコーガイド下閉鎖神経ブロック
- 超音波診断装置のプローブを鼠径溝にあて大腿動静脈の横断像を描出し，プローブを大腿内側へ平行移動する．長・短内転筋間に

閉鎖神経前枝を，短・大内転筋間に閉鎖神経後枝を同定する（走行は個人差が大きい）．プローブの外側からブロック針を刺入し針を描出しつつ，前枝と後枝に1.5％キシロカインE入りを合計20mLまでまく．

▶合併症

1）膀胱穿孔

- TUR-Btで注意．電気メスが膀胱側壁を通過する閉鎖神経を刺激し，大腿内転筋群の急激な収縮を誘発して膀胱穿孔を起こす可能性がある[2]．血圧低下，腹痛（上腹部〜前胸部や肩に放散），悪心・嘔吐，腹壁筋硬直，腹部膨満などがみられる．

2）出血

- TUR-Pで注意．前立腺肥大症では血管が発達しており術中の出血量は多い．また，稀に異常出血がみられる．出血量は測定できないため，排液の色で評価する．頻回に昇圧薬投与を要する場合も多量出血を疑う．必要に応じてHESや輸血を投与する．

3）低体温

- 室温の灌流液により低体温，シバリングを起こす．早めから身体を温める．

TUR症候群（水中毒）
TUR-Pで注意．近年，灌流液として生理食塩水が多くの場合に使用されているため，ほぼみられなくなった．TUR症候群は切除部位からの灌流液の過剰吸収に起因し，血清ナトリウム濃度が120mEq/L未満になると症状は明らかとなり，初期症状は不安，錯乱，頭痛等，脈圧増大，徐脈，進行すると痙攣，昏睡，肺水腫，ショックとなる．治療はループ利尿薬，生理食塩水の投与．ただし急激な低Na血症の是正は橋の脱髄を起こすので行わない．

術後
- 尿道カテーテルからの出血が多い場合は再手術となり得る．
- 電解質異常，循環動態異常，穿孔による腹部膨満を見逃さない．

参考文献
1) McGowan-Smyth S, Vasdev N, Gowrie-Mohan S. Spinal anesthesia facilitates the early recognition of TUR syndrome. Curr Urol. 2016; 9: 57-61.
2) 西山美鈴, 編著. 麻酔科レジデントマニュアル. 3版. 東京: ライフリサーチプレス; 2013.

〈森　千恵〉

1. 各科麻酔

▶ 7 泌尿器科

膀胱全摘術，前立腺全摘術

POINT
- 麻酔方法は可能な限り全身麻酔＋硬膜外麻酔を選択する．
- 手術は長時間に及び，多量出血することがある．
- 十分な輸液を行い，術中早期から尿量を確保する．

術前
- 高齢者が多いため，心機能，呼吸機能，腎機能を含めた全身合併症を確認する．また，血算，血液凝固機能を評価し，輸血オーダーの有無も確認する．

麻酔
- 全身麻酔＋硬膜外麻酔を選択する memo1 ．硬膜外カテーテルはT10-L1 に挿入する．
- 手術は長時間に及ぶことが多い．
- 多量出血することがあるため，太い静脈ラインを確保する必要がある．動脈圧ラインの確保も望ましい．輸血が必要であれば術者と相談し決定する．

> 膀胱全摘術と前立腺全摘術において，硬膜外麻酔を併用することにより，良好な術後鎮痛が得られるほか，術中の出血量が減少するというエビデンスがある[1,2]．硬膜外麻酔による中心静脈圧と末梢静脈圧の低下が寄与していると考えられる[3]．

▶膀胱全摘
- 浸潤性の膀胱腫瘍に対して行われる．尿管皮膚瘻や回腸・結腸導管造設などの尿管移行術も同時に行われる．
- 適切な輸液を行い術中早期から利尿をつけ，尿管移行術の際に尿量が得られるようにする．必要時にはカテコラミンや利尿薬を投与する．

▶前立腺全摘
- 前立腺癌に対して行われる．膀胱と尿道の吻合を必要とする．
- 尿道吻合の完成度を確認するために，インジゴカルミン色素を術中に静注することがある．インジゴカルミンのα刺激作用により高血圧が起きることがあるので注意する．

術後
- 術後鎮痛として硬膜外カテーテルから局所麻酔薬の持続投与を行う memo2 ．硬膜外麻酔が禁忌の患者においてはフェンタニルの持続静注や iv-PCA を使用する．

当院では，硬膜外バルーンジェクターに 0.167%レボブピバカイン（0.25%レボブピバカイン 200mL＋生理食塩水 100mL で合計 300mL）を充填して 4〜6mL/h で持続投与している．疼痛時には 3mL ボーラスできる．

参考文献

1) Ozyuvaci E, Altan A, Karadeniz T, et al. General anesthesia versus epidural and general anesthesia in radical cystectomy. Urol Int. 2005; 74: 62-7.
2) Dunet F, Pfister C, Deghmani M, et al. Clinical results of combined epidural and general anesthesia procedure in radical prostatectomy management. Can J Urol. 2004; 11: 2200-4.
3) Anesthesia and the renal and genitourinary systems. In: Miller RD, editor. Miller's Anesthesia. 8th ed. Philadelphia: Elsevier; 2015.

〈森　千惠〉

1. 各科麻酔

▶ 7 泌尿器科

経尿道的尿管砕石術(TUL),膀胱尿管新吻合

POINT

- 全身麻酔が第一選択である.
- 腎機能が低下している患者が多いため注意する.
- 尿管穿孔・断裂,血尿に注意する.

術前
- 患者は小児から高齢者までと年齢層が広く,年齢に応じた術前診察が必要である.
- 腎機能が低下している場合が多いため,確認する memo1 .

 尿管結石や尿管逆流症の患者は水腎症や腎盂腎炎を繰り返しており,腎機能障害を起こしていることが多い.

麻酔
- 第一選択は全身麻酔である.尿管鏡による尿管の穿孔や断裂の危険性があるため,筋弛緩薬の投与による不動化は望ましい[1].TULでは脊髄くも膜下麻酔でもよい memo2 .

memo2 上部尿路の内視鏡手術ではT6,下部尿路ではT10までの麻酔レベルが必要である.

【合併症】
- **尿管穿孔,尿道断裂**:治療はステント留置または手術.
- **血尿**:軽度の血尿は必発である.術中から十分に輸液投与をして血塊による尿閉を予防する[1].

▶経尿道的尿路結石破砕術(transurethral ureterolithotomy: TUL)
- 術後痛は少ないことがほとんどであるが,TUL後の疼痛を訴える患者も中にはおり,報告によると14%にも及ぶが,痛みの機序は明らかではない[2].

▶膀胱尿管新吻合 (ureter reimplantation)
- 膀胱尿管逆流症に対する手術.下腹部に6cmほどの横切開となる.区域麻酔や局所麻酔の併用を検討する.

術後
- 合併症の徴候に注意する.

参考文献
1) Anesthesia and the renal and genitourinary systems. In: Miller RD, editor. Miller's Anesthesia. 8th ed. Philadelphia: Elsevier; 2015.
2) Ahn ST, Kim JH, Park JY, et al. Acute postoperative pain after uterusic removal of stone: incidence and risk factors. Korean J Urol. 2012; 53: 34-9.

<森 千恵>

1. 各科麻酔

► 7 泌尿器科

褐色細胞腫摘出術

P O I N T
- 術前のα・β遮断薬による循環動態のコントロールが重要.
- 手術操作や腫瘍摘出前後の血圧変動に注意.
- 循環作動薬の理解と準備が必要.

- 一般的な副腎腫瘍摘出術の手順・麻酔方法に準じ記載する. 開腹手術, 腹腔鏡手術がある.

術前
- 多くがノルアドレナリンやアドレナリンを分泌し, カテコラミン産生過剰の症状を呈する. 具体的には, 頭痛, 顔面蒼白, 発汗, 動悸, 高血圧, 振戦, 耐糖能異常, カテコラミン心筋症, 多血症, 循環血液量減少などがある. 症状は発作的である.
- アドレナリン優位型かノルアドレナリン優位型か確認する.
- 術前評価では, 循環血液量の把握, 多血症の改善の確認, 心機能(カテコラミン心筋症やたこつぼ心筋症の有無)の確認, 手術前の治療効果が適切か判定する必要がある.
- 治療効果判定基準として以下の4点がある[1].
  - ①病院内で測定した48時間の血圧が165/90mmHgを超えないことが明らか
  - ②起立性低血圧は存在するが, 起立性低血圧は80/45mmHgより低下しない
  - ③心電図で持続性のST-T変化を認めない
  - ④心室性期外収縮の発生が1回/5分以下

麻酔
- 腹腔鏡手術の場合の実際
  - ①硬膜外麻酔, 全身麻酔施行. 静脈路2本, 動脈圧ライン, 中心静脈路確保
  - ②体位(腎摘位), 執刀開始
  - ③気腹, 脾(or肝)結腸間膜切離, Gerota筋膜切開, 副腎周囲の脂肪組織剥離
  - ④副腎動脈をクリッピング, 切断
  - ⑤副腎静脈をクリッピング, 切断 memo
  - ⑥副腎を体外に摘出, 洗浄, 止血確認, 閉創, 手術終了
- 麻酔方法に特別な制限はないが, 交感神経刺激は避ける.
- モニタは循環動態の変動を素早く把握するため動脈圧ラインを確保する. その他心拍出量把握のために肺動脈圧カテーテル, 中心

- 静脈カテーテル，経食道心エコーなどを用いる場合もある．
- 気管操作や手術操作によって著しい高血圧になることがある．腫瘍摘出後には末梢血管抵抗低下により著明な低血圧をきたすことがある．循環作動薬・輸液増量など循環動態の変動に対する準備は入念に行う．なおβ遮断薬は予期せぬ血管のα刺激作用で高血圧を悪化させないように，<u>α遮断が十分に達成された後にのみ</u>開始する．
- また，カテコラミン低下により著しい低血糖を呈する例もあり，腫瘍摘出後血糖を適宜確認し必要に応じて糖を補充する．

副腎静脈結紮前後で血圧が大きく変動することがある．各薬剤を適切に用いてコントロールする（表1）．

表1 主な心血管系作動薬

用途	主な薬剤
昇圧	フェニレフリン　　　　ノルアドレナリン ドパミン　　　　　　　アドレナリン バソプレシン
降圧	フェントラミン*　　　　ニトログリセリン ニトロプルシド　　　　ジルチアゼム プロスタグランジンE_1 ニカルジピン
心拍数低下	ランジオロール ジルチアゼム

*発作的な高血圧にはフェントラミン（レギチーン®）の単回投与を行うことがある．具体的には10mLに希釈して（1mg/mL），1～2mLずつ様子をみながら静注する．
（I-3-5．心血管系作動薬〔94頁〕参照）

術後

- 通常術中に生じた低血圧も術後安定するが，必要があればカテコラミンを使用して循環動態の安定を図る．
- 稀に腫瘍摘出後血圧が低下しないことがある．術後1～3日間，およそ50％はカテコラミンが上昇して血圧も上昇する．術後3～10日間におよそ25％が正常血圧となる[1]．

参考文献

1) Fleisher LA, Mythen M. Anesthetic implication of condurrent disease. In: Miller RD, editor. Miller's Anesthesia 8th ed. Philadelphia: Elsevier Saunders; 2015. p.1170-1.

〈多田雅博〉

1. 各科麻酔

▶ 8 耳鼻科

耳下腺腫瘍摘出,鼓室形成術

POINT

- 耳手術に対する全身麻酔では顔面神経の保護,中耳における亜酸化窒素の影響や出血,悪心・嘔吐への注意が要求される[1].

a 耳下腺腫瘍摘出

術前
- 執刀医に顔面神経刺激をするか確認する. memo1

memo1 耳の手術では完全顔面神経麻痺が 0.6〜3.0% の頻度で起こる.そのため術中に顔面神経刺激を行うことで,顔面神経の機能維持を図れる可能性がある.

術中
- 顔面神経刺激を行う際には,筋弛緩薬の投与は導入時のみとし,術中の追加投与は行わないようにする.そのため術中は麻酔深度を深めにする必要がある.
- 血圧が低い場合には昇圧薬を適宜使用する.

b 鼓室形成術

術中
- 閉鎖腔(鼓室)に進入して容量を増大させるため,亜酸化窒素は使用しない. memo2
- 中耳手術では術後嘔吐が起こりやすく,ドロペリドール 1〜1.25 mg (0.4〜0.5 mL) を術中に静脈内投与することによりコントロールできる可能性がある.ただし,錐体外路症状に注意する.
- Microsurgery であるのでバッキングを起こさないように筋弛緩モニターを用い,適宜筋弛緩薬を追加投与する.

memo2 亜酸化窒素の血液/ガス分配係数は 0.47 と窒素の 0.013 に比して大きい.鼓室内に入り,炎症などで耳管の狭窄がある場合には鼓室内圧は上昇し時に鼓室出血や鼓膜破裂,人工アブミ骨の脱臼などが生じる.また,逆に亜酸化窒素の吸入を中止すると亜酸化窒素が急激に吸収されて中耳腔が陰圧となり,聴力障害を起こしうる.

参考文献
1) Miller RD. ミラー麻酔科学. 6 版. 東京: メディカル・サイエンス・インターナショナル; 2007.

〈大城 茜〉

1. 各科麻酔

▶ 8 耳鼻科

声帯手術

POINT

- 自発呼吸を残す．
- 発声テスト時に患者が苦痛なく発声できるような鎮痛・鎮静を調節する．
- 術野の進行具合を把握し，患者・術者とコミュニケーションを取る．

術前

▶**甲状軟骨形成術とは**
- 声帯麻痺・喉頭麻痺などの反回神経麻痺の患者に行われる術式．披裂軟骨内転術 memo1 との併用もある．声帯の位置調節を行うため，術中に患者に発声してもらう．よって，発声テストの際には良好な覚醒が必要で神経ブロックと局所麻酔のみで行う施設も多い．

披裂軟骨を牽引することで声帯を内転させて正中へ移動させる．

- 舌根沈下や自発呼吸の消失が起きやすい患者（いびきや SAS がある，肥満など）の場合には，自発呼吸を残しながらの麻酔薬増量に限度があるため，術野での局所麻酔薬がより多く必要になることを念頭におく．また，患者には協力が必要な要旨を説明する．

▶**手術の流れ**
① 喉頭を前頚部表面近くにするために肩枕を挿入し頚部を伸展する．
② 術野で両側上咽頭神経ブロック，患側反回神経ブロック，局所浸潤麻酔を施行する．
③ 皮膚切開後，前頚筋を結紮し，甲状軟骨と輪状軟骨を露出する．
④ 患側甲状軟骨翼上に声帯を正中方向に圧迫するため，矩形の陥凹を造設する．
⑤ 甲状軟骨翼を窓状切開する．
⑥ 経鼻ファイバーを挿入し患者に発声させながら，甲状軟骨に開けた窓からゴアテックスシートを挿入し，固定位置の決定後，閉創する．

麻酔

- 麻酔薬はプロポフォール，デクスメデトミジン，フェンタニル，レミフェンタニルなどの使用が考えられるが，ここで，フェンタニルの単回投与と持続投与 memo2 ，Diprifusor®を使用したプロポフォールの目標血漿濃度 TCI（target-controlled infusion）を使用した場合の解説を行う memo3 ．

①呼気 CO_2 検出機能付き鼻カヌラ（酸素 3L/min），BIS モニタなど各種モニタを装着．
②術野での神経ブロックが始まる前に，フェンタニル 2μg/kg を単回投与後，1〜2μg/kg/h で持続投与開始．プロポフォールを 1〜1.2μg/mL で開始し，発声テスト前までは，BIS 60〜80 ほど，Ramsay スコア 3〜4 を目安に，自発呼吸を残すよう調節 memo4．
③術野の進行状況を確認しながら，発声テストが近づいてきたら，プロポフォールの目標血中濃度を 0.1μg/mL に設定し，しっかり発声ができるまで鎮静薬を減量．
④経鼻ファイバーを入れて発声テストを数回行う関係上，鎮痛薬は継続 memo5．
⑤発声テスト終了後は閉創まで患者の苦痛を軽減するため，BIS 値を確認しながらプロポフォールの目標血中濃度を発声テスト前と同じくらいに再開．

鎮痛薬はフェンタニルまたはレミフェンタニルを使用するが，自発呼吸を残す面ではフェンタニルの方が調節しやすい．

麻酔薬投与は可能であれば調節性の優れる効果部位 TCI の使用を推奨．Orchestra®はレミフェンタニルとプロポフォールの効果部位 TCI，stanpump®はフェンタニルの効果部位 TCI，デクスメデトミジンの目標血漿濃度 TCI が可能なデバイスであるが，研究用医療機器のため，倫理委員会の承認と患者の同意が必要．また，SmartPilot® View（SPV，I-2-5．麻酔モニタリング―薬物動態・薬力学モニタリング〔69 頁〕参照）を使用することも有用で，視覚的に麻酔効果を確認しながら投薬調節可能．

フェンタニルは 2μg/kg を単回投与後，1μg/kg/h で持続投与開始すると，効果部位濃度が 1.0〜1.2ng/mL ほどになり，鎮痛鎮静のバランスが取りやすい．SPV 使用の場合，発声テスト前は TOSS 50 を目標にし，投薬調節する．その場合は，呼吸抑制が生じやすいレミフェンタニル使用でも重篤な呼吸抑制を生じさせず自発呼吸温存の麻酔管理が可能．

経鼻ファイバー挿入・使用時は，フェンタニルを 1〜1.5μg/kg/h のまま継続した方が患者の苦痛を軽減可能．

▶術中トラブル対策

1）疼痛
- 術野での局所麻酔の追加（特に肥満や SAS などがあり，鎮痛薬を増加できない場合）．
- 鎮痛薬の追加（呼吸数，BIS を確認しながらフェンタニルを 0.2ng/mL ずつ増量）．

2）呼吸困難感，閉塞感
- 術野での気管圧迫によるものが多いため，鎮静度を上げる（プロ

ポフォールを 0.2μg/mL ずつ増量).

3) 舌根沈下
● 下顎挙上，経鼻エアウェイ挿入.

4) 嘔気
● フェンタニルの投与量を減量，メトクロプラミド 10mg 投与.

5) 尿意
● 鎮静度を上げる.
● 入室前に用を足してもらうか，尿道バルーンを留置している場合は抜去を検討.

術後

▶術後鎮痛について
● 術野の局所浸潤麻酔薬や術中のフェンタニル使用の効果が残るため，その他の鎮痛薬は必要としないことが多いが，必要に応じて，NSAIDs やアセトアミノフェンの投与を検討する.

▶術後回診
● 次の同様な麻酔法につなげるため，翌日回診にて患者の意見・感想を聴取するとよい.

参考文献　1) 花本美和子, 土師和行, 末廣 篤, 他. 披裂軟骨内転術と甲状軟骨形成術I型の併用例について. 耳鼻. 2003; 49: 260-3.

〈島田舞衣〉

1. 各科麻酔

➤ 8 耳鼻科

喉頭微細手術（ラリンゴマイクロ手術）

POINT

- 気道確保には，カフの燃焼予防にレーザーフレックスチューブを用いる．
- 気管挿管時に病変を傷つけないように注意する．

術前
- 病変部位，大きさなどを確認する．

麻酔
- **非レーザー手術**：細めの RAE チューブを選択する．
- **レーザー手術**：レーザーによりカフが燃焼する可能性があるため，挿管にはレーザーフレックスチューブを用いる．レーザーフレックスチューブにはダブルカフが付いている．カフには air ではなく，蒸留水を注入する．気管分岐部に近い方からインフレートしてリークがないことを確認し，同量を気管分岐部から遠位のカフもインフレートする．レーザーで遠位のカフが損傷しても水が燃焼を防ぎ，近位のカフが麻酔ガスの流出を防ぐ．金属性のチューブには長さの目盛りがついていないため，あらかじめチューブの固定位置に印をつけておく．
- 気管挿管時，喉頭鏡やチューブで病変を傷つけないように注意する．ビデオ喉頭鏡などを用い，執刀医に確認してもらいながら気管挿管するとよい．
- チューブの固定位置は執刀医に確認し，手術のしやすい適切な位置に固定する．頸部が伸展するとチューブが浅くなることから通常より 2cm 程度深めとする．
- 導入後は肩枕を挿入し直達鏡を使用するため，挿管後は早めに麻酔深度を深める．
- Microsurgery であり，体動やバッキングを抑制するため，筋弛緩モニターを装着し適宜筋弛緩薬を追加投与する必要がある．

術後
- 術後発声が禁止となる場合があるため，その場合は抜管後発声させない．

〈大城　茜〉

1. 各科麻酔

▶ 8 耳鼻科

甲状腺摘出術

POINT
- 気道確保には，反回神経麻痺予防に EMG チューブを用いる．

術前
- 胸部 X 線，CT 検査で腫大した甲状腺による気管の圧排や狭窄がないか確認する．狭窄の程度によっては，挿管チューブを細めのものにしなければならない場合もある．

麻酔
- 両側反回神経と副甲状腺の温存が重要である．反回神経麻痺を防ぐために，筋電図の電極を装着させた挿管チューブ（EMG チューブ，図1）を使用する．EMG チューブの使用により術中の反回神経モニタリングが可能である．材質は固いがスタイレットを使用した方が挿管しやすい．EMG チューブはカフの手前に左右に電極が付いており，この電極が左右の披裂部に接するように留置することで，反回神経刺激時に輪状甲状筋あるいは輪状披裂筋の収縮を捉えることが可能である．モニター上で電気抵抗値に左右差がなければ，左右の電極は正しく声門部に接触していると判断できる．偽陽性の原因となるため，電極が声門部からずれないよう，しっかりと固定する．現在日本で市販されている EMG チューブは内径 6mm，7mm，8mm，外径は 8.8〜11.3mm と比較的太めであり，材質も硬い．そのため腫大した甲状腺による気管の圧排や気管内浸潤がある場合は，EMG チューブの使用が困難なことがある．その場合には直接輪状甲状筋に針電極を刺入し，神経モニタリングを行うこともある[1]．
- 神経モニタリングを行う手術では筋弛緩薬の使用は挿管時のみとし，術中の追加投与は行わない．

図1 EMGチューブ

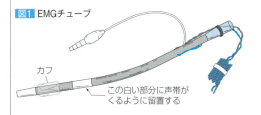

カフ
この白い部分に声帯がくるように留置する

参考文献
1) 杉谷 巌. 甲状腺・副甲状腺手術における術中神経モニタリング. 内分泌甲状腺学会誌. 2003; 30: 197-200.

〈大城 茜〉

1. 各科麻酔

▶ 8 耳鼻科

扁桃摘出，アデノイド切除

POINT

- 大きな扁桃により，麻酔導入後は特に気道閉塞が生じやすく，慎重な麻酔導入が要求される．

術前

- 抜けやすい歯がないか確認し，ある場合には事前に歯科受診の上，抜歯することが望ましい．
- 扁桃の大きさを確認する．睡眠時のいびきや睡眠時無呼吸の有無を問診する． memo1

memo 1

小児では未診断の閉塞性睡眠時無呼吸症候群を合併していることがあり，術後の呼吸器系合併症のリスクが増大する[1]．

麻酔

- 挿管にはRAEチューブを用いる．出血が気管に流れ込まないように，原則的にカフありを使用する．
- 術野と気管チューブの場所が同じであるため，気道閉塞やチューブの事故抜管に注意する．従量式換気では気道内圧を，従圧式換気では換気量に注意を払う必要がある．

▶導入時

- 気道閉塞症状が存在する症例では導入とともにマスク換気も困難となることが多い．前投薬は行わないようにし，必要であれば口腔エアウェイを愛護的に挿入して，マスク換気可能であることを確認した後に筋弛緩薬を投与する．
- RAEチューブは下顎正中固定とする．

▶術中

- 止血中は，低血圧がなくても昇圧薬を用い，患者の普段の血圧に維持する．

▶抜管時

- 覚醒前に分泌物や出血をしっかり吸引をしておく．出血が続いている場合には，外科医に再度止血してもらう．抜管時に血圧高値にすると出血を助長して気道閉塞を引き起こすため，愛護的に抜管する．出血がひとたび起こると気道閉塞し，再挿管を試みても出血で喉頭や声帯が見えず，再挿管は困難を極める．そのため出血が生じた場合にはあわてて抜管することがないようにする．

術後

- 術後出血は最も重篤な合併症である memo2．大きな問題点は循環血液量減少と気道閉塞である．
- 術後出血で再手術を要する場合はまず輸液で循環血液量減少を是正する．
- 術後出血での再手術の場合，血液の嚥下によりフルストマックと考える．成人では意識下挿管が望ましい．小児であれば自発呼吸下にセボフルランを吸入させ，意識消失したところで cricoid pressure を施行し，筋弛緩薬を投与し喉頭展開する．導入後，経鼻胃管を挿入し胃内の血液を吸引する．

> 扁桃摘出後の止血術が要されるほどの出血の発生率は 0.3〜0.6% である．Slow oozing が続き，術後 4〜6 時間後に大量の血性嘔吐で気づかれることが多い．

参考文献

1) Miller RD. ミラー麻酔科学. 6 版. 東京: メディカル・サイエンス・インターナショナル; 2007.

〈大城　茜〉

1. 各科麻酔

➤ 9 眼科

硝子体手術，強膜内陥術，斜視手術

POINT
- 眼球心臓反射に注意する.
- 気管チューブのトラブルに注意する.
- 全身麻酔依頼は小児，リスク合併の高齢者が多い.
- 硝子体ガス注入時に亜酸化窒素（笑気）を使用しない.

術前

▶**内科的評価**
- 高齢者では，呼吸・循環系の合併症を伴う場合が多い. また，糖尿病のコントロールが悪いこともしばしばあり，糖やインスリンを使用する血糖管理が周術期を通して必要になる. 時間的に余裕がある場合は，呼吸機能検査，心機能検査などの術前評価が非常に大切である.

▶**気道評価**
- 高齢者では不穏による体動など非協力的なために，局所麻酔単独で手術を施行できない場合がある. これに対し，鎮静や全身麻酔を依頼されることがある. どのくらいの量の鎮静薬を使用するか，気道確保が必要なのか，全身麻酔が適当なのか，それが困難なのか，を評価しなければならない.
- 鎮静や全身麻酔が必要な場合，酸素投与，ラリンジアルマスク，気管挿管を考慮する.

麻酔

▶**全身麻酔の場合**
① マスクで酸素投与を行う.
② 気管挿管チューブ，またはラリンジアルマスクを使用して気道確保する memo1 . 麻酔器を患者の足側に移動するため，チューブは RAE かスパイラルを選択する.
③ 麻酔維持は静脈麻酔，吸入麻酔，両者の併用のいずれでもよいが，術中のバッキングは医原性眼球損傷の可能性があるため，浅麻酔にならないように注意する.
④ 眼球心臓反射が生じないか，手術操作とともに心電図モニターを確認する. memo2
⑤ 硝子体ガス注入時は笑気の使用は禁忌であるため，笑気の使用時は手術操作に特に気を配る.
⑥ 硝子体ガス注入後の抜管時はできるだけ眼内圧を上げないように心がける. memo3

術中は気道にアクセスしにくいため,ラリンジアルマスクの使用については議論がある.ラリンジアルマスクは気管挿管に比べ,気道刺激が少なくバッキングを防ぐという点ではメリットがある.BISを使用し,適切な麻酔深度を保ち,必要があれば筋弛緩薬の投与を行い,浅麻酔にならないようにする必要がある.

眼球圧迫や外眼筋の牽引により,徐脈性不整脈や心停止となる場合がある.術者に手術操作を一時止めてもらい,回復を待つ.それでも,改善がない場合は,アトロピン硫酸塩水和物(硫酸アトロピンなど)を 0.007〜0.1mg/kg 静注する.静注後に頻脈性不整脈が発症することもあるので,その後も経過をよく観察する必要がある.

挿管刺激,咳嗽,いきみ,高血圧,高 CO_2 などは眼内圧が上昇する要因となる.手術終了後,麻酔薬を切る前に気管内,口腔内を吸引するなどして,覚醒時のバッキングをできるだけ避けるべきである.

術後

- 硝子体手術の痛みはほとんどないことが多い.
- 強膜内陥術や斜視手術は術後痛が強いため,十分な鎮痛が必要である.
- 痛みが予想される場合は禁忌でなければ NSAIDs であるフルルビプロフェンアキセチル(ロピオン®など)を手術終了 30 分程前に投与(緩徐に静注または点滴)する.
- 小児の場合,アセトアミノフェン(アセリオ®点滴,アンヒバ®坐薬など)の投与を行う.

参考文献

1) 西山美鈴. 麻酔科レジデントマニュアル. 3 版. 東京: ライフリサーチプレス; 2008. p.466-8.
2) 永井良三, 稲田英一, 上村裕一, 他. 麻酔科研修ノート. 2 版. 東京: 診断と治療社; 2014. p.612-4.
3) 鈴木昭広, 岩崎 寛. 麻酔の前に知っておきたい 手術手順と麻酔のコツ. 東京: 羊土社; 2013. p.210-21.
4) 稲田英一. MGH 麻酔の手引. 5 版. 東京: メディカル・サイエンス・インターナショナル; 2004. p.459-64.

〈鷹架博之〉

1. 各科麻酔

➤ **10 精神科**

電気痙攣療法

P O I N T

- マスク換気による気道呼吸管理および適切な血行動態の管理を行う.
- 骨折などの痙攣による合併症を回避する.
- 誘発されるべき痙攣の発生と持続を妨げないようにする.

- 電気痙攣療法（ECT）とは, 電気的刺激により脳に全般性の発作活動を誘発し, うつ病や統合失調症の臨床症状の改善を得る治療法である[1].

術前

- 相対的禁忌として頭蓋内圧亢進, 脳動脈瘤, 最近の虚血性心疾患などがある.
- 意識状態が様々であり, 普段の意識レベルや最新の内服薬の把握が重要となる.
- 中止, 減薬すべき術前服用薬として, ECT の効果を減じる薬剤（ベンゾジアゼピン系, 抗てんかん薬, リチウム, リドカイン, レセルピンなど）が挙げられる[2].
- マスク換気が呼吸管理の中心となる. 肥満, 総義歯, 小顎症などの困難気道に注意する.
- 全身麻酔で使用する薬剤に対する禁忌事項がないことを確認する.
- 過去の ECT 歴があればその麻酔記録を確認する.

麻酔

▶**ECT 麻酔の実際**（チアミラール, スキサメトニウムを使用した場合）

① 一般的モニター（心電図, 血圧計, 経皮酸素飽和度）装着, 通電用電極・筋電図・脳波センサーなどの装着. ターニケットを巻く（上腕, 下腿など装着部位は施設ごとに異なる）.

② 確実な静脈路確保（血管外漏出しないように！）.

③ 前酸素化.

④ 静脈麻酔薬投与.

⑤ 入眠確認, 適宜補助マスク換気.

⑥ ターニケットを十分に加圧し駆血（駆血により末梢側は筋弛緩薬が効かない状態に保つ）.

⑦ 筋弛緩薬投与. スキサメトニウムなどの脱分極性筋弛緩薬を用いた場合は, 筋線維束攣縮（fasciculation）　*memo*　が上肢, 体幹, そして下肢に広がっていくのを確認. 下肢の筋線維束攣縮が収まるまで待つ.

278

⑧口腔内にバイトブロックを挿入（咬筋収縮による歯牙損傷予防）．
⑨精神科医が頭部に通電．
⑩誘発された痙攣を，ターニケットを巻いた肢で観察・脳波をモニターし，その効果を確認．
⑪バイトブロック，ターニケット除去．
⑫（必要に応じて口腔内を吸引し）マスク換気再開，筋弛緩薬と静脈麻酔薬からの回復を待つ．
⑬意識，呼吸，循環動態が安定していることを確認し終了．

脱分極性筋弛緩薬により神経終板のアセチルコリン受容体が持続的に脱分極，筋収縮を起こす．アセチルコリンには反応しないため，筋収縮後は筋弛緩が得られる．

▶麻酔管理のポイント

- 麻酔薬はプロポフォールまたはチアミラールを使用することが多い．
- 初回はプロポフォール1〜2mg/kg，チアミラール3〜5mg/kg程度で行うことが多い．2回目以降は呼吸回復や筋弛緩薬の効果と，痙攣持続時間などとの関係から精神科医と相談しながら投与量を調整する．
- 筋弛緩薬はスキサメトニウムを使用することが多い．初回は1mg/kg程度から始め，2回目以降は麻酔薬同様に調整する．
- 低PaO_2，高$PaCO_2$は痙攣時間短縮，ECT効果を減弱させるため注意する．通電直前まで過換気で行うとよいとする意見[3]もある．
- 通電直後は脳幹への刺激による副交感神経活性化で，徐脈性不整脈，収縮不全，一過性心停止，そして交感神経活性化による高血圧，頻脈が起きることがあり注意する．

術後

- ECTの主要な副作用として心血管系合併症，遅発性発作，遷延性無呼吸，認知機能障害などがある．
- 通電後の高血圧に，ニカルジピンなどの降圧薬投与を検討してもよい．

参考文献

1) 本橋伸高, 栗田主一, 一瀬邦弘, 他. 電気けいれん療法（ECT）推奨事項. 改訂版. 精神神経学雑誌. 2013; 115: 586-600.
2) 鮫島達夫, 一瀬邦弘, 奥村正紀, 他. 修正型電気けいれん療法の麻酔法の現況と今後のあり方. 総合病院精神医学. 2012; 24: 110-7.
3) Marota JJA.（角倉弘行, 訳）. 手術室外での麻酔. In: 稲田英一, 監訳. MGH麻酔の手引. 6版. 東京: メディカル・サイエンス・インターナショナル; 2010. p.620-2.

〈多田雅博〉

1. 各科麻酔

▶ 11 婦人科

子宮鏡手術，子宮内膜掻爬術

P O I N T
- 術中に起こる可能性のある合併症を予測し，対処法を考える．
- 臨時手術となる場合があるので，絶飲食時間，合併症などを確認し，麻酔法を決定する．

術前

▶麻酔方法の決定
- 臨時手術となる場合があるので，絶飲食時間，合併症などを確認し，術前診察・麻酔計画を立てる．きわめて短時間の手術かつ日帰り，もしくは1泊入院で行う手術であるため，各施設で産婦人科医と相談し，麻酔方法を取り決めておく必要がある．
- 脊髄くも膜下麻酔では，下肢運動および膀胱機能回復が遅く帰宅遅延となることがあるため，日帰り手術の場合には静脈麻酔を選択する傾向にある．1泊入院の場合は，静脈麻酔，または区域麻酔のどちらかを選択することが可能である． memo1

> 子宮鏡手術や子宮内膜掻爬術（dilatation & curettage: D&C）では，大半の患者が手術中に意識のないことを望んでいるという報告がある．また，患者の多くは若年～中年女性であり，術後に悪心・嘔吐（postoperative nausea and vomiting: PONV）を起こしやすい．これらを考慮し，各施設では静脈麻酔や静脈麻酔＋局所浸潤麻酔の併用を選択する傾向にある．

▶麻酔薬の選択
- 子宮収縮抑制作用がある吸入麻酔薬（セボフルランなど）を使用すると，止血が困難となり出血のリスクとなるので，注意が必要である．

▶合併症
1）出血
- 手術進行を把握し，術野や術野から落ちる出血量をみて，急速輸液や輸血の準備をする．

2）子宮穿孔
- 痛みがかなり強い場合は鎮痛にのみ気を取られずに，腹部症状をチェックする．子宮穿孔の可能性が疑われたら，術者に確認してもらう必要がある．

3）低ナトリウム血症を伴う水中毒
- 子宮鏡手術の場合，電解質を含まない灌流液（D-ソルビトールなど）が循環血液中に多量に吸収されると，循環負荷と血液希釈による低ナトリウム血症を伴う水中毒となる．症状として，悪心・

嘔吐，意識混濁，徐脈，肺水腫，痙攣，ショックなどがあげられる（Ⅱ-1-7．泌尿器科—経尿道的膀胱腫瘍切除術，経尿道的前立腺切除術〔261頁〕参照）．

麻酔

▶**子宮鏡手術の麻酔の実際**（静脈麻酔，ラリンジアルマスク挿入の場合）
①マスクで酸素投与する．
②静脈麻酔で導入し，ラリンジアルマスクを挿入する．
③灌流液で出血量がわかりにくいため，昇圧薬を使用しても低血圧が持続する場合は，急速輸液を行いながら，輸血の準備をする．
④術中は，バイタルサイン，呼吸状態を確認し，水中毒の徴候に注意する．水中毒が疑われる場合は，輸液と反対側の腕から静脈血を採血し，動脈血ガス分析器で電解質を確認する．

▶**D&Cの麻酔の実際**（静脈麻酔，ラリンジアルマスク挿入の場合）
①マスクで酸素投与する．
②静脈麻酔で導入し，ラリンジアルマスクを挿入する．
③手術開始時，麻酔が浅いと身体が動いてしまい，子宮穿孔のリスクとなるので注意する．逆に，麻酔が深いと，自発呼吸が弱くなるので，補助・機械換気が必要となる場合がある．
④手術終了前にメチルエルゴメトリンマレイン酸塩（メチルエルゴメトリン®など）の投与（緩徐に静注）を依頼されることがある．

memo2

子宮収縮を促し，子宮出血の予防や治療目的に投与される．副作用として，悪心・嘔吐，冠動脈攣縮，房室ブロック，血圧上昇などをきたす．

術後

- 短時間手術ではあるが，術中の浅麻酔を避けるために，オピオイドや筋弛緩薬を使用した場合は，呼吸・循環・意識状態が回復するまで，慎重に管理する必要がある．

参考文献

1) 西山美鈴．麻酔科レジデントマニュアル．3版．東京：ライフリサーチプレス；2008. p.391-3.
2) 鈴木昭広，岩崎寛．麻酔の前に知っておきたい 手術手順と麻酔のコツ．東京：羊土社；2013. p.148-9.
3) 佐藤雅美，白神豪太郎，廣田喜一，他．京都大学医学部附属病院における成人の日帰り麻酔（解説）．日本臨床麻酔学会誌．2010; 30: 603-10.

〈鷹架博之〉

1. 各科麻酔

▶ 11 婦人科

子宮全摘術（単純, 広汎, 腹腔鏡下, 腟式）

POINT
- 出血に対する準備が必要である.
- 肺血栓塞栓症, 深部静脈血栓症に注意する.
- 術後の嘔気・嘔吐を予防する.

術前

▶評価
- 疾患の良性・悪性, 進展度, リンパ節転移の有無, 術式アプローチ（単純, 広汎, 腹腔鏡下, 腟式など）, 術中の体位（仰臥位, 頭低位, 砕石位など）, 貧血の有無, 術前化学療法の有無などを確認する.
- 術前化学療法が行われている場合は, 副作用の有無を確認する.

memo
- 予定手術時間や予想される出血量から麻酔法（区域麻酔, 全身麻酔, 区域麻酔と全身麻酔の併用）を決定する. 長時間手術かつ出血のリスクが高い場合は, 全身麻酔と硬膜外麻酔の併用が一般的である.

ブレオマイシン（ブレオ®など）：術前に呼吸機能検査を行い, 間質性肺炎や肺線維症の有無を確認する.
アドリアマイシン（アドリアシン®など）：術前に心エコー検査を行い, 心筋症や心不全の有無を確認する.
シスプラチン（ブリプラチン®など）：術前にクレアチニンクリアランス検査を行い, 腎障害の有無を確認する.

▶合併症

1) 出血
- 子宮・腟の周囲組織は血管に富んでおり, 骨盤静脈叢からの出血は出血部位がわかりにくいため, 止血困難な場合がある.
- 出血に伴い, 貧血, 凝固障害, 低体温, 電解質異常などの合併症をきたす.

2) 肺血栓塞栓症
- 腹水や腫瘍に圧迫されるなどで骨盤内静脈がうっ滞し, 血栓を生じ, 骨盤内操作で塞栓となるリスクがある. 術中の肺血栓塞栓症は, 突然の末梢動脈血酸素飽和度の低下, 低血圧, 不整脈, 心停止で発症することが多い. 早期発見が重要となり, 呼気終末二酸化炭素分圧, 動脈血ガス分析, 経食道心エコー法などが有用である.
- 治療の基本は呼吸・循環管理である. 禁忌でない限り, 肺血栓塞

栓症が疑われた時点で早急にヘパリンを投与するのが重要である.

麻酔

▶**子宮全摘術（単純，広汎，腹腔鏡下，膣式）の麻酔の実際**

① T10〜L1 で硬膜外麻酔を行う（I-5-2. 硬膜外麻酔，仙骨硬膜外麻酔〔156 頁〕参照）.

② マスクで酸素投与を行い，麻酔導入・気管挿管する.

③ 出血のリスクが高いため，内径の大きい静脈ライン，動脈ライン，必要に応じて中心静脈ラインを確保する. 血液の準備を確認しておく.

④ 体位は砕石位や頭低位をとることが多いので，神経損傷を起こさないように，十分に注意して患者の体位をとる必要がある.

⑤ 尿管損傷有無の確認のため，手術中にインジゴカルミン（α受容体刺激薬）の投与を頼まれる場合がある. 尿管損傷がなければ，膀胱留置カテーテル内に青色尿が確認される. 投与後に一過性の高血圧をきたすことがある.

⑥ 周術期の深部静脈血栓症，肺血栓塞栓症のリスクが高いため，間欠的空気圧迫法あるいは低用量未分化ヘパリンを使用して予防に努める.

術後

● 患者の多くは中年女性であり，術後に悪心・嘔吐（postoperative nausea and vomiting: PONV）を起こしやすい. 原因として腹膜刺激の影響が示唆されている.

● メトクロプラミド（プリンペラン®など）やドロペリドール（ドロレプタン®など）などの制吐薬を使用する.

参考文献
1) 西山美鈴. 麻酔科レジデントマニュアル. 3 版. 東京: ライフリサーチプレス; 2008. p.386-91.
2) 永井良三, 稲田英一, 上村裕一, 他. 麻酔科研修ノート. 2 版. 東京: 診断と治療社; 2014. p.559-60.
3) 鈴木昭広, 岩崎 寛. 麻酔の前に知っておきたい 手術手順と麻酔のコツ. 東京: 羊土社; 2013. p.128-33, 142-4.

〈鷹架博之〉

1. 各科麻酔

▶ 11 婦人科

子宮外妊娠, 卵巣腫瘍手術

POINT
- 出血に対する準備を行う.
- 卵巣腫瘍の大きさに応じて, 麻酔導入法を決定する.

術前

▶評価
- 子宮全摘術の術前評価と同様に, 疾患の良性・悪性, 進展度, リンパ節転移の有無, 術式アプローチなどを確認する (Ⅱ-1-11. 婦人科―子宮全摘術〔282 頁〕参照). 卵巣腫瘍の場合, Meigs 症候群 memo1 のような胸腹水の有無も確認する.
- 多量の胸腹水により胸郭肺コンプライアンスが低下し, 換気障害をきたす. 胸腹水をドレナージしなければ呼吸困難となる状態以外は, 腫瘍摘出後に胸腹水の消失が期待できるので, そのまま手術を施行する.
- 麻酔は適切な換気が可能である挿管による全身麻酔がよい.

Meigs 症候群とは, 良性の卵巣腫瘍に伴い, 胸水や腹水が出現する疾患のことである. 線維腫に多いとされ, 腫瘍の摘出により胸腹水が消失するのが特徴である. 腫瘍の間欠的な捻転や腫瘍茎部への圧迫により腫瘍内の動脈血供給と静脈およびリンパ流の還流に不均衡が生じ, 浮腫性変化をきたした腫瘍表面から組織液が漏出することが腹水貯留の原因とされている. また, 貯留した腹水が横隔膜の小孔あるいはリンパ管を介して胸腔内に流入することが胸水貯留の原因と考えられている.

▶合併症

1) 出血
- 子宮外妊娠の場合, 患者の早期受診, および, 経腟超音波断層法の普及により, 未破裂にて発見されるものが多い. しかし, 早期受診せず発見が遅れたものは, 腹腔内出血を伴う急性腹症として受診される.
- 出血が大量の場合は急速大量輸液や必要なら輸血も行う. 手術に際して, 輸血を十分に準備する.

2) 再膨張性肺水腫
- 巨大卵巣腫瘍摘出術の術中や術後に再膨張性肺水腫をきたすことがある. 腫瘍内容物吸引による静脈還流量および肺血流の増加に, 腫瘍摘出後の肺の再膨張による血管透過性亢進が影響していると考えられる.
- 再膨張性肺水腫が生じた場合, 機械換気, 呼気終末陽圧 (positive

end expiratory pressure: PEEP），水分制限，利尿薬で治療する．

麻酔

▶**子宮外妊娠の麻酔の実際**（腹腔鏡下手術の場合）
① マスクで酸素投与を行う．
② 麻酔導入・気管挿管する．出血性ショックがある場合は特に麻酔導入時バイタルに注意する．
③ 出血のリスクが高い場合，内径の大きい静脈ライン，動脈ライン，必要に応じて中心静脈ラインを確保する．血液の準備を確認しておく．

▶**卵巣腫瘍手術の麻酔の実際**
① マスクで酸素投与を行う．
② 巨大卵巣腫瘍や大量胸腹水のため腹部が膨満している場合はフルストマックとして扱い，細めの気管挿管チューブを用いて迅速導入・挿管を選択するか，意識下挿管を選択する（I-4-4．気管挿管—気管挿管方法〔125 頁〕参照）．memo2
③ 腫瘍内容物吸引時や腫瘍摘出時に再膨張性肺水腫が生じないか注意する．

巨大な腫瘍により腹腔内圧が上昇し，静脈還流量が減少するため，麻酔導入時に血圧低下を起こしやすい．また，巨大卵巣腫瘍や大量胸腹水のため，呼吸苦などの症状がある場合，呼吸機能改善目的に術前の腫瘍内容液ドレナージを行うという報告がある．各病態や各施設により，方針が異なる場合があるので，産婦人科医と相談が必要である．

術後

- 子宮外妊娠の手術や良性卵巣腫瘍の手術において，腹腔鏡下で手術が行われる施設が増えてきている．
- 創部が下腹部であるこれらの手術において，全身麻酔と腹横筋膜面ブロックの併用がよい適応となる．
- 末梢神経ブロックは，硬膜外麻酔と比べ容易に行うことができ，超音波装置の発展とともに安全，確実に施行できるようになった．

参考文献

1) 西山美鈴．麻酔科レジデントマニュアル．3 版．東京：ライフリサーチプレス; 2008. p.386-90.
2) 永井良三，稲田英一，上村裕一，他．麻酔科研修ノート．2 版．東京：診断と治療社; 2014. p.559-60.
3) 鈴木昭広，岩崎 寛．麻酔の前に知っておきたい 手術手順と麻酔のコツ．東京：羊土社; 2013. p.136-7.
4) Meigs JV. Fibroma of the ovary with ascites and hydrothorax; Meigs' syndrome. Am J Obstet Gynecol. 1954; 67: 962-85.
5) 卵管妊娠に対する腹腔鏡下手術のガイドライン．日産婦内視鏡学会誌．2008; 24: 484-90.

〈鷹架博之〉

1. 各科麻酔

▶ 12 産科

総論

POINT

- 主な妊娠経過・胎児の変化を知る.
- 胎生時期に応じた薬剤などのリスクを認識する.
- 胎盤の特性について理解する.
- 妊娠による生理学的・解剖学的変化を知る.

▶薬剤の母乳移行

- 多くの薬物と同様に,麻酔で使用する薬物も母乳に移行する.
- 乳汁移行性を示す指標として M/P 比(母乳/血漿濃度比)が用いられるが,これはあくまで母乳への移行率を示した値である.児の曝露量を評価する指標として,相対的乳児摂取量(relative infant dose: RID)が使用されることが多い. memo1

> M/P 比=母乳中薬物濃度/母体血漿中薬物濃度
> M/P 比 1 未満の薬剤は,母乳への移行が少ない.
> RID(%)=乳児の薬物摂取量(mg/kg/日)/母の薬物摂取量(mg/kg/日)×100
> 乳児の薬物摂取量=母乳中の薬剤濃度×哺乳量.乳児期前半の哺乳量を 150mL/kg/日として計算する.RID が 10%をはるかに下回れば,児への影響は少ないと見積もられ,10%を大きく超える場合には,相当の注意が必要.

▶妊娠経過,胎児の変化,妊娠時期による薬剤などの感受性

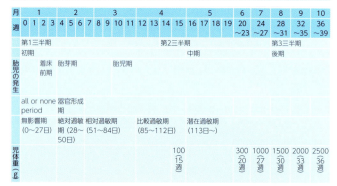

▶妊娠における様々な週数と呼称

- 妊娠週数は，最終月経の開始日を0週0日とし，次の月経予定日である28日目直前（3週6日）までを妊娠1カ月と数える.
- 欧米における三半期（trimester）は，第1三半期（妊娠14週未満），第2三半期（妊娠14週から28週未満），第3三半期（妊娠28週以降）に分けられる. 日本で使用される妊娠初期, 中期, 後期とほぼ同義語.
- 胎児発生の視点からは，受精から着床までの間を着床前期（通常は2週間以内に完了），受精後2週以上8週未満の胎芽期（通常妊娠4週から妊娠9週），そして妊娠10週以降出産までの胎児期に分けられる.

▶胎生時期による薬剤などによるリスク

1) 無影響期〈妊娠0〜27日〉

- まだ胎児の器官形成は開始されていない. 母体への薬剤投与で影響を受けた受精卵は受精能力を失うか, 受精しても着床しなかったり, 着床しても流産したり（none），あるいは完全に修復されるか（all）のいずれかであり, all or none period（全か無かの時期）といわれる. よって, 胎児への影響は基本的に考慮する必要はないが, 残留性のある薬剤の場合は注意が必要である[1].

2) 絶対過敏期〈妊娠28〜50日〉

- 胎児の中枢神経, 心臓, 消化器, 四肢などの重要な臓器が発生・分化する器官形成期である. 薬剤による催奇形性のリスクがもっとも高い時期.
- この時期の曝露によって先天異常を生じる可能性がある薬剤を表1にあげるが, 催奇形性が証明された医薬品は比較的少ない[2].

表1 催奇形性があると考えられる主な薬剤・嗜好品（一部）

薬剤・嗜好品	催奇形性（主な奇形）
バルプロ酸ナトリウム	二分脊椎
カルバマゼピン	二分脊椎
フェニトイン	胎児ヒダントイン症候群
ワルファリン	ワルファリン胎芽病
副腎皮質ホルモン	口蓋裂
ビタミンA（多量）	頭蓋神経堤奇形
アルコール	胎児アルコール症候群

（日本産婦人科学会/日本産婦人科医会. 産婦人科診療ガイドライン 産科編 2017. 1版. 東京: 日本産婦人科学会事務局; 2017. p.72-5[2]）

3) 相対過敏期 /比較過敏期〈妊娠51〜84日 /85〜112日〉

- 重要臓器の発生・分化は終了しているが, 性器の分化, 口蓋の閉鎖は続いている.
- 奇形を起こすという意味では薬剤に対する胎児の感受性は低下す

表2 胎児毒性があるとされる薬剤の例

薬剤名	胎児毒性
非ステロイド性抗炎症薬（NSAIDs）	動脈管収縮, 胎児循環遺残（妊娠後期），羊水過少（妊娠中期以降）
アンジオテンシン変換酵素阻害薬/アンジオテンシン受容体拮抗薬	腎機能異常, 羊水過少, 頭蓋変形など（妊娠中期以降）
テトラサイクリン系抗菌薬	歯牙の着色, エナメル質の形成不全（妊娠中期以降）
抗甲状腺薬, ヨード過剰摂取	胎児甲状腺機能低下, 胎児甲状腺腫（妊娠中期以降）

（日本産婦人科学会/日本産婦人科医会. 産婦人科診療ガイドライン 産科編 2017. 1版. 東京: 日本産婦人科学会事務局; 2017. p.72-5[2]）

る時期であるが，奇形を生じる心配がなくなるわけではない．

4）潜在過敏期〈113日〜出生まで〉
- 妊娠16週以降は，母体に投与された薬剤は主として胎盤を通過して胎児へ移行する．催奇形性への心配はなくなる一方で，機能的異常（胎児毒性, 新生児薬物離脱症候群 memo2, 精神神経発達）を考える必要がある（表2）．
- さらに近年では，遠隔期の認知や行動, 知能など児の精神神経発達への影響に関しても研究が進み，行動奇形学も注目され始めてきた[3]．

新生児薬物離脱症候群：経胎盤的に胎児に移行していた薬物の影響により，出生後の新生児に諸症状をきたす症候群のこと．抗精神病薬, 抗うつ薬, 催眠・鎮静薬, 抗不安薬や抗てんかん薬, オピオイドなどの投与に注意が必要とされる．

▶胎児と胎盤

▶子宮胎盤血流
- 子宮胎盤血流には，自己調節能がなく，子宮動脈圧（母体血圧）に依存する[4]．
- 胎児循環を保つためには，母体の血圧・酸素化の維持が重要．
- 子宮血流量＝（子宮動脈圧－子宮静脈圧）/子宮血管抵抗

▶胎盤通過性
- 胎盤通過性は，薬物の分子量の大きさ, 脂溶性か否か, イオン化

表3 胎盤通過性を規定する薬剤の物理的・化学的性質

	通過しやすいもの	通過しにくいもの
分子量	小（300〜600）例：ワルファリン	大（1000以上）例：ヘパリン, インスリン
イオン化の程度	弱い	強い 例：筋弛緩薬
脂溶性	高い 例：フェンタニル	低い
タンパク結合率	低い 例：ジゴキシン	高い

Anesthesiology Green Note

表4 妊婦の生理学的・解剖学的変化と注意点

		増加↑ or 低下↓	理由	留意点，注意点など
呼吸器系	1回換気量	↑	プロゲステロンにより二酸化炭素に対する呼吸中枢の感受性が亢進する	呼吸性アルカローシスになる．PaCO₂は約30mmHgとなり，疼痛による過換気により，さらなる低CO₂血症を起こすと，胎児の低酸素血症のリスクとなる
	分時換気量	↑（約50%↑）		
	呼吸数	↑		
	機能的残気量 (FRC)	↓（20〜30%↓）	肥大した子宮が横隔膜を頭側に挙上する	無呼吸になると急速に低酸素に陥る
	酸素消費量	↑（約60%↑）		
気道系	口腔・気道の浮腫	↑	上気道粘膜は毛細血管が拡張して浮腫状になる	仮声帯の浮腫により，声門が狭くなる．浮腫により気道粘膜は出血しやすくなる．これらより，喉頭展開・気管挿管の困難度は増す
循環器系	心拍数	↑（17〜26%↑）	酸素消費量の増加を補うため．1回拍出量と心拍数の両者が増加する	不整脈を生じたり，弁疾患・冠動脈疾患を有する妊婦で心不全を生じるリスクがある
	1回拍出量	↑（約30%↑）		
	心拍出量	↑（40〜50%↑）		
	体血管抵抗	↓（約20%↓）	プロゲステロンやプロスタサイクリンの体血管拡張作用と，低圧系床の発達による	平均血圧が約10〜15mmHg低下する
	子宮血流量	↑		
	赤血球量	↑（20〜30%↑）		
	血漿量	↑（約50%↑）	エストロゲンやプロゲステロンがレニン・アンジオテンシン・アルドステロン系を活性化するので，ナトリウム・水分の貯留が生じる	血漿量の増加率が赤血球量の増加率を上回るため，希釈性の貧血状態になる
	循環血液量	↑（35〜45%↑）		妊娠中の子宮胎盤循環が維持され，出産時の出血に備える
凝固系	凝固因子活性	↑（第11・13因子以外）		出産時の出血に備える．深部静脈血栓症や，肺血栓塞栓症のリスクがある
	抗凝固因子	↓		
消化器系	胃内圧	↑	肥大した子宮に胃が圧迫される	胃内容物の逆流のリスクがある
	下部食道括約筋圧	↓	プロゲステロンにより，下部食道括約筋が弛緩する	
	胃内容物の排泄時間	→〜↑	陣痛が始まると，胃内容物の排泄が遅延する	分娩開始後に緊急帝王切開に至った場合は，特に誤嚥のリスクに注意が必要になる
	胃液pH	↓		
腎臓系	腎血流量	↑（約50%↑）	腎血管抵抗が低下する	BUN（血中尿素窒素），Cr（クレアチニン）が低下する．非妊娠時の正常値であっても，腎機能障害が存在する可能性がある
	糸球体濾過率	↑（40〜50%↑）		
	尿管の圧迫	↑	肥大した子宮と骨盤の間で圧迫される	尿の通過障害による尿路感染症に注意する

（次頁へ続く）

1 各科麻酔

表4 続き

		増加↑ or 低下↓	理由	留意点，注意点など
肝臓系	ALP	↑	エストロゲンの分泌が亢進し，胎盤でALP4が産生される	
	ALT, AST	↑（やや上昇）		
	血漿アルブミン濃度	↓		薬物のタンパク結合率が低下し，遊離薬物の血中濃度が高まるため，多くの静脈麻酔薬の作用が増強する
	胆嚢の収縮能	↓	プロゲステロンが胆嚢の平滑筋の収縮を抑制する	胆汁うっ滞を生じ，胆石を形成しやすい
内分泌系	インスリン分泌	↑	組織のインスリン感受性が低下する	一般的に血糖値は正常範囲内に保たれる
神経系	吸入麻酔薬のMAC	↓（25〜40%）	プロゲステロンの鎮静作用によるもの？	近年，妊婦と非妊婦での全身麻酔薬必要量に差はないと考えられており，吸入麻酔薬を低濃度で維持すると，術中覚醒のリスクがある
	局所麻酔薬に対する感受性	↑	プロゲステロンまたはその代謝産物が，感受性を亢進させている？	投与する局所麻酔薬の量を調整する（減らす）必要がある
筋・靭帯・軟部組織など	靭帯	↓（軟化する）	胎盤から産生されるリラキシンにより，靭帯の弛緩が起こる	
	乳房	↑（肥大する）		乳房の肥大・胸壁の前突は喉頭鏡操作を困難にする

の程度などにより異なる（表3）.

▶妊娠による生理学的・解剖学的変化

- 母体は，妊娠・分娩・産褥の進行に伴い，生理学的・解剖学的に著明な変化が生じる[5]（表4）.
- それらを理解することは，麻酔管理を行う上で重要となる.

参考文献
1) 山口晃史. 妊婦・授乳婦への抗菌薬の使い方. 耳鼻咽喉科・頭頸部外科. 2017; 89: 396-403.
2) 日本産科婦人科学会/日本産婦人科医会. 産婦人科診療ガイドライン 産科編 2017. 1 版. 東京: 日本産科婦人科学会事務局; 2017. p.72-5.
3) 伊藤直樹. 母体内での胎児の発達と薬物暴露の影響. 薬局. 2015; 66: 21-5.
4) 浅野和美, 照井克生. 妊婦に対する麻酔の問題点と対策. 産科と婦人科. 2004; 71: 860-6.
5) 髙田真二, 金井雄二, 植木隆介, 他. 妊婦の生理学・薬理学・解剖学的変化. In: 奥富俊之, 他編. 周産期麻酔. 1 版. 東京: 克誠堂出版; 2012. p.3-12.

〈宮下佳子〉

1. 各科麻酔

▶ 12 産科

帝王切開術

POINT

- 予定手術や超緊急でない場合は区域麻酔を第一選択とする.
- 超緊急の場合は全身麻酔を選択するが, 様々な注意が必要である.
- 術後鎮痛として, モルヒネのくも膜下投与, 硬膜外麻酔, 腹横筋膜面ブロックなどがある.

術前

▶緊急度の把握と麻酔方法の決定

- 当院では緊急度と麻酔方法を表1のように取り決めている.
- 麻酔科, 産科, 新生児科, 助産師, 手術部など, 他部門・他業種の連携が重要となる.

表1 帝王切開術の緊急度と麻酔方法

緊急度	麻酔方法
Grade S (超緊急)	全身麻酔
Grade A (緊急)	全身麻酔 or 区域麻酔 (手術室入室時の胎児心拍などで決定)
Grade B (30分以内の入室)	区域麻酔
Grade C (1時間以内の入室)	区域麻酔
定期手術	区域麻酔

▶胎盤早期剥離・前置胎盤・子宮筋腫合併妊娠などの把握

- 大量出血のリスクがあるため, 静脈路・動脈路の確保の検討や, 区域麻酔を避けるなどの対策が必要.

▶ HELLP 症候群

- 溶血, 肝酵素上昇, 血小板減少を特徴とする病態. 凝固障害を伴う場合は区域麻酔を避け, 全身麻酔を選択する.

▶妊娠週数・胎位の把握

- 未熟児や骨盤位・横位などでは児を娩出しやすくするために rapid tocolysis **memo1** を必要とする場合があり, ニトログリセリンなどの準備が必要.

Rapid tocolysis: 急速に子宮を弛緩させること. ニトログリセリンを 50~100μg 投与すると 60 秒以内に効果が発現し,その後速やかに効果が消失する. ミリスロール® 5mg/10mL を 1mL+生理食塩水 9mL で計 10mL とすると, 50μg/mL となるので, それを 1~2mL 投与する. 血圧の低下に対しては昇圧薬で対応する.

麻酔

▶帝王切開術の麻酔（区域麻酔）の実際

①20G 以上（理想は 18G 以上）の確実な静脈路を確保する．
②入室時より膠質液（ボルベン®など）1000mL 急速輸液．　memo2
③メトクロプラミド 10mg 静注．　memo3
④右側臥位にて L2/3 または L3/4 より脊髄くも膜下麻酔を施行する（内容例：高比重 0.5%ブピバカイン 2.4mL〔12mg〕＋フェンタニル 10μg＋塩酸モルヒネ 150μg）．
⑤ただちに仰臥位とし，子宮左方転位．
⑥血圧を連続測定．血圧が安定後は適宜測定間隔を調節．
⑦麻酔の効果が頭側に T6〜T4 まで及んでいるか確認する．効果範囲が不十分な場合は頭低位とし，それでも効果範囲が不十分な場合は再穿刺も考慮する．
⑧収縮期血圧が 100mmHg 程度を維持するように，必要に応じてフェニレフリン，エフェドリンを投与する．　memo4
⑨必要に応じて酸素投与．
⑩児娩出後 Advice に子宮収縮薬（副作用は表2参照）を投与（当院ではオキシトシン 10 単位を 500mL の輸液製剤に混注し，200mL/h 程度で持続静注している）．メチルエルゴメトリンマレイン酸塩を投与する場合は，血圧上昇に注意し，0.1〜0.2mg を 2 倍以上に希釈して緩徐静注する．

表2 子宮収縮薬と主な副作用

薬物	副作用
オキシトシン（アトニン®）	血圧低下，頻脈，潮紅
メチルエルゴメトリンマレイン酸塩	血管収縮，血圧上昇，冠血管収縮，徐脈
プロスタグランジン$F_{2α}$（ジノプロスト®）	気管支収縮（喘息患者には禁忌），血管収縮，血圧上昇，悪心・嘔吐

⑪嘔気が出現した場合はドロペリドール 1.25mg（0.5mL）静注．ただし，錐体外路症状に注意．

脊髄くも膜下麻酔前に膠質液を 500mL 投与する場合（preload）と，脊髄くも膜下麻酔直後に晶質液を 1000mL 急速投与する（co-load）では脊髄くも膜下麻酔後の低血圧に対する効果が同等との報告がある[1]．入室時より膠質液の投与を開始する pre & co-load は効率がよいだろう．

区域麻酔前のメトクロプラミド投与は術中の嘔気・嘔吐の出現を抑制する[2]．

帝王切開時の昇圧薬はエフェドリンが第一選択とされていた時代があるが,エフェドリンはフェニレフリンに比べ臍帯動脈血 pH を低下させるという報告[3] がなされて以降,フェニレフリンの使用が見直された.フェニレフリンを第一選択とし,徐脈の場合はエフェドリンを選択するとよい.

Advice
- 臍帯血ガス分析の結果から出生した児の状態を把握しよう(表 3).

表3 臍帯血ガス分析の正常値(平均値±1SD)

	臍静脈	臍動脈
PO_2 (mmHg)	29.2±5.9	18.0±6.2
PCO_2 (mmHg)	38.2±5.6	49.2±8.4
pH	7.35±0.05	7.28±0.05
重炭酸イオン (mEq/L)	20.4±2.1	22.3±2.5

(Yeomans ER, et al. Am J Obstet Gynecol. 1985; 151: 798-800 [4])

仰臥位低血圧症候群
妊婦が仰臥位になると増大した子宮に下大静脈が圧迫され,静脈還流が減少し,その結果低血圧を示す.脊髄くも膜下麻酔の直後などではその効果による血管拡張作用が加わり,症状が著明になる.そのため脊髄くも膜下麻酔施行後,速やかに手術台を左に傾けそれを予防する.脊髄くも膜下麻酔を右側臥位で行うのも,その際に麻酔の効果が片側のみにならないようにするためである.子宮左方転位以外にも,膠質液の急速投与,血圧連続測定,速やかな低血圧の是正のすべてがこの予防となる.

▶超緊急帝王切開術の麻酔(全身麻酔)の実際
①インフォームドコンセントは口頭で行い,手術室入室を急ぐ.新生児科を含む各関連部門に連絡をする.
②マスクで酸素投与を行い,消毒・覆布がかかるのを待つ.
③執刀の準備ができたことを産科医と確認し,麻酔導入する.
④妊婦はフルストマックとして扱い,細めの気管チューブを用いて迅速導入・挿管する(I-4-4.気管挿管―気管挿管方法〔125 頁〕参照).気管チューブが気管内に正しく挿入されたことを確認後,執刀の許可をする.チューブの固定は執刀後でよい.
⑤児娩出までは必要に応じ 0.5〜2MAC 程度の揮発性吸入麻酔薬で麻酔を維持する.

児の娩出に時間がかかった場合,迅速挿管前に投与した薬剤の効果だけでは不十分となり術中覚醒する危険がある.その場合,BIS 装着や吸入麻酔と亜酸化窒素の併用などで対策をする.

⑥児娩出後に子宮収縮薬を投与.揮発性吸入麻酔薬は濃度依存性に子宮を弛緩させるため減量もしくは中止し,静脈麻酔薬を使用する.

術後

▶**術後鎮痛**

1）モルヒネのくも膜下投与

- ●利点：半日から1日と長い鎮痛効果が得られる．硬膜外麻酔に比べ，術後鎮痛に優れているという報告がある[5]．
- ●欠点：表4に示す．

表4 モルヒネのくも膜下投与の副作用

副作用	対策
遅発性呼吸抑制	術後24時間はSpO$_2$と呼吸回数の観察が必要 必要に応じて酸素・ナロキソン投与
瘙痒感	エビデンスは低いがヒドロキシジン50mgの緩徐静注が有効

2）硬膜外麻酔

- ●利点：術後においても持続投与が可能である．
- ●欠点：術後，下肢静脈血栓予防に抗凝固療法を行う場合，硬膜外血腫のリスクがある．下肢に効果が及んだ場合，離床が遅延する．

3）腹横筋膜面ブロック

- ●利点：超音波ガイドで比較的容易に安全に施行できる．
- ●欠点：後陣痛に対しては効果がない．鎮痛効果はモルヒネのくも膜下投与に劣る．

参考文献

1）Tawfik MM, Hayes SM, Jacoub FY, et al. Comparison between colloid preload and crystalloid co-load in cesarean section under spinal anesthesia: a randomized controlled trial. Int J Obstet Anesth. 2014; 23: 317-23.

2）Mishriky BM, Habib AS. Metoclopramide for nausea and vomiting prophylaxis during and after Caesarean delivery: a systematic review and meta-analysis. Br J Anaesth. 2012; 108: 374-83.

3）Lee A, Ngan Kee WD, Gin T. A quantitative, systematic review of randomized controlled trials of ephedrine versus phenylephrine for the management of hypotension during spinal anesthesia for cesarean delivery. Anesth Analg. 2002; 94: 920-6.

4）Yeomans ER, Hauth JC, Gilstrap LC 3rd, et al. Umbilical cord pH, PCO$_2$, and bicarbonate following uncomplicated term vaginal deliveries. Am J Obstet Gynecol. 1985; 151: 798-800.

5）Kaufner L, Heimann S, Zander D, et al. Neuraxial anesthesia for pain control after cesarean section: a prospective randomized trial comparing three different neuraxial techniques in clinical practice. Minerva Anestesiol. 2016; 82: 514-24.

〈岩崎　肇〉

1. 各科麻酔

➤ 12 産科

妊婦の麻酔

P O I N T

- 手術・麻酔は妊娠第 2 三半期もしくは分娩後が望ましい[1].
- 妊娠による生理学的・解剖学的変化に伴い挿管困難のリスクが上がる.
- 母体の血圧・酸素化の管理に努め，子宮胎盤血流量を適切に維持する.
- 胎児の状態により，緊急帝王切開へ移行する可能性がある.
- 術後は血栓症の予防や，流早産に留意する.

術前

▶**妊娠週数**（Ⅱ-1-12. 産科―総論〔286 頁〕参照）・**緊急度の把握**

- 妊娠第 1 三半期は，流産や催奇形性のリスクが高い.
- 妊娠第 3 三半期は，早産のリスクが高く母体の解剖学的・生理学的変化が大きい.
- よってこの時期の手術・麻酔は避けたいが，手術の内容や緊急度により手術時期を逸してはいけない．術者や産婦人科とコミュニケーションをとって手術時期の決定を受ける.

▶**麻酔法の選択**

- 催奇形性の問題や母体の気道反射を保つことができるので，区域麻酔が望ましい．しかし，腹腔鏡下手術，心臓手術，脳外科手術など全身麻酔が必要となる術式もある.
- それぞれの麻酔方法には長所・短所があるので，手術の術式や患者の状態を把握し，それに見合った麻酔方法を選択する.

▶**挿管困難の予測・対策**

- 区域麻酔であっても，場合により全身麻酔への移行もあり得る.
- 妊婦は生理学的，解剖学的に挿管困難であり，低酸素に陥りやすい.
- 術前の問診・診察などにより挿管困難を予測し，対策を立てておく.

麻酔

▶**使用薬剤の注意**

- 妊婦が非産科的手術を受ける際には，催奇形性薬物の使用を避ける必要がある．通常麻酔で使用する薬剤は，ヒトに対する明らかな催奇形性の報告は認められないが，薬の使用は必要最低限とする.
- 様々な麻酔薬の催奇形性の研究は，ほとんどが動物実験の結果である．それをそのままヒトに当てはめることは妥当ではないが，知

JCOPY 498-05536

295

識や情報として知っておくことは大切である[2]．その情報源として，オーストラリア分類[3] memo1，薬剤の添付文書，日本麻酔科学会による医薬品ガイドライン[4] などがある．

memo 1 オーストラリア医薬品評価委員会（Australian Drug Evaluation Committee：ADEC）による分類．ヒトに関する過去の使用経験を重視した，A，B，C，D，Xの5段階に分類されている．

▶子宮胎盤血流量の維持
- 子宮胎盤血流は自動調節能がなく，子宮動脈圧に依存する．
- 胎児循環を保つためには母体の血圧・酸素化の維持が重要．
- 母体の低酸素血症・高二酸化炭素血症は胎児アシドーシスの原因となり，過換気は子宮胎盤血流の低下をきたすので避ける．

▶非産科的手術の麻酔（全身麻酔）の実際
① 子宮左方転位（妊娠20週以降）を行う（仰臥位低血圧症候群の予防⇒Ⅱ-1-12．産科―帝王切開術〔291頁〕参照）．
② 胎児心拍数モニタリングの使用（妊娠中期以降）．
　術野に問題なければ，可能であれば胎児心拍数モニタリングを行う．
③ 十分な前酸素化（妊婦は低酸素に陥りやすい）．
④ 迅速導入（Ⅰ-4-4．気管挿管―気管挿管方法〔125頁〕参照）（フルストマックとして扱う）．
⑤ 気管挿管（細めのチューブ．例：6.0〜6.5）：短時間で挿管する．挿管困難を予測してデバイスを準備しておく．
⑥ 適正な換気の維持：過換気・低換気（$PaCO_2$>60mmHg，<25mmHg）は子宮血流量を下げるので避ける．妊娠第2三半期では母体の $PaCO_2$ は30mmHg前後であるため，この値を指標にする．
⑦ 適正な循環動態の維持．
⑧ 十分な覚醒を確認後，抜管（抜管時にも誤嚥のリスクがある）．

術後

▶鎮痛方法
- 疼痛による母体のストレスを軽減することで，子宮血管抵抗の上昇を抑え，子宮血流量を保つ．
  ・ 硬膜外麻酔
  ・ 神経ブロック：コカイン以外の局所麻酔薬は使用できる[2] が，低血圧に注意
  ・ 鎮痛薬：アセトアミノフェン memo2，麻薬

memo 2 NSAIDs（非ステロイド性抗炎薬）は，妊娠後期の投与で胎児動脈管収縮，新生児肺高血圧，羊水過少など胎児毒性が報告されているので，妊娠中期〜後期では使用を控える．

▶子宮収縮抑制
- 子宮収縮抑制薬は予防的には使用しない. 早産徴候を認めた時に考慮される.

▶血栓の予防
- 妊婦は凝固亢進状態のため, 深部静脈血栓症や肺血栓塞栓症などのリスクが高い. 間歇的空気圧迫法を施行し, 早期離床が推奨される.

参考文献

1) 照井克生, 保科真由. 産科における麻酔. Fetal & Neonatal Medicine. 2012; 4: 26-31.
2) 髙田真二, 金井雄二, 植木隆介, 他. 妊娠中の非産科手術の麻酔. In: 奥富俊之, 他編. 周産期麻酔. 1版. 東京: 克誠堂出版; 2012. p.263-72.
3) Therapeutic Goods Administration: Australian categorysation system for prescribeing medicines in pregnancy. https://www.tga.gov.au/australian-categorisation-system-prescribing-medicines-pregnancy
4) 日本麻酔科学会, 編. 産科麻酔薬. In: 麻酔薬及び麻酔関連薬使用ガイドライン第3版4訂. 2015. p.279-381.

〈宮下佳子〉

1. 各科麻酔

▶ **13 小児科**

総論

P O I N T

- 小児は成人よりも無呼吸に耐えられる時間が短く，低酸素に陥ると徐脈をきたす．
- 心拍出量は心拍数依存性である．
- 脱水，血糖値，体温管理に注意する．
- 術前診察では患児・保護者両者との信頼関係構築が重要である．

▶小児の特徴を理解する

▶気道・呼吸

- 頭が大きく首が短い．仰臥位では頚部が前屈し気道閉塞しやすくなるため，肩枕を入れると気道確保しやすくなる．伸展しすぎると逆に気道閉塞になる可能性もある．
- 新生児，乳児は鼻呼吸が主体で，鼻腔が狭いため分泌物や浮腫により容易に気道閉塞する．
- 口腔内で舌の占める割合が大きい．
- 喉頭の位置が高く（C3〜4），喉頭蓋は長くて固くU字型をしている（成人は平坦）．喉頭の入り口の角度が強い．このため，新生児や乳児では曲型よりも直型の喉頭鏡が有用なことが多い．
- 体重あたりの機能的残気量が小さく酸素消費量が多い．このため，無呼吸に耐えられる時間が短く，酸素飽和度の低下が早い．
- 1回換気量が少ないため呼吸回路の死腔の影響が大きい．また，回路コンプライアンス・ガスコンプライアンスの影響を受けやすく正確な換気量の測定は困難である．
- 胸郭が柔らかく，肺実質が縮むのを防ぐ肋骨の力は弱いため，無

表1 年齢と呼吸パラメーター（正常値）

年齢 (単位)	呼吸回数 (回/min)	1回換気量		分時換気量	
		(mL)	(mL/kg)	(L/min)	(mL/kg/min)
新生児	50±10	21	6〜8	1.05	200〜260
6カ月	30±5	45		1.35	
12カ月	24±6	78		1.78	
3歳	24±6	112		2.46	
5歳	23±5	270		5.50	
12歳	18±5	480		6.20	
成人	12±3	575	6〜7	6.40	90

(O'Rourke PP, et al. In: Gregory G, editor. Pediatric Anesthesia. 2nd ed. New York: Churchill Livingstone; 1989. p.63[1] より改変)

気肺ができやすい.
- 呼吸筋にⅠ型筋線維が少なく,呼吸筋疲労を起こしやすい.
- 呼吸中枢が未熟で特に早産児では60週まで術後無呼吸のリスクがある.

▶循環
- 小児の循環管理では心拍数(表2)と循環血液量(表3)の維持が重要である.
- 特に新生児では,心筋の収縮組織が少なく拡張期のコンプライアンスも低いため心拍出量は心拍数依存性である.過剰な容量負荷に対して心不全になりやすい.
- 左室が拡張しにくいため,左室充満圧を保たなければ心拍出量は低下する.さらに,容量血管の調節能が低く循環血液量の減少と血圧の低下は比例する.
- 新生児では筋小胞体の未熟性のため心筋内カルシウム蓄積が少なく,血漿カルシウム濃度の影響を受けやすい.

表2 年齢と心拍数,血圧(正常値)

年齢	平均HR (回/min)	平均収縮期血圧 (mmHg)	平均拡張期血圧 (mmHg)
早産児	120〜170	55〜75	35〜45
0〜3カ月	100〜150	65〜85	45〜55
3〜6カ月	90〜120	70〜90	50〜65
6〜12カ月	80〜120	80〜100	55〜65
1〜3歳	70〜110	90〜105	55〜70
3〜6歳	65〜110	95〜110	60〜75
6〜12歳	60〜95	100〜120	60〜75
>12歳	55〜85	110〜135	65〜85

(Hartman ME, et al. In: Kliegman RM, et al, editors. Nelson Textbook of Pediatrics. 19th ed. Philadelphia: Elsevier; 2011. p.280[2] より改変)

表3 循環血液量

早産児	100mL/kg
新生児	90mL/kg
乳児〜年少児	80mL/kg
学童児	75mL/kg
成人	70mL/kg

(McClain CD, et al. In: Cote CJ, et al, editors. A Practice of Anesthesia for Infants and Children. 5th ed. Philadelphia: Elsevier Saunders; 2013. p.164[3])

小児では無呼吸に耐えうる時間が短い上に,低酸素血症になるとすぐに徐脈となる.綿密な気道・呼吸管理が必要である.

▶輸液・血糖
- 体重に占める水分量が多く，尿濃縮力，水分保持能力は低いため脱水になりやすい．
- 年少児ではグリコーゲンの貯蔵が少なく低血糖を起こしやすい．
- 周術期は原則等張液を使用する．低張液は低 Na 血症を引き起こす可能性がある．

▶体温調節
- 新生児，乳児は体重に対する体表面積が大きく，皮膚，皮下組織が薄いため，低体温になりやすい．
- 寒冷ストレスは酸素消費を増大させ代謝性アシドーシスを引き起こす．
- 乳幼児以降は基礎代謝が大きく皮下脂肪が厚いため，うつ熱による体温上昇が起こりやすい．
- 手術室の保温，頭部・四肢の露出を減らす，温水マット・温風ブランケットの使用などで熱喪失を減らすことができる．

▶コンパートメントと代謝
- 新生児や乳児は水分量が多く，脂肪，筋肉量は少ない．水溶性の薬物は分布容積が大きく，脂肪，筋肉へ再分布することで作用が消失する薬物は臨床効力が長時間持続する．
- 特に新生児では肝・腎機能が未熟でタンパク結合率も低い．幼児以降は肝・腎機能は成人と同様になり，心拍出量に対する肝・腎血流も多くなる．

▶術前診察・前投薬

▶術前診察
- カルテや術前検査の情報だけではなく保護者からの情報が重要．患児や家族の信頼を得ることも忘れない．
- 子どもが理解できるような説明を心がける．
- 現病歴，既往歴，合併症，内服歴などの他に，出生歴（妊娠経過，在胎週数，出生体重，分娩様式，気管挿管の有無など），発達歴，分離不安の程度，栄養，気道の状態（いびきや無呼吸，動揺歯など），最近の予防接種や上気道炎罹患の有無（I-1-5. 手術の中止・延期〔14頁〕参照）も確認する．

▶前投薬
- 特に乳児期後半から幼児期は親からの分離不安が強いため，必要に応じて前投薬投与や保護者との同伴入室を検討する．前投薬はI-1-4. 麻酔前投薬（11頁）を参照．

▶麻酔の実際

▶麻酔の準備
- 年齢，体格に合わせた物品を準備する．気道物品は必ず前後のサ

表4 気管チューブの内径と深さの目安

	内径	深さ
早産児	2.5～3.0mm	7～9cm
新生児～6カ月	3.0～3.5mm	9～11cm
6カ月～1歳	3.5～4.0mm	11～12cm
1歳～2歳	4.0～5.0mm	12～13cm
2歳～	4+年齢/4mm	12+年齢/2cm

＊カフ付きチューブでは0.5mmサイズダウンする
＊気管内サクションチューブのサイズ：気管チューブ内径の1/2～1/3mm（1mm=約3Fr）
(Litman RS, et al. In: Cote CJ, et al, editors. A Practice of Anesthesia for Infants and Children. 5th ed. Philadelphia: Elsevier Saunders; 2013. p.245-55[6])；似内久美子, 他. In: 香川哲郎, 他編. 前川信博, 監修. 臨床小児麻酔ハンドブック. 3版. 東京: 診断と治療社: 2013. p.365-7[7])

表5 ラリンジアルマスクのサイズの目安

体重	サイズ
<5kg	1
5～10kg	2
10～20kg	2.5
20～30kg	3

(Litman RS, et al. In: Cote CJ, et al, editors. A Practice of Anesthesia for Infants and Children. 5th ed. Philadelphia: Elsevier Saunders; 2013. p.245-55[6])

表6 バッグと喉頭鏡の大きさの目安

	バッグ	喉頭鏡
早産児	0.5L	0
新生児～1歳	1L	0～1
2歳～7歳	2L	2
7歳以上	3L	2～3

(Litman RS, et al. In: Cote CJ, et al, editors. A Practice of Anesthesia for Infants and Children. 5th ed. Philadelphia: Elsevier Saunders; 2013. p.245-55[6])；似内久美子, 他. In: 香川哲郎, 他編. 前川信博, 監修. 臨床小児麻酔ハンドブック. 3版. 東京: 診断と治療社: 2013. p.365-7[7])

イズも用意する（表4～6）．
- 術中に使用する可能性のある薬剤はあらかじめ体重あたりで計算しておく．
- 従来乳幼児の気管挿管にはカフなし気管チューブが推奨されてきたが，カフ付きチューブの使用も増えてきている． memo

> 小児の喉頭は漏斗状で気管の最狭窄部は輪状軟骨部であり，カフがなくても輪状軟骨部でシールされ，カフの存在は気道合併症を生じやすいとされてきた．しかしCT・MRI・気管支鏡を用いた検討で再狭窄部は成人と同様に声門であることが示された[4]．柔らかいポリウレタン製の高容量低圧カフのチューブも登場し，より低圧で気管壁をシールできるようになった．カフ付きチューブはカフなしチューブと比較してチューブの入れ替えが減り，気管挿管の合併症の増加もなかったとするメタ解析[5]も報告されている．

▶麻酔薬
1）吸入麻酔薬
- 小児は分時換気量が多く，心拍出量のうち中枢神経系へ行く血液

の割合が多いため，吸入麻酔薬による導入は早い．最小肺胞濃度（MAC）は成人よりも高い．

- 気道刺激性が少ないセボフルランがよく用いられる．デスフルランは気道刺激性があり緩徐導入には向かない．
  - セボフルランの MAC[8] …新生児：3.3%，1〜6 カ月：3.2%，6 カ月〜10 歳：2.5%
  - デスフルランの MAC[9] …新生児：9.2%，1〜6 カ月：9.9%，1〜3 歳：8.7%，5〜12 歳：8%

2）静脈麻酔薬

- 麻酔導入に必要なチオペンタール・チアミラール・プロポフォールの量は成人よりも多くなる．2017 年現在小児に対する TCI システムは認可されておらず，プロポフォールによる維持はステップダウン法（例えば初期負荷後 14mg/kg/h で開始し，BIS モニターなどでの麻酔深度に応じて 12mg/kg/h，10mg/kg/h と減量していく）で行う．
- 小児の集中治療時の鎮静目的でのプロポフォールの使用は禁忌である．

3）局所麻酔薬

- 特に新生児や 6 カ月未満の乳児は肝代謝が未熟でタンパク結合能が低いため，局所麻酔薬は成人の半量とする．

▶麻酔器，人工呼吸器

- 乳幼児も成人と同様に 1 回換気量は 6〜8mL/kg，死腔量 2mL/kg である．絶対値が小さいため人工鼻などによる死腔の影響が大きい．
- 小児用の細い麻酔回路を使用する．小児用回路であっても半閉鎖回路では 1 回換気量に比べて回路の圧縮容量が大きい．このため，麻酔器の送気量と実際の換気量は異なる．
- 麻酔器のフローセンサーは患者口元にないため，実際の換気量を正確には反映しない．
- カフなし気管チューブにより多少のリークが起こることが多い．特に従量式換気では実際の換気量は不安定になるため，従圧式換気が用いられることが多い．
- 以上より，換気が適正かを評価するにあたっては，麻酔器に表示される呼吸パラメーターだけではなく，胸部の聴診，胸郭の動き，呼気終末二酸化炭素濃度や動脈血分析の結果などから総合的に行うべきである．
- 早産児で回路の加温加湿が必要な症例，脆弱肺のため高頻度振動換気法（high frequency oscillatory ventilation：HFOV）などで管理されている症例では，麻酔器ではなく必要な機能をもつ人工呼吸器で換気を行う必要がある．

▶麻酔導入の一例

● 入眠してから静脈路を確保できる利点から，緩徐導入が行われることが多い．

● マスクの不快感を減らすため，少量のバニラやフルーツのエッセンスをマスクにつける方法もある．

● 緩徐導入の手順の一例

① モニター装着（リスクの低い児では最低限パルスオキシメータを装着）

② 亜酸化窒素 4L/min と酸素 2L/min を吸入

③ セボフルランを 1%から開始．2〜3 呼吸ごとに濃度を上げ 5〜8%とする．

④ 入眠後，優しく気道確保を行う．自発呼吸がしっかりあるうちは気道確保を行い，基本的にバッグを押さない．自発呼吸が弱くなってきたら徐々に換気を補助する．自発呼吸と同調しないマスク換気は百害あって一利なしである．

⑤ 興奮期が過ぎ，麻酔が十分に深くなったら静脈路を確保する．心電図装着や血圧測定を開始する．静脈路確保後，筋弛緩薬や麻薬性鎮痛薬を投与し気管挿管を行う．

⑥ 挿管の確認と共に気管チューブのリークを確認する．20〜30cmH$_2$O の圧でリークするサイズのチューブが適切である．

● 涕泣している児の場合，最初から高濃度の吸入麻酔薬で素早く導入する．

● マスク保持で下顎の軟部組織を押さえつけると容易に気道閉塞する．また送気により胃が膨満すると換気困難となる．

● 小児は喉頭痙攣の発生率が高い．確実な気道確保がされるまでは，常に喉頭痙攣の危険にさらされている．

● 小児は気管挿管などの刺激で迷走神経刺激を起こしやすい．徐脈に備えてアトロピン 0.01mg/kg をすぐに投与できるよう手元に置いておく．

▶鎮痛

1）アセトアミノフェン（経口，静注，坐剤）

● 血小板機能に影響せずウイルス感染症の疑いがあっても使用できること，乳児以上の小児で添付文書上も適応があることから小児でよく使用される．

● 1 回 10〜15mg/kg，投与間隔 4〜6 時間．最大 60mg/kg/日．

● 現在発売されている静注薬では，添付文書上 2 歳未満の場合 1 回 7.5mg/kg　最大 30g/kg/日である．剤型により添付文書上の上限量に相違があるため注意が必要．

2）フルルビプロフェン（静注）

● NSAIDs は鎮痛作用が強いが，Reye 症候群との関連が報告されている．また，腎機能への影響，血小板機能抑制や気管支喘息の誘

発など副作用もあるため年少児には使用しにくい.

● 1mg/kg を緩徐に静注する. 最大 50mg.

3）仙骨硬膜外麻酔

● 解剖学的に穿刺が容易であり, 小児麻酔で最も一般的な区域麻酔である.

● 下腹部, 下肢, 会陰部手術の術後鎮痛に効果的である.

● 0.2%ロピバカインを会陰部手術で 0.5mL/kg, 下肢手術で 0.7mL/kg, 下腹部手術で 1.0～1.2mL/kg 投与する（最大 20mL, 局所麻酔薬の極量を超えない.）.

● モルヒネを添加すると胸・腹部の鎮痛を得ることができ, 鎮痛効果も 10 時間程度得ることができる. 0.02～0.03mg/kg を局所麻酔薬に添加する. 嘔気や呼吸抑制などの副作用のリスクを考慮する必要がある.

4）その他

● 疼痛の強い手術では, iv-PCA（intravenous patient-controlled analgesia）や硬膜外麻酔, 各種末梢神経ブロックを組み合わせる.

参考文献

1) O'Rourke PP, Crone RK. The respiratory system. In: Gregory G, editor. Pediatric Anesthesia. 2nd ed. New York: Churchill Livingstone; 1989. p.63.

2) Hartman ME, Cheifetz IM. Pediatric Emergencies and Resuscitation. In: Kliegman RM, et al, editors. Nelson Textbook of Pediatrics. 19th ed. Philadelphia: Elsevier; 2011. p.280.

3) McClain CD, et al. Fluid Management. In: Cote CJ, et al, editors. A Practice of Anesthesia for Infants and Children. 5th ed. Philadelphia: Elsevier Saunders; 2013. p.164.

4) Tobian JD. Pediatric airway anatomy may not be what we thought: implications for clinical practice and the use of cuffed endotracheal tubes. Paediatr Anaesth. 2015; 25: 9-19.

5) Shi F, Xiao Y, Xiong W, et al. Cuffed versus uncuffed endotracheal tubes in children: a meta-analysis. J Anesth. 2016; 30: 3-11.

6) Litman RS, et al. The pediatric airway. In: Cote CJ, et al, editors. A Practice of Anesthesia for Infants and Children. 5th ed. Philadelphia: Elsevier Saunders; 2013. p.245-55.

7) 似内久美子, 他. コンパクトデータ集. In: 香川哲郎, 他編. 前川信博, 監修. 臨床小児麻酔ハンドブック. 3 版. 東京: 診断と治療社; 2013. p.365-7.

8) Lerman J, Sikich N, Kleinman S, et al. The pharmacology of sevoflurane in infants and children. Anesthesiology. 1994; 80: 814-24.

9) Taylor RH, Lerman J. Minimum alveolar concentration of desflurane and hemodynamic responses in neonates, infants, and children. Anesthesiology. 1999; 75: 975-9.

〈佐古澄子〉

1. 各科麻酔

► 13 小児科

低出生体重児の麻酔

P O I N T

- ● 早期産・低出生体重児に特有の生理・病態生理を理解する.
- ● 気管チューブの固定に留意し過剰換気, 不要な酸素投与を避ける.
- ● 体温管理.

- ● 新生児の分類には妊娠期間によるものと出生体重によるものがある. ここでは妊娠 37 週未満に出生した 2,500g 未満の早期産・低出生体重児の麻酔について述べる.

術前

- ● 在胎週数や出生後週数に応じた発育, 臓器機能であるかを確認.
- ● 以下に列挙した疾患の確認.
- ・ 呼吸窮迫症候群 (respiratory distress syndrome: RDS)
- ・ 新生児慢性肺疾患 (chronic lung disease: CLD)
- ・ 脳室周囲白質軟化症 (periventricular leukomalacia: PVL)
- ・ 脳室周囲 /内出血 (peri/intra-ventricular hemorrhage: PVH/IVH)
- ・ 低酸素性虚血性脳症 (hypoxic ischemic encephalopathy: HIE)
- ・ 未熟児網膜症 (retinopathy of prematurity: ROP)
- ・ 新生児無呼吸発作 (neonatal apnea)

麻酔

▶ 手術室の環境整備

- ● 室温を 27℃に設定し, 手術台は暖めておく.

▶ 特に注意すべきモニタリング

- ● 血圧: 低血圧の診断は難しい. 平均血圧は在胎週数にほぼ等しいという報告が多い. 脳血流の自動調節能の範囲は新生児で 25〜50mmHg といわれているが, 早期産児ではもっと狭い.
- ● SpO_2: 動脈管より中枢 (右手) と末梢 (左手, 足) の 2 カ所で測定する.
- ● $EtCO_2$: リークなどにより正確でないことが多い.
- ● 血糖: 血糖値は 45mg/dL 以上を保つ. 低血糖の場合は 20%ブドウ糖液 2mL/kg を投与する.
- ● 体温: 体重に対する体表面積が大きい, ケラチンが少ない, 脂肪が少ない, 褐色脂肪による熱産生が未熟であるなどの理由で低体温になりやすい.

▶ 呼吸管理

- ● 気管チューブは慎重に固定し, 必要に応じて先端位置をレントゲンで確認する.

- 不必要な酸素投与，過換気，人工呼吸管理による容量損傷（肺胞過伸展）を避ける．
- 4〜6cmH$_2$O の PEEP をかけ，1 回換気量は 4〜6mL/kg，目標 SpO$_2$ は pre-ductal（右手）で 90〜94%，目標 PaCO$_2$ は 45〜55mmHg とする．

▶循環管理

- 低血圧，頻脈，中枢温と末梢温の開大，毛細血管再充満時間の遅延は循環血液量不足のサインである．心筋収縮は細胞外カルシウム濃度依存性で，カテコラミンは効きにくい．
- 循環血液量の補正：急速に補正が必要な場合は生理食塩液または 5%アルブミンを 5〜20mL/kg．血圧をみながら投与．
- カルシウムの補正：グルコン酸カルシウム（0.34mEq/mL）を 0.5〜1mL/kg ずつ投与．
- アシドーシスの補正：8.4%重炭酸ナトリウムを蒸留水で半分に希釈し BE×0.2×体重（kg）mL を緩徐に投与．
- ヘマトクリットの補正：目標値 35〜40%．RBC 投与量(mL)＝(目標 Hb〔g/dL〕－測定 Hb 値〔g/dL〕)×体重(kg)×3

▶鎮痛・鎮静管理

- 吸入麻酔薬または静脈麻酔薬，麻薬，筋弛緩薬を組み合わせたバランス麻酔で維持する．
- フェンタニルの作用は個人差が大きく，遷延することが多い．
- 低出生体重児へのレミフェンタニルの投与や神経ブロックが報告されている．

PI カテーテルの扱い：PI カテーテルからのワンショット投与は原則行わない．最大流量はカテーテルの種類による．閉塞しやすいのでヘパ生ロックはしない．

術後

- 術後無呼吸発作を起こすことがあるので術後 24 時間はモニターを継続する．
- 術後鎮痛にはフェンタニル，神経ブロック，アセトアミノフェン，ペンタゾシンなどが用いられる．投与量は年長児の半分とする．

参考文献
1) Lerman J, editor. Neonatal Anesthesia. Springer; 2014.
2) Pacifici GM. Clinical pharmacology of fentanyl in preterm infants. A review. Pediatr Neonatol. 2015; 56: 143-8.
3) Sammartino M, Garra R, Sbaraglia F, et al. Experience of remifentanil in extremely low-birth-weight babies undergoing laparotomy. Pediatr Neonatol. 2011; 52: 176-9.
4) Bosenberg A, Flick RP. Regional anesthesia in neonates and infants. Clin Perinatol. 2013; 40: 525-38.

〈菊地千歌〉

1. 各科麻酔

➤ 13 小児科

鼠径ヘルニア，臍ヘルニア

P|O|I|N|T

● 施設に合わせた麻酔法を選択する.
● 皮膚切開時，腹膜牽引時，精索操作時に刺激が強い.

● 小児の鼠径ヘルニア・臍ヘルニアは一般的に全身麻酔が選択されるが，施設によりその麻酔法は様々である．日帰り手術か，腹腔鏡下の手術か，施設の環境，麻酔科医・術者の熟練度なども麻酔法を選択する際の参考にする.

病態
● 鼠径ヘルニア：胎生期に鼠径管を通って下行した腹膜鞘状突起が開存したままでいると，腸管や卵巣などの臓器が脱出してヘルニアとなる．手術は鼠径部切開法と腹腔鏡下修復術に大別される.
● 臍ヘルニア：臍帯が左右の腹直筋を貫いて体外に出る臍輪の瘢痕化が不十分であると，腹圧がかかった時に皮膚，腹膜とともに腸管が脱出してヘルニアとなる．腹直筋の発達に伴い自然治癒するが，2歳を過ぎても治癒しない場合は手術適応となる.
● いずれも，脱出した臓器が戻らずにヘルニア嚢の中で絞扼されて血行障害に陥った場合（ヘルニア陥頓）には緊急手術となる.

術前
● 通常の術前診察に加え，日帰り手術の場合は，帰宅の条件，日帰りのリスク，帰宅後の異常時の対応につき説明する（「日本麻酔科学会　日帰り麻酔の安全のための基準」参照）.
● 術前の絶飲食時間，前投薬は小児麻酔のスタンダードに従う.

麻酔
▶ **モニター，ライン**
● 全身麻酔標準モニター，静脈路1本
▶ **麻酔法**
● 精神的苦痛の除去，体動防止のため通常全身麻酔を選択する.
● 区域麻酔や術野での浸潤麻酔を併用することで全身麻酔薬の投与量を減量することができる.
● 区域麻酔は腸骨鼠径・腸骨下腹神経ブロック（鼠径部切開法），肋骨弓下腹横筋膜面ブロック（腹腔鏡下修復術），腹直筋鞘ブロック（臍ヘルニア）などが選択される.
● 硬膜外麻酔は尿閉や歩行障害の可能性があるため日帰り手術には適さない.

JCOPY 498-05536

307

▶導入
- 待機的手術では緩徐導入，静脈路が確保されていれば急速導入.
- 陥頓の緊急手術の場合はフルストマックとして静脈路を確保し迅速導入.

▶維持例
1) 全身麻酔のみ
- セボフルラン 2.5〜3%＋フェンタニル 2〜3μg/kg（手術終了までの合計投与量）
- 皮膚切開時，腹膜牽引時，精索剥離時は麻酔深度を深くする.

2) 全身麻酔＋腸骨下腹・腸骨鼠径神経ブロック（鼠径部切開法）
- セボフルラン 2〜3%＋0.2%ロピバカイン 0.3mL/kg

3) 全身麻酔＋肋骨弓下腹横筋膜面ブロックまたは腹直筋鞘ブロック（腹腔鏡下修復術，臍ヘルニア根治術）
- セボフルラン 2〜3%＋0.2%ロピバカイン 片側 0.3mL/kg

4) 全身麻酔＋術野での浸潤麻酔
- セボフルラン 2〜3%＋0.2%ロピバカイン 合計 0.3mL/kg（皮下，腸骨鼠径神経周囲，精索周囲）

▶気道・呼吸管理
- 気道確保は，アンダーマスク，ラリンジアルマスク，気管挿管から選択する.
- 患者の年齢，全身状態，麻酔法，術式，術者や麻酔科医の習熟度などを考慮する. 一般的に 3 カ月未満の新生児・乳児，腹腔鏡下の手術にはラリンジアルマスクは推奨されない.
- 自発呼吸下の管理では皮膚切開時，腹膜牽引時，精索剥離時に麻酔が浅いとバッキングや喉頭痙攣を起こしやすい.

▶循環管理
- 輸液は脱水がなければ維持量のみでよい. 通常尿道カテーテルは不要.

術後

- 術後鎮痛：ブロックの有無にかかわらずアセトアミノフェンを投与する.
- アセトアミノフェン坐薬 20mg/kg 手術前に投与（静注に比べて吸収の個人差が大きい）
- アセトアミノフェン静注薬 2 歳未満 7.5mg/kg，2 歳以上 10〜15mg/kg 15 分以上かけて投与

早期産・低出生体重児の鼠径ヘルニア：満期産で出生した児では発生率 1%であるのに対し，早期産児では 3%である. 低出生体重児では児の状態が安定したら早期手術が選択されることが多い.

〈菊地千歌〉

1. 各科麻酔

▶ 13 小児科

食道閉鎖，鎖肛

POINT
- 合併症・合併奇形の有無の確認．
- 食道閉鎖の分類．
- 術前の呼吸状態の評価．
- 気管挿管後，気管食道瘻の太さと位置の確認．

- 食道閉鎖症と鎖肛は，ともに新生児早期に手術が必要となる疾患である．
- いずれも30～50％に他の奇形を伴い，高い頻度で併存する奇形の組み合わせはVACTERL連合と呼ばれる（V: vertebral〔椎骨〕，A: anal〔肛門〕，C: cardiac〔心血管〕，TE: tracheal esophageal fistula〔気管食道瘻〕，R: renal〔腎〕，L: limb〔四肢〕）．

a 食道閉鎖

病態
- 先天的に食道が閉鎖している．唾液や胃液による誤嚥性肺炎を合併するリスクが高い．A～E型（Gross分類）に分けられる（図1）．
- 根治術は食道気管瘻（TEF）を結紮し上下食道を吻合する．

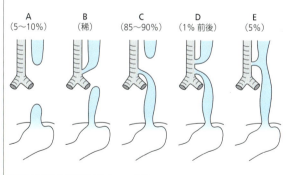

図1 先天性食道閉鎖症のGross分類
カッコ内は発生頻度を表す．

術前
- 病型，術式，呼吸状態，心機能，合併奇形をよく確認する．CTでTEFの位置が確認できることもある．
- 麻酔法を上級医とよく相談し，術者とも麻酔計画を共有する．

麻酔

▶**モニター，ライン**
- 全身麻酔標準モニター，静脈路 1 本．必要に応じて静脈路 2 本目，A-line，CV-line.
- 気管支ファイバー（挿管チューブの内径より細いもの）．

▶**麻酔法**
- 麻酔導入時のマスク換気で TEF へガスが送気されることにより胃が膨満し，換気不良と低酸素血症，胃液の逆流をきたすことがある．TEF の太さ，挿管チューブとの位置関係，肺コンプライアンスなどにより症例に応じた工夫が必要となる．
- 導入時のポイント
  ①可能であれば自発呼吸を温存する．
  ②気道内圧，吸気圧は可能な限り低く保つ．
  ③気管チューブを浅めに挿入し速やかに気管支ファイバーで TEF の位置を確認する．
  ④手術開始までを可能な限り急ぐ．
  ⑤緊急時に腹壁からの穿刺や開腹による胃の脱気を行えるよう外科医に待機してもらう．
- 気管支ファイバー下にバルーン付きカテーテルを TEF に留置したり，片肺挿管にして胃内へのガスの送気を予防するなどの方法も報告されている．

術後

- 術後は食道吻合部の安静を保つため数日間鎮静し挿管のまま管理する．
- 胃瘻造設術のみの場合は術場抜管が可能である．
- 鎮痛は，術中のフェンタニル，創部への局所麻酔，アセトアミノフェンで行う．

b 鎖肛

病態

- 先天的に肛門が閉鎖しており便が排泄されない．男児の場合は直腸と膀胱または尿道，女児の場合は直腸と子宮，膣または会陰に瘻孔を形成することもある．恥骨直腸筋と直腸盲端との位置関係により低位型，中間型，高位型に分類される．
- 低位型に対しては新生児期に会陰式肛門形成術やカットバック手術が行われる．中間型や高位型に対しては新生児期に人工肛門造設術を行い，乳児期以降に仙骨会陰式肛門形成術，腹会陰式肛門形成術が行われる．

術前

- 新生児の一般的な術前診察に加え，特に気道・心臓の奇形の有無，仙骨硬膜外麻酔を計画する場合は脊椎の奇形の有無を確認する．

麻酔

▶モニター，ライン

- 全身麻酔標準モニター，静脈路 1 本，必要に応じて A-line.

▶麻酔法

- 会陰式肛門形成術やカットバック手術は全身麻酔のみでよい．人工肛門造設術，仙骨会陰式，腹会陰式肛門形成術の場合は全身麻酔のみ，または全身麻酔＋腹横筋膜面ブロック，脊椎の奇形がなければ仙骨硬膜外麻酔を行ってもよい．

- 嘔吐や腹部膨満がある場合は迅速導入を行い，亜酸化窒素は腸管の拡張のリスクがあるため使用しない．肛門括約筋の電気刺激はアセチルコリン受容体を介さずに直接筋を刺激して収縮を得るため，筋弛緩薬を投与してもよい．

- 手術体位は砕石位で，患者は手術台の足側端に移動する．麻酔器や呼吸回路，モニター，ライン類の配置を整理する．

術後

- 通常は手術室で抜管可能である．
- 新生児，2 カ月以下の乳児ではアセトアミノフェン 7.5mg/kg の点滴静注を 6 時間おきに定期投与する．

参考文献

1) Ho AM, Dion JM, Wong JC. Airway and ventilatory management options in congenital tracheoesophageal fistula repair. J Cardiothorac Vasc Anesth. 2016; 30: 515-20.

〈菊地千歌〉

1. 各科麻酔

➤ **14 移植**

肝移植術

POINT

- 準備輸血量，院内在庫がなくなった時の補充を確認する．
- 前無肝期は出血が多く，補液，輸血（FFP）を十分に投与する．
- 再灌流時の急激な血圧低下に備えて，カテコラミン投与，補液を行う．
- 後無肝期・術後管理は，肝血流の維持，血栓予防，感染予防が重要である．

- 日本で多い生体肝移植レシピエントの麻酔について主に説明する．

術前

▶**全身状態の詳細な把握**
- レシピエントは全身状態が悪く，血小板減少，凝固機能障害，腹水，食道静脈瘤，貧血などを併発している．特に肝肺症候群や肝腎症候群を合併している場合，周術期の管理に難渋する．

▶**準備輸血の確認**
- 凝固機能障害の悪化，血小板消費により，大量の輸血を必要とする可能性がある．RBC，FFP，PC ともに，準備量，院内在庫量，在庫がなくなった時の補充までの予想時間を輸血部に確認する．

麻酔

▶**準備**
- 麻酔は全身麻酔で行う．凝固機能障害のため，硬膜外麻酔は行わない．
- 麻酔薬は，セボフルラン（デスフルラン）[1]，フェンタニル，レミフェンタニル，ロクロニウムを用いる．薬物の代謝速度が術中に変化するため，筋弛緩モニターを装着する．
- 輸血ライン（16G，2 本以上），中心静脈ライン，動脈ラインを確保し，内頚静脈にシースなど太いカテーテルを挿入する．肺動脈カテーテルは状況に応じて用いる．
- 食道静脈瘤があるため胃管を慎重に挿入する．TEE は，当院では緊急時以外挿入しない．

▶**前無肝期（手術開始〜肝摘出）：出血に注意**
- 術前からの凝固機能障害と出血に伴う悪化，門脈圧亢進に伴う側副血行路，動静脈シャントの発達，腹腔の癒着など，大量出血を引き起こす因子が多い．
- 血圧，中心静脈圧などを指標に，膠質液（HES 製剤，5%アルブミン製剤）や FFP を投与する．

312

- 肝臓の脱転や下大静脈の圧迫などの手術手技により,血圧が低下しやすい.

▶無肝期(肝摘出〜再灌流):再灌流障害に対して十分な対策を

- 糖新生低下・グリコーゲン喪失による低血糖,大量輸血に伴うクエン酸による低カルシウム血症,有機酸代謝の停止による代謝性アシドーシスの進行が起こる.糖,電解質,アシドーシスの補正を行う.
- 再灌流(肝静脈遮断解除)時は,急激な高度血圧低下,代謝性アシドーシス,高カリウム血症が起き,心室頻拍,心停止に至る可能性もある.輸血,輸液などで血管内ボリュームを十分に保ち,昇圧薬やカテコラミン持続注入で血圧をサポートする.

▶後無肝期(再灌流〜閉腹)

- 移植肝が機能しはじめると,凝固機能や血糖,アシドーシスは補正されるため,頻回に血液ガス,凝固機能をチェックする.
- 凝固因子を過剰に補充すると,縫合した肝動脈,門脈に血栓ができる可能性があり,PT-INR を 1.5〜2.0 の範囲で管理する.
- Hypovolemia では肝血流低下により血栓ができやすく,hypervolemia では肺水腫になりやすい[2].モニターを確認しながら血管内ボリュームを管理する.

術後

- 術後鎮痛にはフェンタニル持続静注を用いる.
- 気管挿管のまま ICU に帰室するが,陽圧換気は肝臓の静脈還流を減少させるため,早期抜管を目指す.
- 血栓予防のため,血管内ボリュームの評価,凝固機能検査を頻回に行う.
- 免疫抑制薬を投与しているため,感染(細菌,ウイルス,真菌)症に注意する.適切な抗生物質の投与と,免疫抑制薬の投与量を調整し,感染予防に努める.
- 術後腎機能障害は可逆性のことが多く,重度の場合は腎代替療法を行う.

> ドナーの麻酔管理:ドナーは通常の肝切除術の麻酔に準じて管理する.全身麻酔+硬膜外麻酔で行い,術中は肝血流を維持するために,補液,カテコラミンなどで血圧を保つ.術後は手術室で抜管し,硬膜外麻酔を中心に鎮痛する.

参考文献

1) Lee J, Yoo YJ, Lee JM, et al. Sevoflurane versus desflurane on the incidence of postreperfusion syndrome during living donor liver transplantation: a randomized controlled trial. Transplantation. 2016; 100: 600-6.
2) Yost CS, Matthay MA, Gropper MA. Etiology of acute pulmonary edema during liver transplantation: A series of cases with analysis of the edema fluid. Chest. 2001; 119: 219-23.

〈黒澤 温〉

1. 各科麻酔

▶ 14 移植

腎移植術

POINT
- 術前に，心血管合併症の重症度と体液バランスを評価する．
- 麻酔管理の目標は，移植腎に十分な血流を確保するための輸液・循環管理である．

- 腎移植には献腎移植と生体腎移植があるが，ここでは生体腎移植術レシピエントの麻酔管理について説明する．

術前
- 慢性腎不全で透析されていることに加え，糖尿病性腎症症例は重症の心血管合併症を有することがある．
- 術前評価として循環器系の予備能力の評価（心エコー，場合によっては負荷心電図や心カテーテル検査）と体液バランス（酸塩基平衡や電解質異常も含めて）の評価の2点が重要である．
- ABO不適合腎移植の場合には術前に抗体除去（血漿交換や血漿二重濾過療法）が行われるため，体液バランス管理は難しくなる．

生体腎移植術の利点：①準備期間が十分とれるので検査や体液バランスの是正が可能，②移植腎の阻血時間が短いため急性尿細管壊死の可能性が低い．

麻酔
- 麻酔管理の目標は，移植腎に十分な血流を確保するための輸液・循環管理である．肺や心臓に負荷にならない範囲で hyperdynamic state を維持する．

①麻酔はプロポフォール，セボフルランどちらも可能であり，レミフェンタニル，ロクロニウムを併用し，筋弛緩モニターを使用する．

②免疫抑制薬による術後易感染性や出血傾向を併発しやすいことより，硬膜外麻酔は基本行わない．

③動脈ライン，中心静脈カテーテルを挿入する．フロートラックセンサーも有用である．

④移植腎の血流再開までは尿量が出ないため CVP 5mmHg を目標に維持する．

⑤血流再開後は CVP 10〜15mmHg を目標に輸液負荷を行う[1]．

⑥移植腎は脱神経され，レシピエントの血圧に依存するため平均血圧 70mmHg 以上を目標に血圧管理する．

⑦移植腎血流維持のため，ドパミン 3〜7μg/kg/min，プロスタグランジン E_1 0.01〜0.02μg/kg/min を投与し，状況に応じて hANP

0.05〜0.3 μg/kg/min の投与も考慮する.

術後
- 術後疼痛管理は,フェンタニル持続静注 0.5〜1 μg/kg/h を投与する.
- 腹横筋膜面ブロックや腸骨下腹神経ブロックの併用も有用である.
- 術中低体温や輸液バランス過多になることが多く,その場合翌日の抜管を考慮する.

参考文献
1) 内田潤次, 仲谷達也. レシピエント 生体腎移植. 腎と透析. 2014; 76: 598-600.

〈黒澤　温, 山岸昭夫〉

1. 各科麻酔

▶ 15 ロボット支援手術

ロボット支援腹腔鏡下前立腺全摘術(RALP),他

P O I N T
- ロボット支援手術の利点として術創の縮小化や出血量減少などがある.
- 術中は体位変換と四肢へのアプローチが不可能となるため確実な静脈路確保が必要である.
- 緊急時は手術を中断して速やかにロボットを患者から外す必要がある.
- 高度な頭低位の場合は顔面と気道の浮腫を危惧して輸液を制限する.

- ダヴィンチサージカルシステム(Intuitive Surgical 社)が本国で使用されている手術支援ロボットである.術者が遠隔操作するコンソール,患者に手術器具を接続するペイシェントカート,3D画像を表示できるビジョンカートの3つの機器で構成されている[1](図1, 2).
- 利点は術創の縮小化,精密な外科的操作,出血量減少などである.
- 問題点として,ロボット器具を患者体内に設置後,全く体位変換ができず,四肢へのアプローチも著しく制限される.緊急時は手術を中断して速やかにロボットを患者から外す必要がある[2].

術前
- 全身合併症,特に心機能,呼吸機能,凝固能を確認する.
- 極端な頭低位となる RALP では脳動脈瘤や緑内障の既往がないことを確認する.
- 麻酔器,モニター,手術台の位置などを確認する.

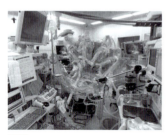

図1 ダヴィンチのペイシェントカートおよびビジョンカート (RALP中,麻酔科医の視点から)

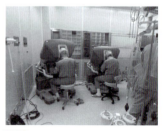

図2 ダヴィンチ手術の術者はコンソールで遠隔操作する

麻酔

- 腹部手術の既往のある患者は癒着剥離に時間を要することがある.

- 全身麻酔, 気管挿管. フェイスガードを用いる場合はスパイラルチューブを選択する.
- 確実な静脈路を両腕で確保する（20G 以上を 2 本以上）. 上肢は閉じており術中は刺入部位にアクセスすることがほぼ不可能となる. ライン閉塞や多量出血に備えておきたい.
- 吸入麻酔は, 万一のライントラブルを考えると静脈麻酔よりも望ましい.
- 筋弛緩は術中必ず維持する. 筋弛緩モニターも装着する. ロボット手術でバッキングは致命的となる可能性がある.
- 胃管を留置し排気する. 手術の視野の確保が重要である. また, 頭低位による胃液の逆流も減少できる.
- フェイスガードが必要となる場合がある. ロボットアームが患者の顔や挿管チューブに接触することがあるため注意する.
- $EtCO_2$ は 35〜45mmHg を目標とする. ただし, 長時間の頭低位や気腹圧 12〜15mmHg などにより呼吸管理に難渋することもある. 高二酸化炭素血症や低酸素が進行して危ない場合は術者と相談して手術を中断し気腹圧や体位を調節する.
- 体位と気腹により循環動態が変動しやすいため, 動脈圧ラインを確保しておくことが望ましい. また, 適宜動脈圧トランスデューサーの位置を調節する.

▶**合併症**

1) 皮下気腫

- 気腹の圧により創部から二酸化炭素が皮下に入り込むことで起きる. 皮下から血中に二酸化炭素が吸収され高二酸化炭素血症となるため, 注意する. 胸腹部に好発する.
- 気腫が頭部まで及ぶ場合は抜管時の気道トラブルの危険があり, ICU 入室や人工呼吸管理についても検討する.

2) 気胸, 縦隔気腫

- 心肺が圧迫されてバイタルが危険の場合は, 術者に伝えて速やかに送気を止めて脱気する.

3) 空気塞栓

- 頻度は低いが致命的である. $EtCO_2$ の低下に注意する. 経食道心エコーで診断がつくことがある.
- 対応としては, ただちに送気を止め脱気し, 極力頭低位にして左側臥位にする. 換気を 100%酸素にする. 心肺蘇生をして PCPS の準備をする.

4) 出血

- 従来の開腹や腹腔鏡手術よりも外科的操作が精密であり, 出血量がごく少量の場合がほとんどであるが, 稀に多量出血となる. 必

要に応じて HES や輸血を投与する.

▶ロボット支援下腹腔鏡前立腺全摘術（RALP）

● 極端な頭低位（27°程度）により頭蓋内圧と眼圧が上昇する. また, 顔面と上気道の浮腫が起きやすい[3]. 術中は輸液を制限し memo , 抜管前は気道狭窄を除外するために気道のリークテストを行うことが望ましい（カフの空気を抜き, 換気の圧をかけた時にリークすることを確認）.

● 術式の関係上, 膀胱頚部と前立腺の間の尿道が離断され, その後に前立腺周囲の剥離がある. 前立腺を摘出し尿道吻合が終わるまでは尿が術野に流出している. 良好な視野を確保するために, 尿量は少ない方が望ましい. そのためにも, 麻酔導入時より極力輸液を制限する. 制限輸液しても頭低位により血圧が維持されることが多い.

memo **RALP における輸液制限の実際**: 麻酔導入中は 200～300mL 以内, 挿管後から尿道形成完了までは輸液ポンプを用いて維持量を目安に輸液を投与する. 尿道吻合後は体位が仰臥位に戻る前に 1,000mL ほどの輸液を負荷する. 以降は輸液制限は必要ない.

▶ロボット手術: 肝切除術

● 上腹部のロボット手術では, 患者の頭側にペイシェントカートが配置されることが多く, 術中は気道へのアプローチが困難になることもある. また, 気胸には特に注意する.

▶ロボット手術: 大腸癌手術

● 体位は頭低位 15～20°, やや右下となる[4]. RALP ほどで極端な頭低位ではないが, 頭頚部の浮腫を危惧して輸液を制限する.

術後

● 鎮痛は通常 NSAIDs で十分であることが多い.
● 術後鎮痛として, 硬膜外麻酔や TAP ブロックなどを併用してもよい.
● In/out バランスが適切か確認する.
● 皮下気腫の有無を確認する.

参考文献

1) Administration of anesthesia by robots. In: Miller RD, editor. Miller's Anesthesia, 8th ed. Philadelphia: Elsevier; 2015.
2) Lee JR. Anesthetic considerations for robotic surgery. Korean J Anesthesiol. 2014; 66: 3-11.
3) Gainsburg DM. Anesthetic considerations for robotic-assisted laparoscopic radical prostatectomy. Minerva Anestesiol. 2012; 78: 596-604.
4) 鳥取大学医学部附属病院低侵襲外科センター, 編. ロボット手術マニュアル－da Vinci 手術を始めるときに読む本. 東京: メジカルビュー社; 2012.

〈森　千惠〉

2. 合併症とその対策

▶ 1 呼吸器系

低酸素

> **POINT**
> - 手術室での低酸素血症（hypoxemia）はSpO$_2$の低下によって診断されることが多い．
> - 低酸素血症は低酸素症（hypoxia）につながり生命の危険に直結する．
> - 早期発見に努め，重度の場合は人を集め，原因検索と治療を迅速に行う．

- 吸入した酸素は肺胞に到達し拡散によって肺毛細血管内に移動する．血漿に溶存した酸素は，酸素解離曲線に従ってヘモグロビンに結合する．ヘモグロビンは酸素を末梢組織に運ぶ[1]．
- 低酸素血症（hypoxemia）は肺で適切な動脈血の酸素化ができない時に生じる[2]．動脈血の酸素化ができずに溶存した酸素が少ないと，ヘモグロビンに結合する酸素も少なくなり，末梢組織への酸素運搬は低下する（低酸素症〔hypoxia〕）．
- 低酸素血症は動脈血液ガス分析によるPaO$_2$の低下で診断されるが，手術室ではSpO$_2$の低下で診断することが多い．
- 低酸素血症の主な原因4つを以下に示す[3]（図1）．拡散障害とシャントは換気血流不均等の一部とする考え方もあるため，ここでは換気血流不均等に含める．
- ①**肺胞低換気**：肺胞に流れ込むガスの量（肺胞換気量）が低下することを意味している．肺胞低換気の原因は肺外にあることが多い（チューブトラブル，回路リーク，上気道閉塞，鎮静など）．

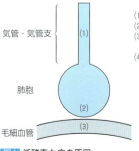

(1)：酸素は肺胞まで到達できているか（肺胞低換気）
(2)：酸素は肺胞から血流に入れるのか（拡散障害）
(3)：肺胞から酸素を受け取れるだけの十分な血流があるか（シャント）
(4)：(1)(2)と(3)のバランスはよいか（換気血流不均等）

図1 低酸素血症の原因

SpO$_2$の低下に気が付いた場合，SpO$_2$モニターの確実な装着と，酸素の確実な投与をまず確認する．原因が肺外(1)にあるのかを迅速に除外し，肺内の原因(2)～(4)を検索する．

②**換気血流不均等**: 単位時間あたりの肺胞換気量V̇と単位時間当たりの毛細血管血流量Q̇のバランスが悪いことを意味する. 換気血流比（V̇/Q̇）は 1 が理想的であるが健常人でも立位で 0.9 程度である. 無気肺, 肺炎, 肺塞栓などが原因となる.

②-1. **拡散障害**: 肺胞から肺毛細血管への酸素の移動が障害されていることを意味する. 肺の間質疾患が原因となることが多い.

②-2. **シャント**: 静脈血の一部が換気している肺を通過せずに動脈系に戻ることを意味する. 心房中隔欠損症などの肺外シャントが有名だが, 無気肺などによるシャントは麻酔中に問題になる.

▶気管挿管をしていない場合（鎮静中）

問題点① 確実な気道確保が必要かの判断

対　策
- 過鎮静による上気道閉塞, 換気量減少（肺胞低換気）が主な原因である. 鎮静の深度を調節する. 指示に従うのであれば深呼吸を促す. 従わなければマスク換気をし, 気道確保の道具・人員を集める.

▶気管挿管を行った後の場合（挿管後, 術中）

問題点② 手術の中断が必要かの判断

対　策
- 肺外の原因（図 1 の①挿管チューブの屈曲や位置異常, 回路リーク, 不適切な酸素投与）を迅速に除外する
- 人工呼吸器は用手換気に切り替える. バッグを押す手の感覚で, 肺のコンプライアンスの低下や痰の貯留, 呼気の延長を把握する. 聴診も重要である.
- SpO_2 がゆっくりと 90%台前半まで低下した場合は, 背側や側臥位の場合は下の肺の無気肺が原因であることが多いため, F_IO_2 はそのままでリクルートメント手技 memo により SpO_2 が回復することが多い.
- SpO_2 が 90%未満になった場合や低下の速度が速い場合は F_IO_2 を 1.0 にしてリクルートメント手技を行う. 人員を集め動脈血液ガス分析を含めた原因検索に努める. 状況によっては手術の中断もお願いする.

肺のリクルートメント手技
無気肺となった部分の含気を回復させるためには, 十分な気道内圧を一定時間かけることが必要となる. 高い気道内圧を一時的に用いることで虚脱した肺胞を再開放させるのがリクルートメント手技である. かける気道内圧と持続時間には確立したものはないが, 全身麻酔中であれば 20〜30cmH$_2$O の持続陽圧を 10〜20 秒程度用いることで酸素化の改善を図る.

Anesthesiology Green Note

▶抜管後の場合（全身麻酔終了後）

問題点③ ▶ **麻酔薬の呼吸調節系への影響と外的な気道の圧迫が関与**

①換気が可能な場合の原因
・ 残存する麻酔薬（鎮静薬・オピオイド・筋弛緩）の影響

②換気が困難な場合の原因
・ 上気道: 病的肥満による舌根沈下，声門浮腫・喉頭蓋浮腫・頸部の血腫による気道の圧迫
・ 下気道: 気管支喘息・気管支痙攣

対　策 ●呼吸をしているか否か，換気が可能か否かを速やかに判断する．筋弛緩モニターで筋弛緩の残存があれば確実に拮抗を行う．吸入麻酔薬を用いていた場合はマスク換気により確実に排出させる．換気が困難である場合は速やかに人員確保と再挿管の準備を行う．再挿管についてはⅡ-2-5．その他―再手術，再挿管（361 頁）参照．

参考文献
1) 磯野史朗. 気道・呼吸管理に必要な機能解剖と生理. In: 廣田和美, 他編. 麻酔科医のための気道・呼吸管理. 東京: 中山書店; 2013. p.2-14.
2) West JB. Respiratory Failure. In: 堀江孝至, 訳. ウエスト呼吸生理学入門 疾患 肺編. 東京: メディカル・サイエンス・インターナショナル; 2009. p.165-79.
3) West JB. Gas Exchange. In: 堀江孝至, 訳. ウエスト呼吸生理学入門疾患 肺編. 東京: メディカル・サイエンス・インターナショナル; 2009. p.21-43.

〈山口卓哉〉

2. 合併症とその対策

▶ 1 呼吸器系

気管支喘息

POINT

- 周術期の気管支攣縮は，頻度は低いものの生命を脅かす可能性があり注意が必要である[1].
- 1秒量の低下した患者ではCOPD患者と同様に術後の肺合併症のリスクが大きい[2].
- 呼吸器合併症の頻度は，喘息の重症度，麻酔方法，手術の種類などの多くの要因によって左右される[3].

問題点① 喘息の状態によっては手術の延期が必要

対　策
- 術前の喘息の重症度（表1）とコントロール状態（表2）を把握する.
- 手術は発作のない状態が1〜2週間維持されている時期に行うべきである[1]. 急ぐ手術でなければ良好なコントロールと呼吸機能の改善が得られるまで追加治療を行う. コントロール不十分で手術を急ぐ必要がある場合は経口ステロイド薬の短期集中内服（プレドニゾロン0.5mg/kg/日を3〜10日）を行う.

表1 喘息の重症度

重症度	軽症間欠型	軽症持続型	中等症持続型	重症持続型
発作の頻度	週1回未満	毎日ではないが週1回以上	毎日	毎日
発作の強度	軽症で短い	睡眠や日常生活が月1回以上妨げられる	睡眠や日常生活が週1回以上妨げられる	日常生活が制限される
夜間症状	月に2回未満	月に2回以上	週1回以上	ほぼ毎日

（一般社団法人日本アレルギー学会喘息ガイドライン専門部会, 監修. 喘息予防・管理ガイドライン2015. 東京: 協和企画; 2015[3] より改変）

表2 コントロール状態

	良好 すべてが該当	不十分 いずれかが該当	不良 2項目以上該当
日中，夜間の症状	なし	週1回以上	週1回以上
発作治療薬の使用	なし	週1回以上	週1回以上
運動を含む活動制限	なし	あり	あり
増悪（予定外受診, 救急受診，入院）	なし	年に1回以上	月に1回以上

（一般社団法人日本アレルギー学会喘息ガイドライン専門部会, 監修. 喘息予防・管理ガイドライン2015. 東京: 協和企画; 2015[3] より改変）

問題点② 麻酔方法・薬剤に注意が必要

対　策
- 神経ブロックなどで対応できる手術は区域麻酔で行う.
- 硬膜外麻酔や高位におよぶ脊髄くも膜下麻酔では広範囲な交感神経ブロックにより気管支収縮などを誘発する危険性があるため注意が必要である.
- 全身麻酔では気管挿管の操作や挿管チューブ自体が気管支収縮の誘因となるため,可能であればラリンジアルマスクで気道確保する.また同様の理由で気管挿管する場合は浅麻酔での挿管は回避する.
- 揮発性吸入麻酔薬は気管支拡張作用があるが,デスフルランは特に浅麻酔の際は気道刺激性があるため注意を要する.
- 静脈麻酔薬はチオペンタール,チアミラールは気管支収縮作用があるため使用しない.ケタミン,ミダゾラム,プロポフォールは安全に使用できる(気管支収縮を誘発したという報告もあるが,安全に使用できる).フェンタニル・レミフェンタニルにも添付文書上は気管支収縮を生じる可能性があるため喘息患者には禁忌や慎重投与となっているが,実際の臨床上問題はない[4].

問題点③ 手術中に喘息発作を生じる可能性がある

対　策
- 気道内圧の上昇や呼気 CO_2 曲線の波形から喘息発作を疑う.Wheezeの聴診も重要だが,重症の際には呼吸音そのものが聴診できないこともある.チューブトラブルや喀痰の貯留がなければ気管支喘息発作として対応する.

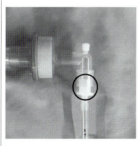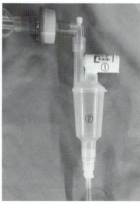

図1 全身麻酔中の$β_2$刺激薬の吸入

L字コネクタと挿管チューブの連結部を外し(左図の〇部分),スペーサー(右図の①)を接続する.スペーサーには$β_2$刺激薬の吸入器(②)が接続できる.

①重症の場合は手術を中断してもらい，人員を確保する．

②純酸素にする．揮発性麻酔薬を用いている場合は濃度を上げる．

③スペーサーを麻酔科回路とチューブの間に接続し（図1），β_2刺激薬を MDI（metered dose inhaler：定量噴霧式吸入器）で吸入する．通常は1回の吸入につき1〜2回の噴霧でよいが，挿管中の場合，チューブへの吸着も考慮して5回程度の噴霧が必要となる．

④ステロイドを静脈投与する．β_2刺激薬に比べると作用発現が遅い．ヒドロコルチゾン（ソル・コーテフ®）なら200〜500mg，メチルプレドニゾロン（ソル・メドロール®）なら40〜125mg を50〜100mL の生理食塩水に溶解して滴下．アスピリン喘息の場合はデキサメタゾン（デカドロン®）4〜8mg を静注する．

⑤アミノフィリン（ネオフィリン®）6mg/kg を等張補液200〜250mL に溶解して1時間かけて滴下する．安全域が狭いことに注意．中毒域に達すると頭痛，嘔気，嘔吐，痙攣，頻脈，期外収縮が生じる．挿管中は心電図変化が生じたら減速もしくは中止する．

⑥上記でも改善しない場合，禁忌がなければ0.1%アドレナリン（ボスミン®）0.1〜0.3mL 皮下注射する．20〜30分間隔で投与する．

問題点④ ▶ 抜管に注意が必要である

対　策
- 麻酔が深い段階で，気管内と口腔内を吸引しておく．
- 筋弛緩はスガマデクスを用いて確実に回復する．
- 深麻酔で抜管する考え方と，完全覚醒を確認して抜管する方法があるが，基本的には後者が確実である．
- β_2刺激薬の回路内投与やステロイド薬投与にもかかわらず，覚醒途中で発作が再増悪する場合には，深麻酔状態に戻して抜管し，マスク換気をしながら覚醒させる．

参考文献
1) Woods BD, Sladen RN. Perioperative considerations for the patient with asthma and bronchospasm. Br J Anaeth. 2009; 103 Suppl 1: i57-65.
2) Smatana GW, Lawrence VA, Cornell JE. Preoperative pulmonary risk stratification for noncardiothoracic surgery: systemic review for the American College of Physicians. Ann Intern Med. 2006; 144: 581-95.
3) 一般社団法人日本アレルギー学会喘息ガイドライン専門部会, 監修. 喘息予防・管理ガイドライン 2015. 東京: 協和企画; 2015.
4) 萩平 哲, 川村 篤. 現在発作はないが, 重症の喘息患者である. In: 高崎眞弓, 他編. 麻酔科トラブルシューティング A to Z. 東京: 文光堂; 2010. p.25-7.

〈山口卓哉〉

2. 合併症とその対策

▶ 1 呼吸器系

喉頭痙攣

POINT
- 低酸素血症を伴うため迅速な対応が必要である.
- 浅麻酔状態での気道刺激を避け，スムーズな抜管を心がける.
- 発生しやすい場面・手術・麻酔薬がある.
- 必要な際は応援要請，筋弛緩薬投与を躊躇しない.

- 誤嚥を防ぐための防御反射として，声帯が部分的・全体的に閉鎖する現象を喉頭痙攣と呼ぶ. 換気困難を伴い，閉鎖の程度によって吸気時喘鳴，陥没様呼吸を認める.

問題点① 浅麻酔状態で発生しやすい

対　策
- 浅麻酔状態での気道刺激をなるべく避け，必要な操作は手早く行う.
- 喉頭へ機械的な刺激を加える際には，あらかじめ十分量の麻酔薬投与を行った上で行う.
- 抜管に際しても，過度な吸引操作や，抜管操作のもたつきなどの不要な刺激を避けることが肝要である.
- 喉頭痙攣は，浅麻酔状態において，分泌液，血液，吸引操作，気管挿管/抜管，LMA挿入，その他手術器具挿入などの，気道に対する機械的刺激が原因となって発生する.
- 頻度は全身麻酔症例の0.1〜10%程度とされているが，患者層，手術の種類により喉頭痙攣が起こる頻度は大きく異なる.
- リスク因子を表1にまとめる.

表1 喉頭痙攣のリスク因子

患者側因子	・6歳以下の小児（年齢が低いほど高い） ・上気道感染（2〜5倍の頻度） ・喫煙（受動喫煙含む） ・気管支喘息
麻酔側因子	・浅麻酔状態 ・小児の緩徐導入時 ・気道刺激性を有する薬剤の使用（デスフルラン，イソフルラン，チオペンタールなど） ・咽頭への刺激を与える操作（喉頭鏡操作，気管挿管/抜管・LMA挿入など）
手術側因子	・喉頭付近への手術器具挿入や，血液・分泌液貯留 ・扁桃摘出術・アデノイド切除術

問題点② 迅速な対応が必要である

対　策
- 低酸素血症を避けるため，迅速な対応が必要である．
- 喉頭痙攣と判断したら，純酸素での換気とし，持続的陽圧呼吸（CPAP）を開始する．マスク換気中であれば頭部後屈と下顎挙上を行う．血液や分泌液など，喉頭に刺激の原因が存在すれば吸引し除去する．
- 喉頭痙攣の解除に難渋し，低酸素血症が進行する場合は，プロポフォール（0.5mg/kg 静注），ロクロニウム（0.6mg/kg 静注），サクシニルコリン（1mg/kg 静注，2〜3mg/kg 筋注）や，再挿管も考慮する．また，状況に応じて他の麻酔科医などに応援の要請を行う．Laryngospasm notch（図1）の圧迫で解除を得られたという報告もある．

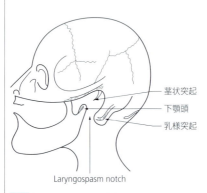

図1 Laryngospasm notch

Laryngospasm notch は口腔を開けた際に両耳の前方にできる凹みである．両側の notch を内側に向かって数秒間圧迫することで解除できたとの報告がある．迷走神経の刺激が機序として考えられている．
(Alalami AA, et al. Paediatr Anaesth. 2008; 18: 281-8[1] より改変)

参考文献
1) Alalami AA, Ayoub CM, Baraka AS. Laryngospasm: review of different prevention and treatment modalities. Paediatr Anaesth. 2008; 18: 281-8.

〈矢野喜一〉

2. 合併症とその対策

► 2 循環器系

低血圧，高血圧

P O I N T
- 麻酔中の低血圧は大変頻度が高い合併症である．
- 麻酔中に低血圧をきたした原因と，適切な対応を理解する．
- 麻酔中の高血圧の原因・対応について理解する．

► **低血圧**

- 血圧は，心拍出量と末梢血管抵抗によって規定されている．
- 心拍出量は心拍数と1回拍出量の積であり，1回拍出量は前負荷，後負荷，心収縮力が関与している．これらから低血圧の機序として前負荷の減少，後負荷の減少，心収縮力低下，末梢血管抵抗減少が挙げられる．
- 麻酔中に低血圧をきたす原因を表1に示す．

表1 麻酔中の低血圧の原因

麻酔によるもの	吸入麻酔薬，静脈麻酔薬，麻薬 硬膜外麻酔，脊髄くも膜下麻酔 不適切な呼吸器設定（高いPEEP，過大な換気量）
薬剤によるもの	降圧薬の過量投与・誤投与 血管拡張薬，抗不整脈薬（β遮断薬，Naチャネル遮断薬など）
手術によるもの	出血，大血管の圧迫，大動脈遮断解除，心臓の脱転 腸間膜牽引症候群，ターニケット解除
患者要因	心疾患（心筋虚血，心不全など），重症不整脈，脱水 仰臥位低血圧症候群，脊髄損傷による脊髄ショック
その他	アナフィラキシー，閉塞性ショック（心タンポナーデ，緊張性気胸），血液分布異常性ショック，肺塞栓症

問題点① **麻酔中に低血圧をきたす原因は多種多様である**

対　策
- 低血圧に対処しながら，原因検索をして根本治療を行う．
- 手術中の低血圧への対応は，一時的な昇圧だけでなく原因への対応が必要である．
- 前述の低血圧の機序から考えると，治療には，輸液や輸血（前負荷，後負荷の増加），昇圧薬（末梢血管抵抗の上昇），強心薬（心収縮力の増大）が挙げられる．低血圧となっている機序を正確に判断して，適切な方法を選択することが重要である．
- もちろん昇圧薬や強心薬の持続投与が必要な場合も多く，薬物治療にも精通する必要がある．
- 一過性の低血圧では，エフェドリンやフェニレフリンの静注を選

択することが多い．重度のショックではノルアドレナリンの静注（10〜50μg）が必要となることもある．

- 強心薬であるドブタミンやミルリノンは心収縮力を増強する一方で，血管拡張作用を併せもつため注意が必要である．ノルアドレナリンの併用で末梢血管抵抗を適正に保つことで血行動態を安定化することができる．
- 低血圧に対する薬剤治療
  - エフェドリン（エフェドリン®）：4〜10mg 静注
  - フェニレフリン（ネオシネジン®）：50〜200μg 静注，10〜20μg/min 持続静注
  - ドパミン（カタボン®，イノバン®）：1〜10μg/kg/min 持続静注
  - ドブタミン（ドブトレックス®，ドブポン®）：1〜10μg/kg/min 持続静注
  - ミルリノン（ミルリーラ®）：0.25〜0.75μg/kg/min 持続静注
  - ノルアドレナリン（ノルアドレナリン®）：10〜50μg 静注，0.02〜0.3μg/kg/min 持続静注
  - バソプレシン（ピトレシン®）：1〜5 単位/h 持続静注

▶高血圧

- 術中の高血圧は術野の出血を助長するだけではなく，脳出血や心不全，腎不全などの全身の急性臓器障害をきたす（高血圧緊急症 memo ）可能性がある．麻酔中に高血圧をきたす原因には表2のようなものがある．

高血圧緊急症[1]：血圧の高度上昇（多くは 180/120mmHg 以上）によって，脳，心，腎，大血管などの標的臓器に急性の障害が生じ進行する病態である．緊急症には，高血圧性脳症，急性大動脈解離を合併した高血圧，肺水腫を伴う高血圧性左心不全，高度の高血圧を伴う急性冠症候群，褐色細胞腫クリーゼ，子癇や重症高血圧を伴う妊娠などが該当する．

表2 麻酔中の高血圧の原因

麻酔によるもの	浅麻酔，不十分な鎮痛，挿管刺激 低酸素血症，高二酸化炭素血症 ケタミン，スキサメトニウム
薬剤によるもの	昇圧薬・強心薬の過量投与・誤投与 局所投与したアドレナリンの吸収 メチルエルゴメトリン
手術によるもの	大動脈遮断，副腎操作 ターニケットペイン
患者要因	術前からの高血圧症，褐色細胞腫 脊髄損傷のautonomic hyperreflexia syndrome 悪性高熱，頭蓋内圧亢進，子癇
その他	動脈圧モジュールの位置異常

| 問題点② | 麻酔中に高血圧をきたす原因も多い |

対策

- 原因検索を行い，適切な処置を行う．必要時は降圧薬を使用する．
- 術中高血圧の原因で多いのは，不十分な鎮静・鎮痛である．適切な麻酔深度に調節することで対処する．
- 原因除去後も継続する高血圧には，降圧薬の投与を考慮する．しかし，必要以上に急速で，過剰な降圧は臓器灌流圧の低下によって脳梗塞，心筋梗塞，腎機能障害などの虚血性障害を引き起こす可能性があるため注意が必要である．
- 高血圧に対する薬剤治療
  - ニカルジピン（ペルジピン®）：10〜30μg/kg 静注，2〜10μg/kg/min 持続静注
  - ジルチアゼム（ヘルベッサー®）：10mg 静注（1分間で），5〜15μg/kg/min 持続静注
    ※房室ブロックの出現に注意
  - ニトログリセリン（ミリスロール®）：0.5〜5μg/kg/min 持続静注

参考文献

1) 日本高血圧学会. 高血圧診療ガイドライン 2014. http://www.jpnsh.jp/data/jsh2014/jsh2014v1_1.pdf（2017 年 8 月閲覧）

〈丹保亜希仁〉

2. 合併症とその対策

▶ 2 循環器系

不整脈

POINT
- 徐脈・頻拍のアルゴリズムをおさえる.
- 徐脈の治療について理解する.
- 頻脈性不整脈の治療について理解する.
- 心房細動の治療について理解する.

- 不整脈は，徐脈性不整脈と頻脈性不整脈に大別される．JRC蘇生ガイドライン2015[1]や日本循環器学会のガイドライン[2,3]が参考となる．

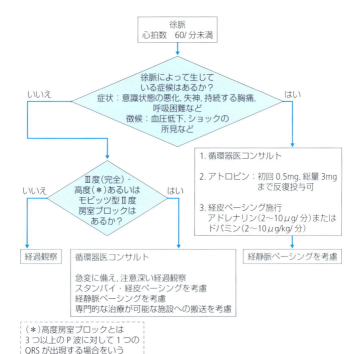

図1 徐脈のアルゴリズム

(日本蘇生協議会, 監修. JRC蘇生ガイドライン2015. 東京: 医学書院; 2016. p.93[1]より許諾を得て転載)

問題点①	手術中は様々な理由で徐脈となる
対　策	●介入の必要な徐脈を早期に判断する.

- 徐脈は心拍数が 60/分未満と定義される. 麻酔中は心拍数を抑制する薬剤を使用するため徐脈となることが多い. 徐脈の場合には原因部位の診断を行う. P波の出現に異常がある場合には洞不全症候群（Ⅰ～Ⅲ群）と診断される. P波の出現に異常がなければ房室結節以下の異常となる. 緊急ペーシングが必要となる房室ブロックを早期に鑑別する. 洞性徐脈だとしても 40/分前半であれば治療介入を検討する. 徐脈のアルゴリズムを図 1 に示す[1].
- 手術中に徐脈となる原因は, 薬剤性, 電解質異常, 虚血性心疾患, 頭蓋内圧亢進などが挙げられる. 手術手技に伴う, 頚動脈洞反射, 眼心臓反射は高度徐脈の原因となり注意を要する. 原因除去が必要であるが, 高度徐脈など薬物治療やペーシングを優先する場合もある. 経皮ペーシング, 経静脈ペーシングについても対応可能にしておくべきである.
- **徐脈に対する薬剤治療**
  - アトロピン 0.5mg 静注（3～5 分ごと, 最大投与量 3mg）

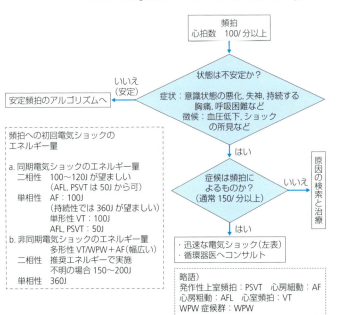

図2 不安定頻拍のアルゴリズム

(日本蘇生協議会, 監修. JRC 蘇生ガイドライン 2015. 東京: 医学書院; 2016. p.94[1] より許諾を得て転載)

- イソプロテレノール（プロタノール®）10〜20μg 静注，持続静注（0.005〜0.2μg/kg/min）
- ドパミン持続静注（2〜10μg/kg/min）
- アドレナリン持続静注（2〜10μg/min）

問題点② 頻脈性不整脈は種類が多く，煩雑に思える

対　策
- 頻拍は血行動態が安定か不安定かによってアルゴリズムに沿って介入できる．（図 2, 3）
- 頻脈性不整脈は，上室性不整脈と心室性不整脈に分けられる．QRS 幅の狭い上室性不整脈として上室性期外収縮，発作性上室性頻拍，心房粗動，心房細動がある．QRS 幅の広い心室性不整脈には，心室性期外収縮，心室頻拍，心室細動が挙げられる．血行動態が安定している場合は手術中に必ずしも介入する必要はない．不安定な場合や，不安定化の可能性があれば薬物療法や電気ショックを行う．

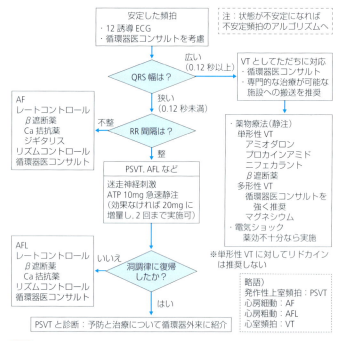

図3 安定頻拍のアルゴリズム

(日本蘇生協議会, 監修. JRC 蘇生ガイドライン 2015. 東京: 医学書院; 2016. p.95[1] より許諾を得て転載)

- 手術中に遭遇する頻度の高い不整脈に心房細動（AF）がある．AF の治療は，レートコントロール，リズムコントロール，抗血栓療法の 3 つである[3]．麻酔科医として手術中に行う治療は主にレートコントロールとなる．短時間作用型 β 遮断薬であるランジオロールや Ca 拮抗薬のジルチアゼムを投与する．循環血液量不足や痛みなどによる交感神経興奮が頻脈の背景にある場合には，薬物治療に先立って対応する．洞調律化しない場合には抗血栓療法が必要となるため，主治医と開始時期について相談する．徐脈性 AF への対応は前述のとおりである．

- 心室性期外収縮（PVC）も頻度は高いが，ほとんどは循環動態への影響がないため抗不整脈薬の投与よりも原因検索が重要である．多発性や多形成，心室頻拍（3 連発以上），R on T の場合は緊急度が高いため心筋虚血や電解質異常などの原因を検索し，必要に応じて抗不整脈薬（アミオダロン，リドカイン，ニフェカラント）やマグネシウム（1〜2g 静注）の投与を行う．

- **抗不整脈薬の投与法**：Vaughan Williams 分類は 1970 年代に薬理学的作用の特徴から 4 群に分類されたものである（表 1）．麻酔中に比較的使用される抗不整脈薬（下線）について投与法を示す．
  - リドカイン（キシロカイン®）：1〜2mg/kg 静注
  - ランジオロール（オノアクト®）：0.01〜0.04mg/kg/min 持続静注
  - アミオダロン（アンカロン®）：150mg 静注
  - ベラパミル（ワソラン®）：5〜10mg を 5 分以上かけて静注
  - ジルチアゼム（ヘルベッサー®）：10mg を 3 分間で静注

表1 Vaughan Williams分類

I群：Naチャネル遮断

Ia：キニジン，プロカインアミド，ジソピラミド，アジマリン，シベンゾリン，ピルメノール
Ib：リドカイン，メキシレチン，アプリンジン，フェニトイン
Ic：プロパフェノン，フレカイニド，ピルジカイニド

II群：β受容体遮断

プロプラノロール，ナドロール，エスモロール，ランジオロール

III群：Kチャネル遮断

アミオダロン，ソタロール，ニフェカラント

IV群：Caチャネル遮断

ベラパミル，ジルチアゼム，ベプリジル

注：短時間型β受容体遮断薬のエスモロール，ランジオロールを加えた．

- QT 延長に伴う多形性心室頻拍の 1 つに，torsade de pointes がある．頻拍が持続して心室細動に移行する可能性があるため，除細動器の準備が必要である．薬物治療は，硫酸マグネシウムの投与である．1〜2g を 1〜2 分かけて静注し，5〜20mg/min の持続静

注を開始する．また，背景にある QT 延長の原因検索と治療を行う．

参考文献

1) 日本蘇生協議会, 監修. JRC 蘇生ガイドライン 2015. 東京: 医学書院; 2016.
2) 日本循環器学会. 循環器病の診断と治療に関するガイドライン(2008 年度合同研究班報告). 不整脈薬物治療に関するガイドライン（2009 年改訂版）. http://www.j-circ.or.jp/guideline/pdf/JCS2009_kodama_h.pdf（2017 年 8 月閲覧）
3) 日本循環器学会. 循環器病の診断と治療に関するガイドライン(2012 年度合同研究班報告). 心房細動治療（薬物）ガイドライン（2013 年改訂版）http://www.j-circ.or.jp/guideline/pdf/JCS2013_inoue_h.pdf（2017 年 8 月閲覧）

〈丹保亜希仁〉

2. 合併症とその対策

➤ **2 循環器系**

心停止

P O I N T
- 蘇生ガイドライン 2015 を知る.
- 心停止の予防・対応について理解する.
- 心停止時に使用する薬剤を理解する.
- ECPR（extracorporeal CPR）の導入も考慮する.

- 5 年ごとに ILCOR（International Liaison Committee On Resuscitation）が作成する CoSTR（Consensus on Science and Treatment）に沿って，世界各地の蘇生ガイドラインは策定されている．日本では，日本蘇生協議会から JRC 蘇生ガイドライン 2015 が出版されている[1]．American Heart Association（AHA）の蘇生ガイドラインも広く知られており，日本語版も出版されている.

問題点① 麻酔中にも心停止は起こり得る

対　策
- 心停止を未然に防ぐこと．心停止時には適切な対応を.
- 一般的な心停止の原因として 5H5T が挙げられる（表 1）．このうち術中心停止の原因で最も多いのは，出血による hypovolemia である．出血性ショックの緊急手術や術中の大出血などが原因となるが，麻酔科医による輸液，輸血，昇圧薬などでの対応を上回る重篤な状態では心停止に至ることがある．また，肺血栓塞栓症や羊水塞栓症なども急速に循環虚脱を起こして心停止に至る重篤な疾患である.
- 麻酔中における心停止対応の特徴は，蘇生に精通した人員が確保でき，呼吸・循環モニターの装着や，高度な気道確保がすでにになされている場合が多いことである．超音波診断装置，血液ガス分析装置などで原因検索も素早く行うことができる．しかし最も重

表1 一般的な心停止の原因（5H5T）

H	T
Hypovolemia（循環血液量減少）	Tension pneumothorax（緊張性気胸）
Hypoxia（低酸素血症）	Tamponade, cardiac（心タンポナーデ）
Hydrogen ion（アシドーシス）	Toxins（毒物）
Hypo/Hyperkalemia（低/高カリウム血症）	Thrombosis, pulmonary（肺血栓塞栓症）
Hypothermia（低体温症）	Thrombosis, coronary（冠動脈血栓症）

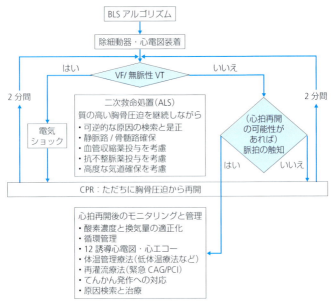

図1 心停止アルゴリズム

(日本蘇生協議会, 監修. JRC蘇生ガイドライン2015. 東京: 医学書院; 2016. p.48[1]より許諾を得て転載)
BLS: basic life support
VF: ventricular fibrillation
VT: ventricular tachycardia
ALS: advanced life support
CPR: cardiopulmonary resuscitation
CAG: coronary angiography
PCI: percutaneous coronary intervention

要なことは,様々なモニターや検査から,心停止につながる病態に早期に対応して心停止を未然に防ぐことである.
- 心停止時には多くの人員が必要となる. コマンダーのほかに胸骨圧迫, 気道管理, 薬剤投与, 記録など多くの役割がある. 心停止アルゴリズムを図1に示す. 応援を要請し, モニター・除細動器を準備, 迅速に cardiopulmonary resuscitation (CPR) を開始する. 質の高い胸骨圧迫の評価は, 圧迫の速さ (100〜120回/分), 深さ (5〜6cm), リコイルのほかに, 呼気二酸化炭素分圧 (>10 mmHg), 拡張期動脈圧 (>20 mmHg) などで行う.
- **心停止時の薬剤投与**
- アドレナリン (ボスミン®): 1回1mgを静注 (3〜5分間隔).
- アミオダロン (アンカロン®): 難治性VF/無脈性VTではアミオダ

ロン投与を考慮する．300mg を静注する．

- ・ニフェカラント（シンビット®）：アミオダロンの代替治療としての使用．0.3mg/kg を静注する．
- ・リドカイン（キシロカイン®）：アミオダロンの代替治療としての使用．1〜1.5mg/kg を静注する．
- ● ECPR（extracorporeal CPR）：通常の CPR を施行しても自己心拍再開が得られない場合には，体外循環補助を用いた CPR（ECPR）を考慮する．心停止の根底にある治療可能な原因（急性冠動脈閉塞，肺塞栓，不応性心室細動など）を治療する時間を確保することが可能である．

参考文献　1）日本蘇生協議会, 監修. JRC 蘇生ガイドライン 2015. 東京: 医学書院; 2016.

〈丹保亜希仁〉

2. 合併症とその対策

▶ 2 循環器系

アナフィラキシー

P O I N T
- アナフィラキシーの症状・重症度について理解する.
- 麻酔中のアナフィラキシーの原因について理解する.
- アナフィラキシーショックの治療について理解する.

▶アナフィラキシーの定義と診断基準[1]

- アナフィラキシーの定義は,「アレルゲン等の侵入により, 複数臓器に全身性にアレルギー症状が惹起され, 生命に危機を与え得る過敏反応」である.「アナフィラキシーに血圧低下や意識障害を伴う場合」を, アナフィラキシーショックという. 診断基準は, 以下の3項目のうちいずれかに該当すればアナフィラキシーと診断する.

①皮膚症状(全身の発疹, 瘙痒または紅潮), または粘膜症状(口唇・舌・口蓋垂の腫脹など)のいずれかが存在し, 急速に(数分〜数時間以内)発現する症状で, かつa, bの少なくとも1つを伴う
  - a. 呼吸器症状(呼吸困難, 気道狭窄, 喘鳴, 低酸素血症)
  - b. 循環器症状(血圧低下, 意識障害)

②一般的にアレルゲンとなりうるものへの曝露の後, 急速に(数分〜数時間以内)発現する以下の症状のうち, 2つ以上を伴う
  - a. 皮膚・粘膜症状(全身の発疹, 瘙痒, 紅潮, 浮腫)
  - b. 呼吸器症状(呼吸困難, 気道狭窄, 喘鳴, 低酸素血症)
  - c. 循環器症状(血圧低下, 意識障害)
  - d. 持続する消化器症状(腹部疝痛, 嘔吐)

③当該患者におけるアレルゲンへの曝露後の急速な(数分〜数時間以内)血圧低下
  ※収縮期血圧低下の定義: 平常時血圧の70%未満または, 生後1〜11カ月<70mmHg, 1〜10歳<70mmHg +(2×年齢), 11歳〜成人<90mmHg

問題点①	麻酔中はアナフィラキシーの原因となるものを多く使う
対　策	

- すべての薬剤がアナフィラキシーの原因となりうるが, 頻度の高いものを使用する際には, 特に注意を払う. 全身麻酔中に生じるアナフィラキシーの原因としては, 麻酔に使用する薬剤(特に筋弛緩薬), 抗菌薬, 輸血製剤, ラテックスなどが挙げられる.
- 全身麻酔中のアナフィラキシーの原因としては, 筋弛緩薬が最も

多い（50〜70%）と報告されている．近年は，筋弛緩回復薬であるスガマデクスによるアナフィラキシーの報告が散見される．抗菌薬の中では，手術部位感染（surgical site infection；SSI）予防に高頻度で投与されるβラクタム系抗菌薬がアナフィラキシーの原因として最多である．

- 輸血によるアナフィラキシーショックは，血小板製剤 1/8,500，血漿製剤 1/14,000，赤血球製剤 1/87,000 の頻度と報告されている．
- ラテックスも手術室でのアナフィラキシーの原因として重要である．交差抗原性のあるラテックス-フルーツ症候群の患者も含め，抗原となるラテックスへの曝露を避けるため，手術の順序やスタッフの入室制限などで対応する．

問題点② ▶ 麻酔中のアナフィラキシー診断は困難である

対　策 ▶ ● 呼吸・循環の異常の原因として，アナフィラキシーを鑑別に入れる．

表1 アナフィラキシーの重症度分類

		グレード1 （軽症）	グレード2 （中等症）	グレード3 （重症）
皮膚・粘膜症状	紅斑，蕁麻疹，膨疹	部分的	全身性	←
	瘙痒	軽い瘙痒（自制内）	強い瘙痒（自制外）	←
	口唇・眼瞼腫脹	部分的	顔全体の腫れ	←
消化器症状	口腔内・咽頭違和感	口・のどのかゆみ・違和感	咽頭痛	←
	腹痛	弱い腹痛	強い腹痛（自制内）	持続する強い腹痛（自制外）
	嘔吐，下痢	嘔気，単回の嘔吐・下痢	複数回の嘔吐・下痢	繰り返す嘔吐・便失禁
呼吸器症状	咳嗽，鼻汁，鼻閉，くしゃみ	間欠的な咳嗽，鼻汁，鼻閉，くしゃみ	断続的な咳嗽	持続する強い咳込，犬吠様咳嗽
	喘鳴，呼吸困難	−	聴診上の喘鳴，軽い息苦しさ	明らかな喘鳴，呼吸困難，チアノーゼ，呼吸停止，$SpO_2 \leq 92\%$，締め付けられる感覚，嗄声，嚥下困難
循環器症状	脈拍，血圧	−	頻脈（+15回/分），血圧軽度低下，蒼白	不整脈，血圧低下，重度徐脈，心停止
神経症状	意識状態	元気がない	眠気，軽度頭痛，恐怖感	ぐったり，不穏，失禁，意識消失

（日本アレルギー学会Anaphylaxis対策特別委員会．アナフィラキシーガイドライン．2014[1]）

- アナフィラキシーによる症状は，多臓器に出現しうる（表 1）．アナフィラキシーとは，表 1 のグレード 3（重症）の症状を含む複数臓器の症状，グレード 2（中等症）以上の症状が複数ある場合に診断される[1]．
- 麻酔中は，血圧低下によりアナフィラキシーに気づく場合が多い．鑑別のために皮膚症状や呼吸器症状を確認するが，いずれも認められないこともある．そのため，昇圧薬などで対応しきれない血圧低下の際にはアナフィラキシーショックを念頭に置き，応援要請を含めて早期に対応すべきである．

問題点③ β遮断薬服用中の患者が多い

対　策
- アナフィラキシー治療の第一選択はアドレナリン筋注である．アドレナリン投与の効果が乏しい場合には，グルカゴンを静注する．

▶アナフィラキシーショックの治療

- 治療の第一選択は，アドレナリン 0.01mg/kg（最大量：成人 5mg，小児 0.3mg）筋注である．原則として大腿部中央の前外側に投与するが，手術中はアプローチが困難であることもある．皮下注は効果発現に時間がかかるため，必ず筋肉内へ投与する．アナフィラキシー症状が持続する場合には，アドレナリンを追加投与する．β遮断薬内服中など，アドレナリン不応の時は，グルカゴン 1mg を静注（5 分ごとに 5mg まで）する．
- アドレナリンの適応は，アナフィラキシーの重症度評価（表 1）におけるグレード 3（重症）の症状を認める場合である．過去の重篤なアナフィラキシーの既往，症状進行が激烈な場合はグレード 2（中等症）でも投与する．

▶アナフィラキシーの検査

- アナフィラキシー発症時には，IgE，ヒスタミン，トリプターゼが上昇する．ヒスタミンは半減期が短いため発症 1 時間後には検出が困難となる．トリプターゼは 6 時間経過しても検出が可能であり，アナフィラキシーの確定診断に有用である．
- 麻酔中に重症のアナフィラキシーを発症した場合，今後の手術に備えてアレルゲンの特定が必要となることがある．そのような場合は，抗体が十分に回復する 3〜4 週間後に I 型アレルギーに対する検査（皮膚テスト，ヒスタミン遊離試験，好塩基球活性化試験）を行う．ラテックスでは特異的 IgE 抗体の測定が可能である．

参考文献　1）　日本アレルギー学会 Anaphylaxis 対策特別委員会. アナフィラキシーガイドライン. 2014.

〈丹保亜希仁〉

2. 合併症とその対策

▶ 2 循環器系

肺血栓塞栓症

POINT
- 肺塞栓によるショックは圧負荷による急性の右心不全である.
- 過剰輸液はさらなる循環動態の悪化を招く.
- 可能な限り早期に抗凝固療法を開始する.

- 周術期における肺血栓塞栓症の死亡率は10％を超える. 肺塞栓は圧負荷による急性の右心不全が主な病態である（図1）. 手術中に肺塞栓を疑う状況の多くは, ショック状態であるため鑑別診断と迅速な対応が重要である.

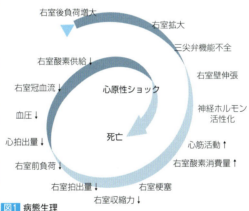

図1 病態生理

問題点①　診断が困難な状況

対　策
- 全身麻酔下でも得られる所見を理解し, 早期診断を目指す.
- 全身麻酔下では, 呼吸苦や胸痛, 咳嗽といった自覚症状がないため循環動態の変動から推察する場合が多い.
- 一般的な所見として呼気二酸化炭素分圧の低下, 血圧低下, 酸素飽和度の低下や心電図上, 上室性不整脈, S1Q3T3, 完全右脚ブロックの出現を認める.
- 肺塞栓の診断にはCTが有用である. ただし, 手術中には移動が困難である場合も多い. 経食道心エコーは, 手術室からの移動が困難で循環動態が不安定な状況での診断に有利である. エコー上, 血栓の検出頻度は低いが右心負荷所見が得られる.

問題点② 過剰な輸液負荷は状況を悪化させる

対　策
- 呼吸と循環を安定させ，早期再灌流を目指す（図 2）．
- **呼吸**：酸素を投与し，酸素飽和度が 90％以上得られなければ気管挿管を行う．吸気圧は 30cmH$_2$O 以下に保つ．
- **循環**：過剰輸液は右心負荷を増悪させるため原則輸液負荷は行わない．ノルアドレナリンをはじめとしたカテコラミンやバソプレシンを使用する．
- **抗凝固療法**：早期の抗凝固療法は致死的状況への移行を予防する．術野や手術創の出血を考慮し，できるだけ早期にヘパリン 80U/kg もしくは 5,000U を静脈内投与する．
- 周術期における肺塞栓は術後に多く発生する．術中の対策はもちろん，離床を妨げることのない麻酔管理を心がけたい．

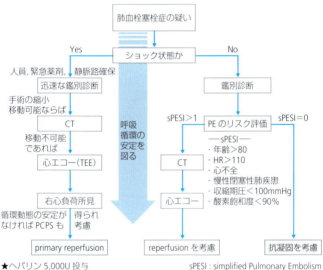

★ヘパリン 5,000U 投与
（活動性の出血や脳出血がない場合）

sPESI：simplified Pulmonary Embolism Severity Index

図2 術中肺血栓塞栓症への対応

(東京医療センター HP「診療方針標準化のすすめ」より抜粋)

参考文献
1) Konstantinides SV, Torbicki A, Agnelli G, et al. 2014 ESC guidelines on the diagnosis and management of acute pulmonary embolism. Eur Heart J. 2014; 35: 3033-69.

〈杉浦孝広〉

2. 合併症とその対策

▶ 3 消化器・代謝系

悪性高熱

P O I N T
- 術前診察での既往・家族歴聴取が重要である.
- 全身麻酔中の体温・二酸化炭素分圧の監視を怠らない.
- 早期の治療・発見が重要である.
- 特効薬ダントロレンの所在を把握しておく.

- 悪性高熱（malignant hyperthermia: MH）とは，揮発性吸入麻酔薬（セボフルラン，デスフルラン，イソフルランなど）や脱分極性筋弛緩薬（サクシニルコリン）が誘因となって引き起こされる，骨格筋の代謝障害である．代謝の異常な亢進により，高体温の他様々な症状を呈する．全身麻酔症例 10 万例につき 1～2 例の頻度で発症するとされている.

問題点① 早期に徴候を発見する必要がある

対 策
- 特異的治療薬のダントロレンを使用した症例で，死亡率の低下（10%以下）が報告されているが，依然致命率の高い病態である．早期の発見・診断による治療開始がきわめて重要である．以下の徴候に留意する.
- 異常な体温上昇（15 分間に 0.5℃以上の体温上昇が目安）
- $EtCO_2$ 濃度の異常な上昇（55mmHg 超）
- 原因不明の頻脈・不整脈
- 横紋筋融解，ミオグロビン尿症
- 開口障害などの筋硬直
- 呼吸性・代謝性アシドーシス（混合性アシドーシス）
- 高 K 血症，高 CK 血症
- **診断基準**[1]
- 劇症型: A か B を満たし，その他の症状を認める
- 亜型: A，B は満たさないが，その他の症状がある
    - A. 40℃以上の体温
    - B. 15 分間に 0.5℃以上体温が上昇し，最高体温が 38℃以上その他の症状
        1) 原因不明の頻脈・不整脈・血圧変動
        2) 呼吸性および代謝性アシドーシス（過呼吸）
        3) 筋強直（咬筋強直）
        4) ポートワイン尿（ミオグロビン尿）
        5) 血液の暗赤色化，PaO_2 低下
        6) 血清 K^+・CK・AST・ALT・LDH の上昇

7）異常な発汗
8）異常な出血傾向

問題点② 診断したら可及的速やかな治療が必要である

対　策
- ダントロレンを可能な限り早く投与することが救命率の向上につながる．発症後 48 時間は再燃，腎不全，DIC の可能性があり集学的治療が必要である．ICU での管理を行う．
- 原因となる薬剤を中止し，全静脈麻酔（TIVA）とする．
- 特効薬のダントロレンを投与する（症状が改善するまで随時追加投与）．
- 純酸素換気とし，換気量を上昇させる．
- 麻酔回路を新品へ交換する．
- 十分な輸液を行い，利尿薬を用いて利尿を図る．
- 中枢温を冷却し 38℃以下を目指す．
- 代謝性アシドーシス・高 K 血症の補正．
- 可能であれば手術を中止する．

MH の素因
MH の素因保持者では，骨格筋細胞内の筋小胞体からの Ca^{2+} 放出が亢進している．揮発性吸入麻酔薬ならびに脱分極性筋弛緩薬は，筋小胞体からの Ca^{2+} 放出をさらに加速させるため，細胞内のカルシウム濃度が異常高値となり，代謝の亢進を招く．MH の各症状はこの代謝亢進を発端とするものである．素因保持者の半分以上で 19 番染色体のリアノジン受容体遺伝子（RYR1）の変異が認められ，遺伝性の骨格筋疾患である．

MH の素因を発見するためにも術前の問診は重要である．既往歴，麻酔歴，MH および筋疾患の家族歴は必ず聴取する．MH を発症した患者には，原因や病態，遺伝性や同胞での発生の可能性，今後麻酔を受ける際の注意ならびに，確定診断に必要な筋生検などの説明が必要であるが，遺伝性でもあるため説明には慎重を期する．

ダントロレン（ダントリウム®）
MH の唯一の特効薬である．筋小胞体からの Ca^{2+} 放出を抑制し，骨格筋の代謝亢進を抑制する．筋力の低下作用があるとされているが，呼吸への影響は少ないと考えられている．1 バイアル 20mg を注射用蒸留水 60mL へ溶解し投与する．初回投与量は 1〜2mg/kg とし，症状の改善が認められない場合は 1mg/kg ずつ追加投与する．MH を発症した際に迅速に対応するためにも，所在箇所を把握しておくことは重要である．

参考文献
1）盛生倫夫, 菊地博達, 弓削孟文, 他. 悪性高熱症診断基準の見直し. 麻酔と蘇生. 1988; 80: 104-10.

〈矢野喜一〉

2. 合併症とその対策

► 3 消化器・代謝系

術後悪心・嘔吐（PONV）

POINT

- 頻度の高い術後の合併症である.
- リスクの高い患者・手術・麻酔法を知っておく.
- 予防策と発生時の対策が重要である.

● 麻酔が原因となって起こる術後の悪心・嘔吐を post operative nausea and vomiting（PONV）と呼び, 術後の合併症の中でも頻度が高い. 頻度は 20〜40% ともいわれるが, 患者層や手術の種類によって発生頻度は大きく異なる.

問題点① 術後回復の妨げとなる

対策 ● 患者ごとの PONV のリスクを評価する. PONV の頻度を上げる因子は多くあるが, 大きく分類すると表 1 のようになる.

表1 PONVの頻度を上げる因子

患者側	女性, 肥満, 乗り物酔い, PONVの既往歴など
手術側	腹腔内手術, 婦人科腹腔鏡手術, 耳の手術, 小児の斜視/ヘルニア/精巣固定/扁桃摘出など
麻酔側	笑気を含む吸入麻酔薬・オピオイドの使用, 胃の膨満, 麻酔時間など

思春期以前ではPONV頻度に性差はみられず, 女性ホルモンとの関連が示唆されている.

● PONV のリスク評価に関しては, Apfel スコア（表 2）が参考となる[1].

表2 Apfelスコア

リスク因子	加算
女性	1点
非喫煙者	1点
PONVの既往	1点
術後オピオイド使用	1点

1点上がるごとにPONVのリスクが約20%上昇する. PONVのリスクが高いと考えられる場合は, 麻酔法の変更や制吐薬の予防的投与を考慮する.

問題点② ハイリスク患者では対策が必要である.

対策 ● 以下のごとく麻酔法の変更を検討する. PONV は不快なだけでなく, 早期離床・退院の妨げとなるため, 予防することは重要である.

- 全身麻酔を避け区域麻酔を選択する.
- オピオイド使用量を軽減するため,区域麻酔を含めた他の鎮痛法を選択する.
- 吸入麻酔薬を使用しない,完全静脈麻酔(TIVA)を選択する.
- 十分な輸液を行う.
- また,制吐薬の予防的投与として,以下を参考にする[2].
- オンダンセトロン(5-HT_3拮抗薬)4mg 静注(手術終了時)
- デキサメタゾン(デカドロン®,デキサート®)4〜5mg 静注(麻酔導入時)
- ドロペリドール(ドロプレタン®)0.625〜1.25mg 静注(手術終了時)
- なお上記薬剤は本邦では保険適用となっておらず,効果に劣るメトクロプラミド,ヒドロキシジン,プロクロルペラジンが使用されることが多い.PONV が発生した場合に制吐薬を投与する場合は,予防的投与で選択しなかった薬剤の投与を考慮する.

PONV の原因
メカニズムには不明な点がまだ多い.延髄に存在する嘔吐中枢への求心路は複数あり,特定の受容体作動薬だけで PONV を抑制することが不可能なことから,複数の経路・受容体が関連していると考えられている.

デキサメタゾンの表示規格
2010年以前は「デキサメタゾンリン酸エステル」としての成分量が表示されていたが,現在は「デキサメタゾン」の含有量として表示されている.
旧表示 デカドロン® 4mg → 現在の表示 デカドロン® 3.3mg

参考文献
1) Apfel CC, Läärä E, Koivuranta M, et al. A simplified risk score for predicting postoperative nausea and vomiting: conclusions from cross-validations between two centers. Anesthesiology. 1999; 91: 693-700.
2) Gan TJ, Diemunsch P, Habib AS, et al. Consensus guidelines for the management of postoperative nausea and vomiting. Anesth Analg. 2014; 118: 85-113.

〈矢野喜一〉

2. 合併症とその対策

▶ 3 消化器・代謝系

シバリング

POINT
- シバリングは我々の想像以上に不快な体験である．
- 全身麻酔に伴い中枢温は低下し覚醒後にシバリングが起こりやすくなる．
- シバリングを予防するには術中の保温と加温が大切である．

●シバリングとは体温低下時に起こる震えによる熱産生反応である．したがって新生児ではみられない．その正確な発生機序は解明されていない．末梢温が中枢温に比して極端に低い状況において起こりやすい．

問題点① **全身麻酔により体温調節中枢が抑制され中枢温は低下していく**
（図1）
- 第1相（再分布期）：全身麻酔により末梢血管が拡張し，血流とともに熱が中枢から末梢に移動する（再分布）（図2）．その結果，最初の1時間で中枢温は急激に低下する．
- 第2相（放散期）：再分布により末梢に移動した熱が体表から外へ放散される．放散による熱の喪失が麻酔により約20％低下した熱産生を上回り緩やかに体温が低下する．
- 第3相（プラトー期）：体温の低下に対して体温調節性末梢血管

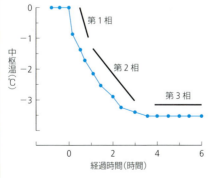

図1 麻酔導入後の特徴的な中枢温低下パターン（武田純三, 監修. ミラー麻酔科学. 東京: メディカル・サイエンス・インターナショナル; 2007. p.1225-44[1]）

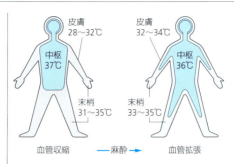

図2 全身麻酔導入後の熱の体内での再分布を示す模式図
(武田純三, 監修. ミラー麻酔科学. 東京: メディカル・サイエンス・インターナショナル; 2007. p.1225-44[1])

収縮が起こり，外への熱の喪失が抑えられ，中枢温は一定となる．
- 結果的に中枢温は保持されるが，末梢血管の収縮により末梢温は低下し続ける．中枢温と末梢温の差は広がり，覚醒時にシバリングを起こしやすくなる．

対　策
- 体温低下の予防が重要であり早期から保温と加温に努める．第1相での体温低下を防ぐには術前からの加温による末梢温の上昇が有効である．末梢を温め中枢温に近づけることで麻酔導入後の熱の再分布を最小限に留めることができる．
- 術中の加温で最も効果的な方法は温風式加温装置である．輸液や輸血を大量に投与する場合は加温装置で温めてから投与する．気道の加温加湿と循環式温水マットレスは体温保持に効果は乏しい．中枢温だけでなく手掌など末梢温をモニターし較差が開かないように体温・循環管理をするとよい．

memo 1
全身麻酔中はシバリングが起こらない（図3）
吸入麻酔薬，静脈麻酔薬はシバリングが起こる閾値となる体温（シバリング閾値）を低下させるため，全身麻酔中は中枢温が低下してもシバリングは起こらない．しかし，麻酔からの覚醒に伴いシバリング閾値も回復する．覚醒した時点で中枢温がシバリング閾値を下回っているとシバリングが起こる．

問題点②　シバリングが起こったら

対　策
- まず酸素消費量の増加に対処すべく酸素投与を開始する．原因である低体温に対しては室温を上げ，温風式加温装置で加温を行う．しかし，加温のみでシバリングをすぐに改善することはできない．症状の改善にはペチジン（オピスタン®）0.5mg/kg の投与が最も有効である．ペチジンの作用機序は明らかとなっていないが，シバリング閾値を低下させると考えられている（図4）．

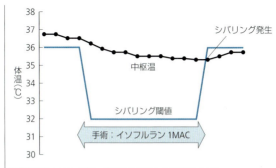

図3 麻酔中のシバリング閾値の推移と体温変化の1例

(並木昭義, 監修. 事例で学ぶ周術期体温管理. 東京: 真興交易医書出版部; 2007. p.192-214[2]) より改変)

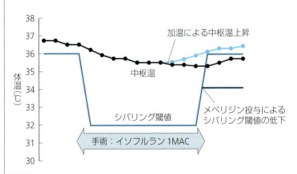

図4 シバリングの治療とその影響

(並木昭義, 監修. 事例で学ぶ周術期体温管理. 東京: 真興交易医書出版部; 2007. p.192-214[2]) より改変)

- その他の薬剤としては, クロニジン (75μg 静注)[3], 硫酸マグネシウム (30mg/kg 静注)[4] なども抗シバリング作用を有する.
- 手術終了時点で低体温がみられるのであれば挿管のまま帰室し復温後に抜管することも検討する.

> **シバリングの有害事象**
> ①酸素消費量増加
> ②頭蓋内圧と眼圧の上昇
> ③創部の牽引による疼痛の増強
> ④患者の不快感

シバリング予防に有効な輸液製剤

アミノ酸製剤には熱産生効果を高める作用があり，体温低下防止に有効である[5]．また，マグネシウムは抗シバリング作用があり，マグネシウムを含む輸液製剤（ビカネイト®，フィジオ®140）の術中投与はシバリングの予防に有効である．

参考文献

1) 武田純三, 監修. ミラー麻酔科学. 東京: メディカル・サイエンス・インターナショナル; 2007. p.1225-44.
2) 並木昭義, 監修. 事例で学ぶ周術期体温管理. 東京: 真興交易医書出版部; 2007. p.192-214.
3) Joris J, Banache M, Bonnet F, et al. Clonidine and ketanserin both are effective treatments for pastaresthetic shivering. Anesthesiology. 1993; 79: 532-9.
4) Kizilirmak S, Karakaş SE, Ança O, et al. Magnesium sulphate stops postanesthetic shivering. Ann N Y Acad Sci. 1997; 813: 799-806.
5) Selldén E, Bränström R, Brundin T. Preoperative infusion of amino acids prevents postoperative hypothermia. Br J Anaesth. 1996; 76: 227-34.

〈山本邦彦〉

2. 合併症とその対策

➤ 4 中枢・末梢神経系

硬膜穿刺後頭痛（PDPH）

P O I N T
- 脊髄くも膜下麻酔において頻度の高い合併症である.
- 穿刺針の種類・患者背景によって発生頻度が異なる.
- リスクの高い患者にはペンシルポイント針の使用を考慮する.
- 発生した際の治療法について知っておく.

- 脊椎くも膜下麻酔によって引き起こされる術後の頭痛を，硬膜穿刺後頭痛（postdural puncture headache：PDPH）と呼ぶ．硬膜外麻酔施行時に硬膜穿刺が発生しても，同様に起こりうる．体位（坐位・立位）によって悪化する頭痛が特徴的である.
- 脳脊髄液の漏出によって髄膜や脳神経が脳底部尾側に牽引されることや，髄液圧低下による血管拡張が頭痛の原因と考えられている.
- 脊椎くも膜下麻酔 1 例当たり 2〜3%，偶発的硬膜穿刺の 70%程度で発生するとされている.
- 診断基準として以下が提唱されている[1].
  - A：いずれの頭痛症状も C を満たす
  - B：硬膜穿刺が発生した
  - C：頭痛は硬膜穿刺後，5 日以内に発症した
  - D：他に最適な診断がない

問題点① 穿刺針の種類によって発生率が異なる

対 策
- なるべく発生頻度の低い穿刺針を使用する.
- PDPH は離床・退院の遅れの原因となりうるため，予防は重要である．より細い穿刺針を使用することや，PDPH の発生率を下げるペンシルポイント針の使用に努める（I-5-1．脊椎くも膜下麻酔〔153 頁〕参照）.
- 穿刺針以外の要因として，年齢（若年），性別（女性），妊婦，硬膜穿刺の回数，ベベルの向き（脊髄長軸と垂直）などが発生率を上昇させる.
- また，1 回の穿刺で成功させることや，偶発的硬膜穿刺を起こさないよう細心の注意を払うことが必要である.

問題点② PDPH 発生時の治療について

対 策
- 保存的加療，侵襲的治療法を検討する.
- PDPH を発症した場合，無治療で 85%の患者が 6 週間以内に軽快するとされているが，保存的療法として以下の処方を検討する.

カフェイン	300mg 内服
五苓散	7.5g 分 3

表1 PDPHの重症度分類

軽症	頭痛により日常生活動作が軽度に制限される．日中は臥床する必要なく，随伴症状は存在しない．
中等症	頭痛により日常生活動作が明らかに制限される．臥床が必要なときがあり，随伴症状が時折存在する．
重症	頭痛によりほとんど臥床している．随伴症状が常に存在する．

(Lybecker H, et al. Acta Anaesthesiol Scand. 1995; 39: 605-12[2])

　　ガバペンチン　　900mg 分3
　　テオフィリン　　400mg 分2

- その他，輸液負荷や腰部保護ベルトなどでCSFの産生上昇，漏出減少を図る．また，侵襲的治療法として，硬膜外自家血パッチ（EBP）も，重症度（表1）に応じて施行の可否を考慮する．硬膜外麻酔の手技と同様に穿刺針を硬膜外腔に到達させ，同時に採血を行って得た血液を15mL程度，穿刺針から硬膜外腔へ注入する．清潔野での操作となるよう注意する．

穿刺針の太さによる発生頻度は表2の通り[3,4]．

表2 穿刺針の太さとPDPH発生率

針先の形状	ゲージ（太さ）	PDPHの発生率
Quuincke	22	10～36%
	25	3～25%
	26	0.3～20%
	27	1.5～5.6%
	29	0～2%
Whitacre	20	2～5%
	22	0.63～4%
	25	0～14.5%
Touhy	27	0%
	16	70%
	18	52.5%

参考文献

1) Headache Classification Subcommittee of the International Headache Society. The International Classification of Headache Disorders, 3rd edition (beta version). Cephalalgia. 2013; 33: 629-808.
2) Lybecker H, Djernes M, Schmidt JF. Postdural puncture headache (PDPH): Onset, duration, severity, and associated symptoms: An analysis of 75 consecutive patients with PDPH. Acta Anaesthesiol Scand. 1995; 39: 605-12.
3) Halpern S, Preston R. Postdural puncture headache and spinal needle design. Metaanalyses Anesthesiology. 1994; 81: 1376-83.
4) Turnbull DK, Shepherd DB. Post dural puncture headache: pathogenssis, prevention and treatment. Br J Anaesth. 2003; 91: 718-29.

〈矢野喜一〉

2. 合併症とその対策

▶ 4 中枢・末梢神経系

術後嗄声

POINT

- 気管挿管後の嗄声は，頻度の多い合併症である．
- 通常は早期に自然治癒するが，稀に長期にわたって遷延することもある．
- 特に披裂軟骨脱臼や両側反回神経麻痺をきたした場合は，早期に対処が必要となる場合もある．

- 抜管後の嗄声は，気管挿管を受けた 20〜60％の患者で発生する頻度の高い合併症の一つである[1]．嗄声が生じる原因は，挿管操作に伴う機械的損傷と，反回神経麻痺が考えられる．

問題点① **気管挿管による機械的損傷**（図1, 2）

- 挿管チューブ挿入に伴う声帯裂傷，声帯の浮腫や血腫により，術後軽度の嗄声が生じる．これらは通常数日〜1週間程度でほとんど自然に治癒するが，稀にそれらの治癒過程で生じる喉頭肉芽腫，輪状披裂軟骨炎症などにより，数カ月を要する場合もあり，時に外科的治療が必要となる場合もある．また，披裂軟骨脱臼をきたした場合も難治性の高度嗄声となり，外科的治療が必要となる場合がある．

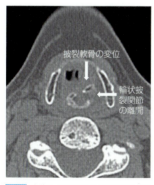

図1 声帯レベルのCT（鈴木昭広，編．レジデントノート．2012; 14 (7)[2]より許諾を得て転載）

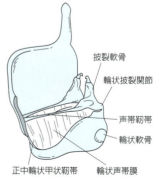

図2 喉頭の解剖図

対　策 **1）盲目的な操作を避ける**
- 盲目的な気管挿管を行うと必然的に声帯の機械的損傷が増加するので，エアウェイスコープなどのビデオ喉頭鏡を積極的に用いて盲目的な操作を避ける．

2）愛護的な操作を心がける
- 挿管チューブを無理に進めたり，スタイレットを乱暴に抜去すると声帯損傷の機会が増加するので避ける．

3）筋弛緩薬を使用する
- 筋弛緩薬を使用することで，声門の十分な開大が期待できる．

4）チューブのサイズ，留置位置に気を付ける
- 太すぎるチューブの使用や浅すぎる位置への留置は，チューブおよびエアカフによる声帯への圧迫をきたすので避ける．

5）治療
- ほとんどは早期に自然治癒するが，時に長期にわたって改善しない場合もあり，外科的治療が必要となる場合もある．特に，披裂軟骨脱臼は，治療開始が遅れると輪状披裂軟骨の強直化が生じ整復困難となるため，早期に耳鼻咽頭科などの専門科へのコンサルトおよび治療介入が必要である．

問題点② **反回神経麻痺**（図3）
- 声帯の動きを司っている反回神経を，粗暴な挿管操作や気管チューブあるいは過膨張カフが周囲軟部組織を圧迫し，局所血流

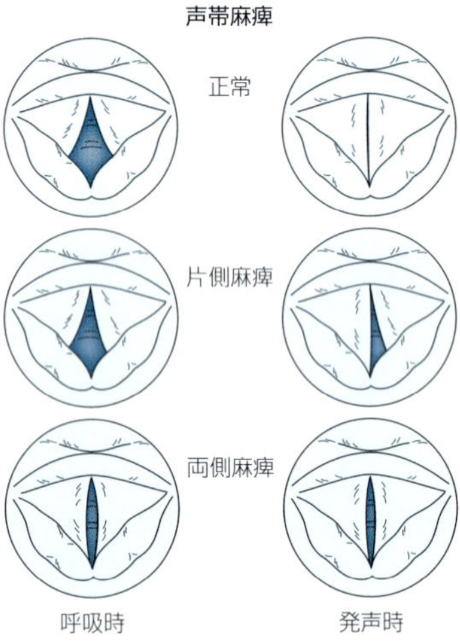

声帯麻痺

正常

片側麻痺

両側麻痺

呼吸時　　　　　　発声時

図3 声帯の動き

表1 麻酔管理による嗄声の発症因子
- ・長時間の挿管管理
- ・頸部の過伸展
- ・粗暴な挿管操作
- ・太すぎるサイズ，不適切な挿管チューブの固定
- ・大きなカフ圧

障害を惹起することで麻痺をきたすと考えられる．麻酔関連の発症因子を表1に示す．

- 手術操作や悪性腫瘍浸潤などによる反回神経の直接損傷に伴う嗄声はほとんど自然治癒が望めないが，気管挿管に伴うものは数カ月以内には自然治癒することが多い．また，声帯麻痺を認める場合は一側性か両側性かを確認し，両側性の場合で呼吸困難を訴える場合は，再挿管が必要となる場合もある．

対　策

1）頚部の過伸展を避ける

- 気管挿管や体位変換時に頭位を適宜チェックする．長時間手術や脳外科・耳鼻咽頭科手術では特に注意する．また，手術体位による過伸展が予想される場合には，スパイラルチューブの使用も考慮する．

2）愛護的な挿管操作

3）適切な挿管チューブのサイズ選択

4）挿管チューブの適切な固定

- 不十分な固定をすると，チューブが折れ曲がることで機械的圧迫が増悪したり，チューブがずれることでカフ圧が変化する場合があるので，目標位置にしっかりと固定する．

5）適切なカフ圧

- カフ圧が増大するにつれ，圧迫による周囲組織の血流障害が増悪する．適宜圧チェックを行い，過度の圧負荷（30mmHg 以上）は避けるようにする．

6）両側反回神経麻痺が疑われる場合

- 抜管直後より嗄声に加え，呼吸困難感，SpO_2の低下，陥没呼吸，喘鳴など上気道閉塞症状を訴えた場合は，両側反回神経麻痺による声門閉鎖を疑う必要があり，この場合はすみやかな気道確保を行い，耳鼻咽頭科などの専門科にコンサルトする．

7）治療

- 一般的にはステロイド，ビタミン剤，末梢循環改善薬の投与などが行われるが，有効性が明らかなものはない．長期間改善が認められない場合には，外科的治療が必要となる場合もある．

参考文献

1) Ayoub CM, Ghobashy A, Koch ME, et al. Widespread application of topical steroids to decrease sore throat, hoarseness, and cough after tracheal intubation. Anesth Analg.1998; 87: 714-6.
2) 鈴木昭広，編．あてて見るだけ！救急エコー塾．レジデントノート．2012; 14（7）．
3) Drake R, Vogl AW, Mitchell AWM, et al. グレイ解剖学アトラス．原著第2版．東京: エルゼビア・ジャパン; 2011.

〈呉　健太〉

2. 合併症とその対策

▶ 4 中枢・末梢神経系

術後神経障害

P O I N T
- 術中の不適切な体位により神経の術後末梢神経障害が生じる．
- 神経障害の解剖学的好発部位を理解し，神経の過伸展・圧迫を避ける．
- 術後回診での早期発見が重要である．
- 体位による末梢神経障害の多くは一過性であるが，改善が乏しい場合は早期に専門科での治療を開始すべきである．

- ASA Closed Claims（麻酔に関連する賠償請求）データベースによると，術後神経障害は 2 番目に多い麻酔関連合併症である．中でも頻度が高い障害は，上肢では尺骨神経障害，次いで腕神経叢障害である．下肢の障害では腓骨神経障害が最多である．

問題点① 体位による末梢神経障害の 2 大原因は神経の過伸展と圧迫である

- 麻酔中は意識がないことに加え，筋弛緩作用により関節と神経の過伸展が起こりやすい．また長時間の同一体位や体位支持装置による神経への圧迫も神経障害の要因である．圧迫および伸展により神経は虚血に陥り機能障害を示す．さらに糖尿病，アルコール性神経炎や動脈硬化を合併している場合，術後神経障害の発生頻度は高くなる．

対 策
- 手術体位における良肢位をとることで神経の牽引を防ぐことができる．また，体位ごとに存在する末梢神経障害の解剖学的好発部位を理解し神経の圧迫・牽引を防ぐ．必要であれば神経圧迫部位にパッドを使用することで末梢神経障害のリスクを軽減できる．

手術体位における良肢位（一般的な良肢位とは異なる）
肩関節：外転は 90°以内
肘関節：軽度屈曲位から 90°以内の屈曲
前腕： 回内・回外中間位
手関節：軽度背屈（10~20°）
股関節：軽度屈曲（15~30°），外転は 30°以内　砕石位では外転 40°以内
膝関節：軽度屈曲（10~30°）
足関節：中間位

▶**仰臥位のポイント**
- 上肢を 90°以上外転すると腕神経叢の過伸展が起こる（図 1）．
- 手術台と手台の高さが異なる場合腕神経叢の過伸展が起こる（図

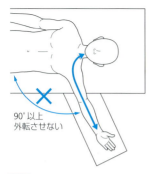
図1 上肢の過外転

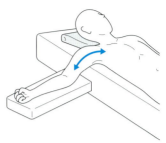
図2 手術台と手台の高さが異なる場合

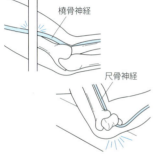
図3 上肢の圧迫

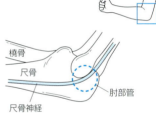
図4 肘部管への圧迫
肘部管を覆う皮下組織は薄く，この場所で尺骨神経は圧迫を受けやすい．

2）．
- 離被架や手台の角による上肢圧迫により橈骨神経や尺骨神経が障害される（図3）．
- 肘頭部の肘部管への圧迫は容易に尺骨神経障害を起こす（パッドで保護する）（図4）．
- 肘関節の過伸展により正中神経が障害される．
- 腓骨頭への圧迫で腓骨神経が障害される（パッドで保護する）（図5）．
- 下肢の外旋位では腓骨神経麻痺が起こりやすい．
- 腓骨頭への圧迫をなくすために大腿下面に枕を入れるとよい．

▶側臥位のポイント
- 枕の高さが低い場合腕神経叢の過伸展が起こる（図6）．
- 下側腋窩の圧迫により腕神経叢の障害が起こる（腋窩に枕を入れ

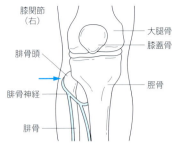
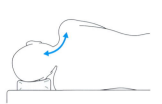

図5 腓骨頭への圧迫
腓骨神経は腓骨頭で外側からまきつくように走行している．この場所で圧迫を受けやすい．

図6 枕の高さが低い場合

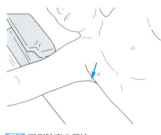

図7 下側腋窩の圧迫　　**図8** 下側腓骨頭の圧迫

圧迫を解除する）（図7）．
- 肘頭部が圧迫されないよう保護する．
- 肘関節の過伸展で正中神経が障害される．
- 下側の腓骨頭が圧迫されると腓骨神経が障害される（図8）．

▶**腹臥位のポイント**
- 仰臥位と異なり上肢外転は90°以上でも耐えうることが多い．
- 肘頭部の圧迫により尺骨神経麻痺が起こる（パッドで保護する）．
- 肘の過度な屈曲も尺骨神経障害を起こす．
- 上前腸骨棘への圧迫により大腿外側皮神経障害が起こる．

腹臥位と失明：脊椎手術の0.028～0.2％に失明が起こるという報告がある．その正確な機序は明らかにされていないが，腹臥位による眼圧の上昇が眼灌流圧の低下を招き視神経虚血に至る（虚血性視神経症）や眼球の圧迫が中心網膜動脈を閉塞させるなどがその機序として挙げられる．失明を防ぐには眼球圧迫を避けるのはもちろんのこと，眼圧を上昇させない麻酔管理が重要である．

▶砕石位のポイント

- 支持器による腓骨頭への圧迫により腓骨神経麻痺が起こる（パッドで保護する）（図 9）.
- 股関節の過度の屈曲により大腿神経障害が起こる.
- 股関節の過度の外旋（開脚）や股関節を屈曲したままでの膝関節の伸展により坐骨神経障害が起こる.

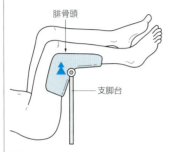

図9 砕石位（支脚台）による腓骨神経麻痺

問題点② 術後末梢神経障害が疑われた場合

対 策
- まず，障害された神経を同定するために運動障害と知覚障害の範囲を評価する．各末梢神経障害では特徴的症状が認められる．代表的な末梢神経障害の簡便な臨床診断法を図 10 に示す．
- 電気生理学的検査（神経伝達速度の測定，針筋電図検査）をもとに障害の程度を診断する．代表的な神経障害の分類に Seddon 分類がある．この分類をもとに障害された神経の機能予後を推測できる．
    ① 一過性神経伝導障害（neurapraxia）：脱髄による一過性の神経伝導障害であり早期に自然治癒する．
    ② 軸索断裂（axonotmesis）：軸索は断裂しているが神経の連続性は保たれている．数カ月で治癒が見込める．
    ③ 神経断裂（neurotmesis）：神経の断裂であり予後不良．機能回復には早期の外科的修復が必要．
- 幸い体位による術後神経障害の多くは neurapraxia であり，症状は一過性で通常予後は良好である．一方，運動障害が認められる場合や 5 日以上続く知覚障害を認める場合は早期に専門科での治療が推奨される[2]．

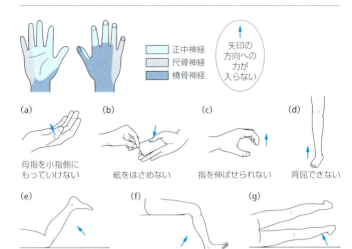

尺骨神経麻痺	・小指と環指外側のしびれ，母指内転筋障害(b) ・第4・5指の中手指節関節(MPJ)の掌屈不可 ・骨間筋の萎縮と小指球の萎縮→鷲手(claw hand)
橈骨神経麻痺	・中手指節関節(MPJ)の伸展障害，母指の外転麻痺 ・完全麻痺では手の伸展不良→垂手(drop hand)(c)
正中神経麻痺	・第1～3指，4指半分および周囲手掌面の知覚麻痺 ・母指と小指の対立ができない(a) ・母指球の萎縮→猿手(ape hand)
腕神経叢麻痺	・上位型麻痺(Erb-Duchenne型)：上肢の挙上や肘関節の屈曲不可 ・下位型麻痺(Klumpke型)：手指の麻痺など
坐骨神経麻痺	・膝部以下の骨格筋の筋力低下(e)，下腿外側と足全体の知覚麻痺 ・腓骨神経麻痺→下垂足(drop foot)
大腿神経麻痺	・大腿の側頭部(上方部分)や下腿の内側部の知覚麻痺 ・大腿四頭筋麻痺→膝立て不可，臀部の屈曲不可，膝の伸展不可(f)
閉鎖神経麻痺	・大腿の内側部の知覚麻痺，下肢の内転障害(g)

図10 代表的な末梢神経障害の簡便な臨床診断法

(辻本三郎. In: 岩崎 寛, 編. 麻酔科診療プラクティス14 麻酔偶発症・合併症. 東京: 文光堂; 2004. p.196[1] より改変)

参考文献
1) 辻本三郎. 術中体位と神経障害. In: 岩崎 寛, 編. 麻酔科診療プラクティス14 麻酔偶発症・合併症. 東京: 文光堂; 2004. p.196.
2) 武田純三, 監修. ミラー麻酔科学. 東京: メディカル・サイエンス・インターナショナル; 2007. p.895-906.

〈山本邦彦〉

2. 合併症とその対策

▶ 5 その他

再手術, 再挿管

POINT

- 初回手術より気管挿管の条件が悪いことが多い.
- 初回手術でスガマデクスを投与している場合, ロクロニウムなどの非脱分極性筋弛緩薬の効果が減弱する可能性がある.
- 初回手術で投与した非脱分極性筋弛緩薬の効果が残存している場合, スキサメトニウムの効果発現に影響を与える可能性がある.

- 再挿管が必要となる頻度は手術室では 0.1%, post-anesthesia care unit (PACU) では 0.45%と報告されている[1]. 再挿管の主な原因は表 1 に示す.

表1 再挿管の主な原因

- 不十分な呼吸, 筋弛緩薬・オピオイド・麻酔薬の効果残存
- 気管支痙攣, 喉頭痙攣
- 上気道浮腫
- 出血, 血腫による圧迫
- 気道分泌物の蓄積
- 気道軟化による気管虚脱

問題点① 気道確保や気管挿管が初回手術より困難な状況

対策
- 十分な酸素化を行う, 適切な頭位・体位をとる, 気道確保の道具・人員を集めることはどのような場合でも重要である.

表2

問題点	ポイント
出血	感染防御 (ゴーグル, 手袋) は必ず行う. 太めの吸引管を用意する. ビデオ喉頭鏡ではカメラに血液が付着すると視野が確保できないため, 従来の喉頭鏡が有利なことがある.
フルストマック	覚醒下挿管, もしくは輪状軟骨圧迫下迅速挿管が必要となる.
気道浮腫	初回手術で使用した気管挿管チューブより細めのものを使用する. 浮腫が強い場合は気管切開も考慮する.

問題点② 初回手術で投与されたスガマデクスや筋弛緩薬の影響

初回手術にスガマデクスが投与されている場合, 血管内に残存している未包接体のスガマデクスが再投与したロクロニウムなどのステロイド性非脱分極性筋弛緩薬を包接してしまうため, 効果が減弱することがある. 海外の報告では, スガマデクス投与後 30 分以内であった場合, ロクロニウム 1.2 mg/kg を投与しても作用発現時間が延長し, 作用持続時間が短縮した[2].

対　策
- 筋弛緩薬を用いずに再挿管をするという選択肢もあるが，再挿管の緊急度，初回手術での筋弛緩モニター・スガマデクス使用の有無を把握し，筋弛緩薬を用いる場合は，それに基づき以下の対策をとる．図1にアルゴリズムを示す．

1）超緊急，初回手術で筋弛緩モニターを指標にスガマデクスが投与されている場合
- 残存筋弛緩の可能性は低く，スガマデクスが体内に残存していると考え，スキサメトニウムかロクロニウム 0.9mg/kg（本邦における挿管用量の上限）を投与する．

2）超緊急，初回手術で筋弛緩モニターを用いずスガマデクスが投与されている場合
- スガマデクスと筋弛緩薬のどちらが体内に残存しているか不明なため，ロクロニウム 0.9mg/kg（本邦における挿管用量の上限）を投与する．筋弛緩薬が残存している場合スキサメトニウムの効果に影響を与える可能性があるため選択しない．

3）再挿管に5分程度の時間的余裕がある場合
- 筋弛緩モニターを装着し，ロクロニウム 0.6mg/kg を投与する．筋弛緩モニターの反応が消失しない場合はロクロニウムを追加投与する．スガマデクスの投与から3時間以上が経過している場合，ロクロニウム 0.6mg/kg で通常の作用発現時間で筋弛緩効果を得られることが多い[3]．

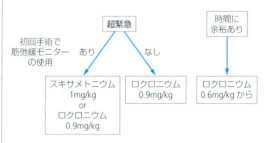

図1 再挿管時の筋弛緩薬投与のアルゴリズム

参考文献
1) Cavallone LF, Vannucci A. Review article: Extubation of the difficult airway and extubation failure. Anesth Analg. 2013; 116: 368-83.
2) Cammu G, de Kam PJ, De Graeve K, et al. Repeat dosing of rocuronium 1.2mg kg-1 after reversal of neuromuscular block by sugammadex 4.0mg kg-1 in anaesthetized healthy volunteers: a modelling-based pilot study. Br J Anaesth. 2010; 105: 487-92.
3) Iwasaki H, Sasakawa T, Takahoko K, et al. A case series of re-establishment of neuromuscular block with rocuronium after sugammadex reversal. J Anesth. 2016; 30: 534-7.

〈岩崎　肇〉

3. 合併症を有する患者の麻酔

➤ 1 腎機能障害

腎不全・透析患者

P|O|I|N|T

- 腎不全・透析患者の周術期には，致命的な合併症（心血管イベント，極端な低血圧など）が容易に起こり得る．慎重な麻酔計画と麻酔準備が必須．
- ボリューム管理のためのモニターを積極的に利用し，リスク軽減を図ることで安全かつ適切な周術期管理につなげる．
- 筋弛緩作用が遷延するため，筋弛緩モニターは必須である．
- 硬膜外麻酔と脊髄くも膜下麻酔などの区域麻酔は，リスクとベネフィットを考慮して慎重に行う．超音波ガイド下神経ブロックで鎮痛方法の代替が可能どうかも併せて検討する．

術前

- 腎不全の病期分類を行い，患者の腎不全の程度を把握する．
- 透析患者である場合は，透析となった原疾患を把握する．
- 合併症（虚血性心疾患，糖尿病，貧血，高血圧，脳血管障害など）を把握する．
- 尿量の有無を確認する（透析患者であっても，尿が出る場合もある）．
- 最新の血液検査の情報を把握する（高カリウム血漿，血小板減少，貧血など）．
- シャントの有無を確認する（以前使用していたシャントも含む）．
- 血液透析は手術の前日あるいは当日に行う．
- 透析日程を把握する（術前後のスケジュールと普段の回数/週）．
- 透析前後の体重を把握する．
- 透析中のバイタル変動の程度を把握．
- 除水量，ドライウェイト，バイタルサインなどの情報によって，手術前の患者の状態を把握し，慎重に麻酔計画を練る．
- 硬膜外麻酔，脊髄くも膜下麻酔を考慮する場合，血腫の形成は起こり得る．特に，透析のヘパリン使用患者は慎重に麻酔法を検討する．

麻酔

▶バイタル
- 導入時の血圧低下に十分に注意する．
- 通常は中心静脈ラインが不要な手術においても，周術期管理に中心静脈路からの薬剤・輸液・輸血の投与を積極的に考慮すべき腎不全・透析患者は多い．患者個々の状態に合わせた適切な薬剤・輸液・輸血投与経路を確保することを検討する．

- 透析シャント側には静脈路を確保しない．
- 透析シャント側には血圧測定用マンシェットも巻かない．

▶輸液，輸血

- 透析患者にはカリウムを含む輸液を避ける．
- ヒドロキシエチルデンプンを含む輸液の使用は避ける（ボルベン®の使用について memo1 参照）．
- 腎不全による貧血においては，Hb 値 7g/dL 以上では原則輸血を行わないことが推奨されている．輸血を行う場合は必要最小限の輸血とし，大量輸血する場合は高カリウム血症に注意する．ただし，冠動脈疾患などの心疾患あるいは肺機能障害や脳循環障害のある患者では，Hb 値を 10g/dL 程度に維持することが推奨されているが，今後のさらなる研究が必要である．

> **memo 1**
> ボルベン®（図1）の使用に関して：より高い分子量のヒドロキシエチルスターチ（HES）製剤の使用で腎障害が報告されていることと，敗血症患者への中分子量 HES 製剤の投与により腎障害のリスクが増えることが報告されたことにより，ボルベン®の腎不全・透析患者への使用は原則禁忌とされているが，術中使用に関してはさらなるエビデンスの蓄積が期待される．

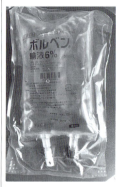

図1 ボルベン®輸液6%（大塚）

▶鎮静薬

1) 吸入麻酔薬
- セボフルラン，デスフルランは腎疾患患者に安全に使用できる．

2) 静脈麻酔薬
- プロポフォールは腎不全患者において問題なく投与できる．
- チオペンタールは腎不全により作用が遷延するため，投与量を減量する．

▶筋弛緩薬

- スキサメトニウムの使用は避ける．
- 作用が遷延するため，筋弛緩モニターを併用して筋弛緩薬を投与

する．

▶鎮痛薬
- NSAIDs は腎毒性があるため使用しない．
- 麻薬性鎮痛薬を使用する場合には，腎排泄を受けるオピオイドの使用には注意する．特にモルヒネは腎障害があると蓄積するため，必要時には通常よりも減量して投与する．

▶抗菌薬
- 腎障害をもたらす抗菌薬の投与は，血中濃度のモニタリングをするなどして慎重に投与する．
- 腎毒性のある抗菌薬としては，アミノグリコシド系，バンコマイシンが知られている．

▶電解質と糖質
- 投与方法を守った上で，積極的に正常値から外れた電解質を適宜補正する．

▶モニター
- 術中輸液は，過少輸液・過剰輸液ともに様々な組織に悪影響を及ぼす．適切なボリューム管理は必須であるが，容易ではないため，積極的にモニターを使用する． memo2

> ボリューム管理する上で重要と思われるモニターをいくつか挙げる．非侵襲的なモニターに関しては，その適応と禁忌について十分に理解した上で適切に使用する．
> ・中心静脈圧（CVP）
> ・肺動脈楔入圧（PAPW）
> ・1 回拍出量変化（SVV）
> ・混合静脈血酸素飽和度（SvO_2）
> ・経食道心エコー（TEE）

術後
- 術後透析のタイミングと方法は，個々に合わせて検討，施行する．

参考文献
1) Kanda H, Hirasaki Y, Kanao-Kanda M, et al. Perioperative Management of Patients With End-Stage Renal Disease. J Cardiothorac Vasc Anesth. 2017; 31: 2251-67.
2) 厚生労働省医薬・生活衛生局．血液製剤の使用指針．2017 年 3 月．
3) Myburgh JA, Finfer S, Bellomo R, et al. Hydroxyethyl starch or saline for fluid resuscitation in intensive care. N Engl J Med. 2012; 367: 1901-11.
3) Perner A, Haase N, Guttormsen AB, et al. Hydroxyethyl starch 130/0.42 versus ringer's acetate in severe sepsis. N Engl J Med. 2012; 367: 124-34.

〈神田　恵〉

3. 合併症を有する患者の麻酔

▶ 2 肺機能障害

肺気腫, 巨大ブラ

P O I N T

- 正常肺では最大許容圧 70cmHg とされているが, ブラを有する患者の場合, 正常肺よりも肺破裂の危険性が高い.
- 硬膜外麻酔, 脊髄くも膜下麻酔, 超音波ガイド下神経ブロックなどの区域麻酔を用いることで全身麻酔を回避することが可能であれば, 個々の症例に合わせて積極的に検討する.
- 緊張性気胸の発生には, 早期発見と迅速な対処が肝要である.

術前	● 喫煙歴の聴取.
	● 日常生活の制限の有無・入院歴・人工呼吸歴の聴取.
	● 呼吸器症状の有無と程度やその治療の把握（酸素投与の有無も含める）.
	● うっ血性心不全, 肺性心, 肥満などの合併症の有無.
	● 呼吸機能検査で異常所見を認めることが多い.
	● 胸部レントゲン・CT などの画像で肺気腫・肺囊胞（ブラ）の程度を把握する.
	● 一側性の 1/3 以上の気腫性肺囊胞は巨大肺囊胞（ブラ）と呼ばれる.
	● 長時間の手術には確実な気道確保が必要となることがしばしばあるが, 手術術式によって自発呼吸保持の可否を含めた麻酔方法の検討を行い, 慎重かつ入念な麻酔計画を立てる.
麻酔	● 導入では気管挿管に伴う気道内圧上昇を避けるため, 十分な麻酔深度を心がける.
	● 亜酸化窒素は閉鎖腔圧を上昇させるため, 使用を避ける.
	● 気管内圧の急激な上昇を避けるため, 浅麻酔は避ける.
	● 確実な除痛と十分な筋弛緩が求められる.
	● 気道内圧の上昇を避けるため, 自発呼吸を残した換気用式, 高頻度ジェット換気, 高頻度用圧換気などが推奨されている.
	● 巨大ブラを有する患者は, 気胸, 感染および出血などの合併症を生じやすい.
	● 囊胞の急速な拡大や緊張性気胸への進展が危惧される.
	● ブラ破裂拡大による緊張性気胸の発生には, 早期発見と迅速な対処が重要である.

術後
- 抜管の際は，急激な気道内圧の上昇を避ける．
- 術後の肺機能に関しては，手術部位の影響が大きい．肺機能が正常まで回復するには，数週間かかる．

ブラ破裂の早期発見のためには：呼吸音の減弱，気道内圧の上昇，気管の反対側への偏位，麻酔濃度に比例しない低血圧などの所見を見逃さない．術中，頻回に両肺呼吸音を聴取することも重要である．

気胸が起こってしまった時の対処：上記に述べたような管理の心がけにかかわらず，気胸が発症することもある．気胸が発症してしまった場合には，胸腔ドレナージ挿入を速やかに行う．

参考文献
1) Huffmyer JL, Littlewood KE, Nemergut EC. Perioperative management of the adult with cystic fibrosis. Anesth Analg. 2009; 109: 1949-61.
2) 国沢卓之, 鈴木昭広, 高畑 治, 他. 巨大肺嚢胞症を合併した大動脈‐大腿動脈バイパス術の麻酔管理―とくに気道管理を中心に―. 臨床麻酔. 1999; 23: 1434-6.
3) Global Initiative for chronic obstructive lung disease; Global strategy for diagnosis, management, and prevention of COPD. 2014. http://www.goldcopd.org

〈神田　恵〉

3. 合併症を有する患者の麻酔

▶ 3 上気道閉塞

睡眠時無呼吸症候群（SAS），放射線照射後，咽頭腫瘍

P O I N T

- 気道病変，放射線治療による拘縮，気道確保操作が気道閉塞や出血・困難気道のリスクを高める.
- 周術期の気道管理や気管チューブのサイズと固定位置，気管切開の適応，麻酔方法を詳細に検討し，選択した方法の得失・代替方針を決めておく.

▶睡眠時無呼吸症候群（sleep apnea syndrome：SAS）
- 「1 時間の睡眠につき，平均 5 回以上の無呼吸・低呼吸などの呼吸イベントが出現し，かつ日中に眠気や眠気に類する症状があること」と定義され，閉塞性，中枢性，混合性の 3 つに分類される[1].
- 睡眠中のイベントに対する問診が重要であり，睡眠中のいびきやそれに続く無呼吸，日中の傾眠傾向を確認する．ポリソムノグラフィーで検査する.
- SAS 患者では前投薬の影響による低換気や上気道狭窄を助長する可能性について十分に注意する．合併症である肥満や上気道疾患により換気・挿管が困難になる危険性があることを考慮する.
- 周術期においては麻酔薬や手術の影響により様々なイベントを発生しうることを念頭に置く．たとえば胃食道逆流や嚥下反射の異常を有し誤嚥のリスクが高いこともある．心血管疾患を合併している可能性もあり，症例によっては経食道心エコーなどのモニタリングも有用であろう.

▶放射線照射後
- 放射線治療では急性反応としての早期障害と 2〜4 カ月の潜伏期を経て現れる晩期障害がある．頭頸部放射線治療の早期障害は，粘膜炎と一過性浮腫がある．晩期障害は喉頭浮腫と皮膚硬結，頸部浮腫などがある[2].
- 放射線照射後には気道浮腫や頭頸部可動域制限をきたす可能性があり，術前の気道評価をより厳密に行い，外科的気道確保を含めた周到な準備が必要となる.

▶咽頭腫瘍
- 腫瘍の大きさ，付着位置，出血の有無，呼吸困難の有無や度合い，可動性などを考慮して麻酔計画を立てる[3]．喉頭内視鏡や CT では咽喉頭，気管の偏位などの情報を得ることができるため，術前に

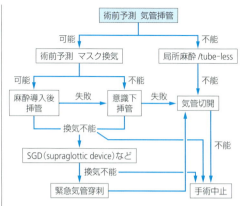

図1 咽頭腫瘍の気道管理例
(福山東雄, 他. In: 高崎眞弓, 他編. 麻酔科トラブルシューティング A to Z. 1版. 東京: 文光堂; 2010. p.30-1[3] より改変)

確認したい.
- 呼吸困難があればその減弱・増強する因子, また睡眠時の体位などの確認は, 導入前の酸素化やマスク換気時の補助になる.
- 導入計画が失敗した場合の対応策の準備, その可否を判断する(図1).

術前
- いずれの病態においても, 挿管困難だけでなくマスク換気困難 (cannot intubation, cannot ventilation: CICV) である可能性を考慮し, 画像診断を含めた綿密な術前評価を行い, 危機回避の方針を立てた上で臨まなければならない.

麻酔
- 区域麻酔単独の選択を検討する. ただし, 患者の状態(安静を保てないなど), 術式などから鎮静や全身麻酔が必要な場合は上述のような綿密な準備を行う. 気道にリスクを伴うため筆者個人としては気道確保に気管挿管を選択する.
- 気管挿管を麻酔導入後に行うか, 意識下に行うかは症例ごとに判断する. 安静が保てない患者や小児などでは自発呼吸を維持した緩徐導入を行う. 麻酔導入後の挿管では「麻酔導入時の日本麻酔科学会気道管理アルゴリズム(JSA-AMA)」に従い換気・挿管を評価, 施行する.
- 意識下挿管では口腔内から喉頭にかけて表面麻酔をすることで患者負担を軽減できる. 上喉頭神経ブロック(I-4-4. 気管挿管—気管挿管方法〔128頁〕参照)も有効なことがある. ただし, 喉頭の反射を抑制することで誤嚥の可能性は高まるので, 得失を勘案

する.

術後

- 挿管患者では抜管基準に従い抜管する. 覚醒時抜管を心がけ, 抜管後も容易に上気道が閉塞することを念頭に置き, 再挿管を含めた抜管戦略をあらかじめ構築しておく. 気管チューブ交換用カテーテルを用いた抜管も有用である[4]. 再挿管以外には経鼻的持続陽圧呼吸療法や非侵襲的陽圧換気の使用も考慮する. 上気道閉塞の危険性がなくなるまではパルスオキシメータなどによるモニタリングを継続する[5].

参考文献

1) 世良田和幸. 睡眠時無呼吸症候群がある. In: 高崎眞弓, 他編. 麻酔科トラブルシューティング A to Z. 1版. 東京: 文光堂; 2010. p.50-2.

2) 松本勇貴, 橋本和昌, 吉田 龍, 他. 放射線治療後に高度気道狭窄となった 2 症例. 日臨麻会誌. 2016; 36: 11-4.

3) 福山東雄, 鈴木利保. 腫瘍で上気道が圧迫されている (呼吸困難感がある). In: 高崎眞弓, 他編. 麻酔科トラブルシューティング A to Z. 1版. 東京: 文光堂; 2010. p.30-1.

4) Hagberg CA, Artime CA. Airway Management in the Adult. In: Miller RD, editor. Miller's Anesthesia. 8th ed. Phyladelphia: Elsevier Saunders; 2015. p.1647-83.

5) 高橋菜々子, 川前金幸. 全身麻酔後の睡眠時無呼吸症候群. In: 高崎眞弓, 他編. 麻酔偶発症 A to Z. 1版. 東京: 文光堂; 2017. p.118-20.

〈多田雅博〉

3. 合併症を有する患者の麻酔

➤ 4 肝機能障害

POINT

- 周術期リスク評価を行い, 肝毒性を最小に, 肝への酸素供給を最大限に努める.
- 手術の種類, 肝疾患の重症度, 麻酔薬による肝血流変化, 薬物代謝を考慮しなければならない.

▶肝臓の生理学的特徴

- 栄養吸収や, 蛋白, 炭水化物, 脂質, ヘム, 胆汁など多くの物質の合成 /代謝 /分解を担う.
- 肝臓は心拍出の約 25%の血流を受ける. 肝血流の約 70%は門脈, 約 30%は肝動脈から供給され, 酸素供給に換算するとそれぞれ 50：50 である.

術前

- 手術に対するリスク評価が必要である. 手術の種類, 敗血症の存在なども考慮する.
- Child-Pugh 分類 (表 1) は手術死亡率と合併症発生率に関する最もよい指標の 1 つである.
- 黄疸, 瘙痒症, 倦怠感, 食思不振の既往に注意. 薬物への曝露やアルコール, その他毒物などの病歴も重要である. 身体所見では肝脾腫, 腹水, 浮腫, クモ状血管腫, 精巣萎縮, メデューサの頭, 痔核, 女性化乳房, 固定姿勢保持困難, 短期間の体重減少などの有無を確認する.
- 凝固障害, 腹水, 体液・電解質不均衡, 腎機能, 脳症, 栄養状態などの異常を術前に可能な限り補正する.
- 肝機能異常がある場合は図 1 のような対応を検討する[1].

表1 Child-Pugh分類

	1点	2点	3点
血清ビリルビン値 (mg/dL)	2.0未満	2.0～3.0	3.0以上
血清アルブミン値 (g/dL)	3.5以上	2.8～3.5	2.8未満
腹水	―	少量	中等度以上
肝性脳症	―	Grade Ⅰ～Ⅱ	GradeⅢ～Ⅳ
プロトロンビン活性 (%) (プロトロンビン時間〔秒〕)	70以上 4以下	40～70 4～6	40未満 6以上

各項目のスコアを合計する.
グレードA：5～6点, B：7～9点, C：10～15点.
(Rothenberg DM, et al. Anesthesia and the Hepatobiliary System. In: Miller RD, editor. Miller's Anesthesia. 8th ed. Philadelphia: Elsevier Saunders; 2015. p.2244-61[1] より改変)

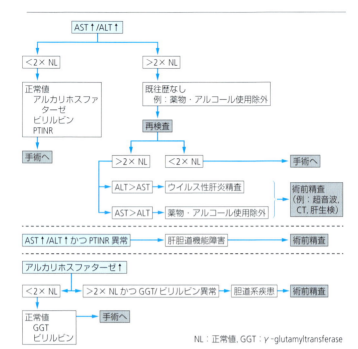

図1 無症候性肝機能異常時の対応

(Rothenberg DM, et al. Anesthesia and the Hepatobiliary System. In: Miller RD, editor. Miller's Anesthesia. 8th ed. Philadelphia: Elsevier Saunders; 2015. p.2244-61[1] より改変)

麻酔	● 全身麻酔・区域麻酔いずれも血圧低下により肝血流を減少させる[2]．手術手技や麻酔薬による周術期の肝虚血はもともとの肝疾患を増悪させうる．低 $PaCO_2$ は肝血流を減少するため過換気は避ける．肝実質に手術が及ぶ場合は十分太い静脈路の確保が重要である．
	● 麻酔方法に特別な制限はないが，各麻酔や薬物の特徴を考慮する．肝機能障害のため，凝固能低下，血小板数低下により区域麻酔の選択に注意する．消化管蠕動の低下や腹水による誤嚥のリスク上昇に注意する．
	● 胸水・腹水貯留時は体液量減少を適切に補う．術中出血量が多い場合は血液製剤の使用も積極的に考慮する．
	● 血小板数が5万/μL以下での観血的処置は血小板製剤の使用を考慮．脳外科手術など止血が難しい手術では7万/μLを目安にするとする意見もある[3]．

▶麻酔薬の代謝

- 揮発性麻酔薬はチトクロム P-450 系ではほとんど代謝されない．ハロタンでは代謝により免疫性肝炎の報告があるが，セボフルラン，デスフルランでは文献上報告はない[2]．

- プロポフォールは肝臓で代謝され，腎臓で排泄される．全クリアランスは肝臓以外での代謝も関与する．中〜長時間作用型のバルビツレートの作用時間は代謝に依存するため，肝不全では効果が遷延する．

- ベンゾジアゼピン系とオピオイドも主に肝臓で代謝される．さらに低アルブミン血症では効果が増強されるため慎重な投与を要する．

- 筋弛緩薬は肝疾患患者で抵抗性をもつことがある．排泄に時間を要するため維持量は少なくなる．モニタ使用が勧められる．

術後

- 後出血，腹水，麻痺性イレウス，薬物効果の遷延に注意する．肝機能障害や術後黄疸，肝腎症候群，肝肺症候群を生じることもあり慎重な経過観察が必要である．

参考文献

1) Rothenberg DM, O'connor CJ, Tuman KJ. Anesthesia and the Hepato-biliary System. In: Miller RD, editor. Miller's Anesthesia. 8th ed. Philadelphia: Elsevier Saunders; 2015. p.2244-61.

2) 西川光一. 肝疾患患者での特別な注意. In: 稲田英一, 監訳. MGH 麻酔の手引. 6 版. 東京: メディカル・サイエンス・インターナショナル; 2012. p.67-78.

3) 長沼恵子. 肝障害. In: 天木嘉清, 他編. 見て考えて麻酔を学ぶ. 2 版. 東京: 中山書店; 2014. p.152-3.

〈多田雅博〉

3. 合併症を有する患者の麻酔

▶ 5 虚血性心疾患

POINT

- 虚血性心疾患は術前のリスク評価が最も重要である.
- 冠拡張薬の予防投与は推奨されない.
- 術後につながる疼痛管理が重要である.

術前

- 周術期における心合併症は，その転帰が重篤であり，系統だった術前評価と麻酔管理が重要である.
- 術前リスクは Revised Cardiac Risk Index（RSRI）（表1）が使用され，因子の数が増えるほど心血管イベントの発生率が高くなる.
- 術前評価のアルゴリズムを図1に示す.

表1 Revised Cardiac Risk Index

- ・虚血性心疾患
- ・心不全の既往
- ・脳血管障害
- ・インスリンが必要な糖尿病
- ・腎機能障害
- ・高リスク手術

心血管イベント発生率	
リスク因子の数	%
0	0.5
1	1.3
2	3.6
≧3	9.1

麻酔

- 麻酔方法は術式や抗血小板薬・抗凝固薬の投与計画をふまえて決定する.
- 重要なのは麻酔法の選択ではなく，冠灌流を維持する麻酔管理である.

▶**適切なモニタリング**

- 心筋虚血の検出には V4-5 の胸部誘導も使用した心電図の使用が推奨される.

▶**適切な灌流圧**

- 冠血流は拡張期血圧を保つことで維持される．酸素需要を増やさず適切な後負荷を維持する.

▶**体温維持**

- 35℃未満の低体温は心血管イベントを増加させるため，体温維持に努める.

374　　　JCOPY 498-05536

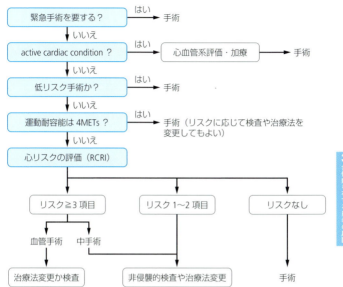

図1 非心臓手術における心臓リスク評価
※active cardiac condition は次項を参照.

冠拡張薬の使用?
・ニトログリセリン: 心血管イベントの予防を目的とした投与は前負荷の減少による低血圧を引き起こすため推奨されない.
・ニコランジル: 心血管イベントを予防する確たる証拠はない.

 術後

- 不十分な鎮痛は酸素需要の増加を招き心筋虚血へつながるため, 十分な術後鎮痛を行う.
- 硬膜外麻酔や末梢神経ブロックは術前後の抗血小板薬や抗凝固薬の開始時期を考慮する.

参考文献
1) Kristensen SD, Knuuti J, Saraste A. et al. 2014 ESC/ESA Guidelines on non-cardiac surgery: cardiovascular assessment and management. Eur Heart J. 2014; 35: 2383-431.
2) 日本循環器学会. 2012-2013 年度合同研究班報告. 非心臓手術における合併心疾患の評価と管理に関するガイドライン (2014 年改訂版). http://www.j-circ.or.jp/guideline/pdf/JCS2014_kyo_h.pdf

〈杉浦孝広〉

3. 合併症を有する患者の麻酔

▶6 低心機能患者

POINT
- 術前の心機能と循環血液量を評価する．
- 麻酔時には適切な前負荷を保ち，収縮力を維持し，後負荷を管理する．

- "低心機能"とは心収縮力の低下した状態であり，拡張型心筋症（DCM）がその代表的な疾患である．
- 拡張型心筋症は心筋収縮不全と左室内腔の拡張を特徴とする．
- 他にも虚血性心疾患，心筋炎，周産期心筋症などDCMに類似した臨床像を示すものも多く存在する．

術前
- 低心機能患者においては，前項（虚血性心疾患）と同様に系統だった術前評価を行う．
- 詳細な心機能の評価はもとより，胸部レントゲン写真，運動耐容能やBNP（B-type natriuretic peptide）から循環血液量の評価を行う．
- 不整脈の評価も重要であり，"active cardiac condition"（表1）の重篤な不整脈に該当するような重症度の高い状態であれば原疾患を含めて評価・加療が必要となる．

 心不全の重症度評価によく使用されるBNPであるが，前駆物質であるN端プロBNP（NT-proBNP）は，非心臓手術における術後の心イベントと相関している．

表1 Active cardiac condition

状態	例
不安定な冠動脈疾患	不安定，高度の狭心症 30日以内発症の心筋梗塞
非代償性心不全	
重篤な不整脈	高度房室ブロック 症候性心室性不整脈 上室性不整脈（>100） 症候性徐脈 新規心室頻拍
高度の弁膜疾患	高度の大動脈弁狭窄症 有症状の僧帽弁狭窄症

麻酔
- 低心機能患者に対する麻酔方法において全身麻酔や局所麻酔（脊髄くも膜下麻酔や硬膜外麻酔）など麻酔法による優位性は認められていない．

- 全身麻酔は麻酔薬による前負荷・後負荷の減少および心収縮力の低下に対応が必要となる一方, 手術部位や時間に制限はなく, 急変時の対応にも優れている.
- 局所麻酔は少量であれば循環動態への影響は少ないが, 手術部位や時間が限られる.
- 同様の制限はあるが, 超音波ガイド下末梢神経ブロックや循環動態への影響が少ないとされるデクスメデトミジンなどの鎮静薬を使用した麻酔管理も考慮すべきである.

▶麻酔管理の要点

1) 過剰輸液を回避しつつ前負荷を保つ
- 前負荷のモニタリング
  - 肺動脈カテーテル: 有用であるが不整脈の誘発や侵襲が大きい.
  - SVV (stroke volume variation): 使用に条件かつ過剰輸液を判断しにくい.
  - 経食道心エコー: 全身麻酔が必須かつ使用に習熟が必要.

2) 心収縮力を維持する
- 全身麻酔導入においては循環変動の少ないベンゾジアゼピンやオピオイドを使用する.
- 術中はカテコラミンやホスホジエステラーゼⅢ阻害薬による循環補助が必要である.

3) 後負荷を増加させない
- 麻酔による後負荷の減少を補う必要性はあるが, 過度の血管収縮薬の使用や不十分な疼痛管理には注意する.

4) 心筋の酸素需要に配慮する
- 虚血性心疾患の場合は頻脈を避け, 疼痛管理に留意する.

術後
- 不十分な疼痛管理は後負荷の増加につながる.
- 鎮痛方法は術後の抗凝固療法を含め十分に検討する.

参考文献
1) 日本循環器学会. 循環器病の診断と治療に関するガイドライン (2009-2010年度合同研究班報告). 拡張型心筋症ならびに関連する二次性心筋症の診療に関するガイドライン. http://www.j-circ.or.jp/guideline/pdf/JCS2011_tomoike_h.pdf
2) 前川拓治. 拡張型心筋症の周術期管理. 麻酔. 2014; 63: 22-30.
3) Ryding AD, Kumar S, Worthington AM, et al. Prognostic value of brain natriuretic peptide in noncardiac surgery: a meta-analysis. Anesthesiology. 2009; 111: 311–9.

〈杉浦孝広〉

3. 合併症を有する患者の麻酔

▶7 ペースメーカー

POINT

- ペースメーカー（PM），植込み型除細動器（ICD）の適応疾患や種類・設定・依存度を確認する．
- 電磁干渉を起こす機器の使用を確認する．
- 麻酔中は脈拍を確認し，PM 機能不全に備える．

術前

- PM の設定は表1に示す NASPE/BPEG ペースメーカーコードにより 5 文字の英文字コードによって表示される．PM の種類や設定，バッテリー残量はペースメーカー手帳から把握する．胸部レントゲン写真からは PM の位置関係を，心電図からは活動や依存度を評価する．
- PM の適応となる代表的な疾患は洞不全症候群と高度房室ブロックである．ICD は二次予防を目的とした適応は日本循環器学会ガイドラインでもクラス I とされている．Brugada 症候群，QT 延長群などの疾患や，冠動脈疾患後の二次予防にも適応がある．心機能低下や他の疾患を合併する患者であることが多く全身状態の評価を十分に行う．

電磁干渉（EMI）：PM が外部からの電磁波によって影響を受けること，刺激抑制を含む誤作動や機器の故障を生じる危険性がある．

- 電気メス：可能であれば双極型や超音波電気メスを使用する．単極型の場合には電気メスの電流計路上に PM 本体やリードが位置しないよう対極板を配置する．PM 本体から 15cm 以上離れた部位での使用が望ましく，使用も 5 秒以内の短時間にとどめる．
- 術中の PM 機能不全に備えて，プログラマーやマグネット，一時ペーシング装置，体外式除細動器が使用できることを確認する．

表1 NASPE/BPEG ペースメーカーコード

第1文字	第2文字	第3文字	第4文字	第5文字
刺激部位	心電位検出部位	制御方法	心拍応答機能	多部位ペーシング
O：なし	O：なし	O：なし	O：なし	O：なし
A：心房	A：心房	T：同期	R：あり	A：心房
V：心室	V：心室	I：抑制		V：心室
D：A+V	D：A+V	D：T+I		D：A+V

麻酔

- 手術中は，有効な脈拍の確認のためパルスオキシメーターや観血的動脈圧測定を行う．
- 術中の PM 設定は誤作動を防ぐため心拍応答機能や抗頻脈性不整

脈機能は一時的に停止する.

- ICD の除細動機能は停止する.
- PM 依存度が高い患者は非同期設定（AOO，VOO，DOO）への変更が有効である．依存度が低い患者では spike on T から致死的不整脈を誘発する危険性を考慮して PM を自己心拍数より低いバックアップ設定（AAI，VVI，DDI）とする.
- PM や ICD の適応となった疾患を確認し，各疾患に応じた麻酔管理を行う.

術後

- EMI の影響によって，ペーシング閾値の上昇や不具合を生じる可能性があるため，術後もモニタリングを継続する.

参考文献

1) American Society of Anesthesiologists. Practice advisory for the perioperative management of patients with cardiac implantable electronic devices: Pacemakers and implantable electronic devices: An updated report by the American Society of Anesthesiologists task force on perioperative management of patients with cardiac implantable electronic devices. Anesthesiology. 2011; 114: 247-61.

2) Stone ME, Salter B, Fischer A, Perioperative management of patients with cardiac implantable electronic devices. Br J Anaesth. 2011; 107: i16-26.

〈杉浦孝広〉

3. 合併症を有する患者の麻酔

▶ 8 内分泌疾患

糖尿病

POINT

- 非糖尿病患者においても，手術侵襲によるカテコラミン，コルチゾール，グルカゴンなどのインスリン拮抗性ホルモン分泌増加が起こり外科的糖尿病（surgical diabetes）をきたし得るため，糖尿病合併患者の麻酔管理中は血糖値の変動がより大きくなりやすい．
- 糖尿病それ自体のみならず，併存する頻度の高い合併症（虚血性心疾患，腎不全など）に対しての対策も検討する（II-3. 合併症を有する患者の麻酔の各項参照）．
- 麻酔中に使用できる薬剤はインスリンのみであるため，測定血糖値に応じた投与量について熟知しておく．
- 低血糖は不可逆的中枢神経障害を起こすため速やかに治療する．

術前	
	- 術前の血糖コントロール状態を確認する（空腹時血糖値，食後血糖値，HbA1c，尿糖，尿ケトン体など）．
	- 予定手術では術前絶飲食となるため，術当日のインスリン注射や経口血糖降下薬の内服は行わない（低血糖の予防）．
	- 術前の管理目標は血糖値＜140mg/dL かつ低血糖もなく，尿中ケトン体（−）とする．
	- 糖尿病性神経障害・糖尿病性腎症・糖尿病性網膜症の有無・程度を確認する．

麻酔	
	- 糖尿病と合併症への対処が十分なされれば，特に禁忌の麻酔法はない．
	- 全身麻酔では患者の意識がなく，症状から低血糖状態を疑うことができないため，最低でも 60〜90 分間隔で血糖値測定を行う．
	- 低血糖は不可逆的中枢神経障害をもたらすため，速やかな治療が必要である．グルコース 5〜10g を静注後，1〜2mg/kg/min の速度で持続静注し，30 分後に血糖値測定を行いフォローする．
	- 麻酔中は血糖値 100〜200mg/dL を目標に管理する（表 1）．
	- インスリン不足に対する適切な管理がなされない場合，糖尿病性ケトアシドーシスを発症する危険性が高くなる．
	- 糖尿病性ケトアシドーシスの治療は，糖代謝の改善（レギュラーインスリン 0.2 単位 /kg をボーラス投与後，0.1 単位 /kg/h で持続投与）と，多尿による脱水に対して生理食塩水 500〜1,000mL（小

380

Anesthesiology Green Note

表1 インスリン投与量

ボーラス投与		持続投与	
血糖値 (mg/dL)	レギュラー インスリン	血糖値 (mg/dL)	レギュラー インスリン
200～250	4単位	100以下	インスリン投与なし
250～300	6単位	100～140	0.2～0.7単位/時
300～350	8単位	140～200	0.5～1単位/時
350～400	12単位	200～260	0.8～1.3単位/時
400≦	持続投与	260<	1～1.5単位/時

(永井良三, 他. 麻酔科研修ノート. 2版. 東京: 診断と治療社; 2016[2])
より改変)

児や高齢者では 7～10mL/kg）の輸液負荷を行う.

術後
- 手術直後はインスリン感受性が変化しやすいため，血糖値や電解質の測定をこまめに行いフォローアップする.

参考文献
1) 西山美鈴. 麻酔科レジデントマニュアル. 3版. 東京: ライフリサーチプレス; 2008.
2) 永井良三, 稲田英一. 麻酔科研修ノート. 2版. 東京: 診断と治療社; 2016.

〈川村大資〉

3 合併症を有する患者の麻酔

3. 合併症を有する患者の麻酔

▶ 8 内分泌疾患

甲状腺機能亢進・低下症

P O I N T

- 予定手術の場合は，甲状腺機能を正常範囲内に治療してから行うことが望ましい．
- 甲状腺機能亢進状態で緊急手術を行う場合は，抗甲状腺薬やβ遮断薬の投与を行う．
- 重度の甲状腺機能低下症では全身の代謝低下があるため，麻酔薬全般の投与量を適宜減量する．
- 巨大甲状腺腫を伴う症例では，気管の圧迫，変位の有無を確認した上で確実な気道確保法を検討する．

術前
- 術前の症状（表1）や，甲状腺ホルモン値（fT_3，fT_4，TSH）から甲状腺機能評価を行う．
- 甲状腺機能が正常化してから手術を行うのが望ましいため，急がない手術では甲状腺機能の治療を優先する．
- 巨大甲状腺腫を伴う症例では気管が圧迫，変位されている場合があり，気管挿管困難となる可能性があるため，必ず術前の画像検査結果を確認しておく．

表1 甲状腺機能異常症の主な症状，生理的変化

	甲状腺機能	
	亢進	低下
心拍数	増加	低下
心拍出量	増加	低下
体重	減少	増加（浮腫）
発汗	増加	減少
体温	上昇	低下
末梢血管抵抗	低下	上昇
その他の症状	眼球突出	易疲労感

麻酔
- 甲状腺機能亢進状態でやむを得ず緊急手術を行う場合は，甲状腺クリーゼ memo を予防するため，抗甲状腺薬チアマゾール注射薬 30～60mg を投与するなどして，短時間で甲状腺機能を抑制することが重要である．
- 甲状腺クリーゼの治療は，輸液負荷，人工呼吸器管理，抗甲状腺薬の投与，αおよびβ遮断薬の投与，ステロイド投与などを行う．
- 甲状腺機能亢進症の頻脈性不整脈に対しては，心不全発症予防の観点から，短時間作用型でβ_1受容体選択性が高いランジオロール

382   **JCOPY** 498-05536

やエスモロールの持続静注でコントロールするのが望ましい．

甲状腺クリーゼ: 甲状腺機能亢進症状（体温上昇，頻脈など）が過度に出現し，急激に進行する病態．発症は稀であるが，甲状腺機能亢進状態での術中・術後に発生する頻度が比較的高く，死亡率は20〜30%とされる．発症してからの進行が速いため，予防および早期の治療開始が重要である．

- 軽度～中等度の甲状腺機能低下状態（TSH 10μU/mL 以下）では麻酔上問題となることは少ないが，重度の甲状腺機能低下状態では全身の代謝機能が低下し，投与した麻酔薬の効果が遷延する可能性があるため，適宜投与量を減量する．

術後

- 甲状腺機能亢進症患者の術後 3 日（特に 24 時間）以内は，甲状腺クリーゼを発症する危険性があるため，注意深くフォローする必要がある．

参考文献

1) 西山美鈴. 麻酔科レジデントマニュアル. 3 版. 東京: ライフリサーチプレス; 2008.
2) 永井良三, 稲田英一. 麻酔科研修ノート. 2 版. 東京; 診断と治療社; 2016.

〈川村大資〉

3. 合併症を有する患者の麻酔

➤9 関節リウマチ

POINT

- 開口制限（顎関節拘縮），項部後屈制限（軸椎亜脱臼）の有無を確認し，挿管困難症例を予測する．
- 関節リウマチ患者は，全身麻酔によって他動的に動かしやすい状況下では，骨折や軟部組織の損傷をきたす危険性が高いため，麻酔管理中の体位変換は愛護的に行う．
- 治療でステロイド薬を投与されている患者では，ステロイド投与量・投与期間と術式の侵襲度を加味し，ステロイドカバーを考慮する．

術前

- 重要臓器障害（心臓，肺，腎臓，貧血）の合併がないかを確認する．
- 心膜炎，心筋炎，二次性アミロイドーシスによる伝導障害・心筋梗塞を合併している症例では，必要に応じて負荷心電図検査や心臓超音波検査も施行する．
- 貧血を合併している患者で，予測出血量の多い術式が予定されている場合は，十分な輸血用血液を準備しておく．
- ステロイドの投与歴を確認し，1週間以上前から投与継続している場合，あるいは最近6カ月以内に1カ月以上のステロイド投与がされていた場合は，予定術式の侵襲度に応じてステロイドカバー memo の必要性を考慮する．

memo

ステロイドカバー

通常成人の副腎皮質から分泌されるコルチゾールは1日20mg前後であり，手術侵襲などのストレスに対しては，基礎分泌量の約10倍程度まで分泌量増加が起こるが，ステロイド薬内服中の患者では，外因性ステロイド投与により脳下垂体-副腎皮質系の反応が抑制され，手術侵襲に対して本来放出されるべき内因性の副腎皮質ホルモンが放出できない．

そのため，1日にプレドニゾロン10mg（コルチゾール40mg）以上を，術前3カ月以内に1週間以上継続して内服している患者の手術では，周術期のステロイド補充（ステロイドカバー）を考慮しなくてはならない．

ステロイド薬を定期内服している症例では，手術当日の内服も継続する．浸潤麻酔による小手術ではステロイドカバーは不要とし，低侵襲の手術では定期内服量に加えてヒドロコルチゾン（ハイドロコートン®，サクシゾン®，ソル・コーテフ®など）25mgを，侵襲が高度の手術では200mgを，侵襲が高度かつ長時間におよぶ手術では300mgを手術当日の1日量として経静脈的に投与する．

低侵襲の手術では手術当日の1日量（ヒドロコルチゾン25mg）を手術開始前に投与し，術後1日目から定期内服量（維持量）に戻す

384

> 場合が多い.
> 侵襲が高度の手術では手術当日の1日量のうち50mgを手術開始前に投与し,残りの投与量は持続的に投与する. 術後1～3日目までは,1日につき25%減じた量のヒドロコルチゾンを投与し,4日目以降は経口摂取の可否も考慮し,可能ならば術前の維持量,投与法に戻す.

- 術前診察で多発性関節炎(拘縮)の部位や重症度を把握し,脊髄くも膜下麻酔,硬膜外麻酔の体位がとれるかどうかなどを加味し,総合的に麻酔法を決定する.
- 環軸椎亜脱臼の合併がないか確認する.
- 環軸椎亜脱臼による頚部の後屈制限や,顎関節拘縮による開口制限を合併している症例では挿管困難である場合が多いため,意識下挿管についての同意も得ておくとともに,エアウェイスコープ,気管支ファイバーなどを用いた気管挿管が行えるよう準備する.

麻酔

- 環軸椎亜脱臼を合併している患者の挿管では,頚髄損傷の危険性があるため,頚部は他動的に動かさない.
- 挿管困難が予測される症例では,術式が許すなら脊髄くも膜下麻酔および硬膜外麻酔を選択するか,またはラリンジアルマスク挿入下での麻酔管理も考慮する.
- 多関節の変形・拘縮により,手術体位のための身体拘束でも神経障害を起こしやすいため注意する.
- 挿管困難症例では,再挿管も困難であるため,抜管の際には確実な覚醒と筋弛緩の回復を確認する.
- 挿管時に気道に機械的刺激が加わった場合には,浮腫が生じている可能性があるため,必要であればステロイド投与により浮腫を治療することも考慮する.

術後

- 十分覚醒した後に,術中の体位や頚髄症による麻痺などがないかを確認する.

参考文献
1) 西山美鈴. 麻酔科レジデントマニュアル. 3版. 東京: ライフリサーチプレス; 2008.
2) 讃岐美智義. 麻酔科研修チェックノート. 5版. 東京: 羊土社; 2015.

〈川村大資〉

3. 合併症を有する患者の麻酔

➤ 10 統合失調症

POINT

- 統合失調症は，陽性症状（妄想，幻覚など）と，陰性症状（感情平坦化, 意欲の欠乏など）を特徴とする精神病性障害であり，フェノチアジン系・ブチロフェノン系の定型抗精神病薬および非定型抗精神病薬が治療に用いられる．
- 統合失調症に起因する精神症状が原因で，患者本人からの承諾が得られない場合は，保護義務者の同意と責任において適切な治療を行うことが法的に認められている．
- 定型抗精神病薬は抗コリン作用を有するため，前投薬としてのアトロピン・スコポラミン投与は行わない．
- 定型抗精神病薬を内服している場合，アドレナリンの投与は禁忌である．

術前

- 術前の症状を確認する（本人からの聴取が困難な場合も多いため，家人や保護責任者などから可能な限り情報を得る）．
- 予定手術は，精神症状が安定した状態で行われることが望ましい．
- 症状が落ち着いていれば術当日は抗精神病薬を中止するが，症状が不安定で精神科医の指示がある場合は内服を継続する．
- 統合失調症に起因する精神症状が原因で患者本人からの承諾が得られない場合は，保護義務者から麻酔の同意を得る．
- 抗精神病薬には直接心筋障害作用があり，心電図で PQ 延長，QT 延長，ST 低下，T 波の陰転化などの変化がみられる場合があり．術前の心電図検査結果は必ず確認しておく．
- 定型抗精神病薬は抗コリン作用を有するため，前投薬としてのアトロピン投与は行わない．

麻酔

- 絶対的禁忌となる麻酔法はないが，抗精神病薬による直接心筋障害で，致死的不整脈から心停止を起こす危険性もあり得るため, 循環変動が少なく，覚醒のよい方法を選択する．
- 徐脈に対しアトロピンの投与を避けたい場合はエフェドリンで代用するか，プロタノールを使用する．
- 定型抗精神病薬を投与されている場合は異常低血圧 memo を避けるため, アドレナリンは使用しない（添付文書上も併用禁忌）．

> **異常低血圧**：定型抗精神病薬（フェノチアジン系，ブチロフェノン系）はα遮断作用を有しており，アドレナリンを投与した場合にβ作用が顕在化して，低血圧を招くと考えられる．よって蘇生を要する急激な低血圧に対してはノルアドレナリンを使用する．

- 十分な呼吸機能の回復，覚醒が得られれば通常通り抜管できるが，覚醒が不十分な場合は，状態が回復するまで人工呼吸器管理を継続する．

術後

- 可及的早期に術前と同様の抗精神病薬内服を再開することが望ましいため，嚥下機能の回復を十分確認する．
- 術前からの抗精神病薬内服による抗コリン作用と，術中の抗コリン薬の使用により麻痺性イレウスを起こす可能性があるため注意する．

参考文献

1) 西山美鈴. 麻酔科レジデントマニュアル. 3版. 東京: ライフリサーチプレス; 2008.

〈川村大資〉

3. 合併症を有する患者の麻酔

➤ 11 抗凝固薬・抗血小板薬使用患者

POINT

- 周術期に抗凝固薬，抗血小板薬を内服している患者は増加している.
- 硬膜外麻酔に伴う血腫発生率は 1/10,000～1/30,000.
- 脊髄くも膜下麻酔，硬膜外麻酔，末梢神経ブロックを施行する際には，血腫形成の危険性が増大するため，薬物の休薬期間を確認する（表 1）.
- 用手的に圧迫が困難な部位の末梢神経ブロックの適応は硬膜外麻酔に準ずることを基本とする.
- 抗凝固薬は 75 歳以上の高齢者，腎機能低下症例，低体重症例，抗血小板薬の併用症例で出血性合併症の危険性を高める.
- 術前に抗血栓療法のブリッジングをして手術に臨む場合は，休薬期間の確認と ACT による凝固能の確認を行う.

▶抗凝固・抗血小板療法に使用される薬物

▶抗凝固薬

1) ワルファリン

- 活性型ビタミン K の合成を抑制し，ビタミン K 依存性の凝固因子である第 II・VII・IX・X の合成を阻害する. 半減期は II: 50～80 時間，VII: 6～8 時間，IX: 24 時間，X: 25～60 時間であり，いずれか 1 つの活性が 20%を下回ると全体の凝固能は抑制される.
- 手術前に一時的にワルファリンの投与を中止する必要がある患者では，手術の 5 日前に投与を中止する. 術後は 12～24 時間後に十分な止血が得られている場合に再開する.
- 人工弁，心房細動，深部静脈血栓があり，血栓塞栓症のリスクが高い患者では抗血栓療法のブリッジングを行うことが推奨される.

2) ヘパリン

- アンチトロンビンは第 Xa 因子，トロンビンを阻害して抗凝固活性を発揮する. 未分画ヘパリンの分子量は 5,000～20,000 で，アンチトロンビン，トロンビンの双方と結合する. 一方低分子ヘパリンは分子量 4,000～6,000 と小さく，アンチトロンビンのみと結合し，第 Xa 因子を阻害する.
- ヘパリンの半減期が約 60 分である一方，低分子ヘパリンの半減期は 2～4 時間と長いため，休薬期間に注意する.

3) フォンダパリヌクス

- アンチトロンビンに結合し，第 Xa 因子阻害作用のみを発揮する.

表1 脊髄くも膜下・硬膜外麻酔施行に伴う抗凝固・血小板薬の取り扱い
（凝固能・血小板数が正常な場合）

薬物名	商品名	阻害する因子	最終投与からの休薬期間	カテーテル抜去から再開までの時間
未分画ヘパリン	ヘパリン®	トロンビン，Xa	4h(静注) 8〜10h(皮下)	2h
エノキサパリン	クレキサン®	Xa>トロンビン	12h	2h
ダルテパリン	フラグミン®	Xa>トロンビン	12h	2h
フォンダパリヌクス	アリクストラ®	Xa	4d	6h
ワルファリン	ワーファリン®	VitK依存性凝固因子	5d	抜去後より
ダビガトラン	プラザキサ®	トロンビン	4〜5d	6h
リバーロキサバン	イグザレルト®	Xa	2d	6h
アピキサバン	エリキュース®	Xa	3d	6h
エドキサバン	リクシアナ®	Xa	2d	6h
アスピリン	バイアスピリン®	TX₂	制限なし	術後早期
クロピドグレル	プラビックス®	P2T12受容体遮断	7d	抜去後より
チクロピジン	パナルジン®	AC活性化，P2T12受容体遮断	7〜10d	抜去後より
プラスグレル	エフィエント®	P2T12受容体遮断	7〜10d	抜去後より

皮下投与での半減期は 14〜17 時間と長い.

4）ダナパロイド
- Xa 因子／トロンビン活性比が 20：1 で，主に第 Xa 因子を阻害する．半減期は 20 時間と長く，播種性血管内凝固症候群（DIC）の治療に用いられる.

5）非ビタミン K 阻害経口抗凝固薬
- アンチトロンビンを介さず，直接トロンビンまたは，第 Xa 因子を阻害する．トロンビンを阻害するものとしてはダビガトラン，第 Xa 因子を阻害するものとしてはリバーロキサバン，アピキサバン，エドキサバンがある.
- 半減期はいずれも 10〜15 時間であり，ワルファリンに比べ出血性合併症の発生を低く抑えると考えられている.

▶抗血小板薬
1）アスピリン
- 血小板のシクロオキシゲナーゼを不可逆的にアセチル化することで，トロンボキサン A₂ の合成を阻害する．その結果，血小板の表面の糖タンパクである GPⅡb/Ⅲa 受容体の発現が抑制されることで血小板機能を阻害する.
- 抗血小板作用は血小板の寿命と同じく 7〜10 日持続するが，アス

ピリン自体の血小板抑制作用はあまり強くないため，単独使用症例では，脊髄くも膜下麻酔や硬膜外麻酔施行での血腫形成の危険性を増加させないと考えられている．

2）チエノピリジン系抗血小板薬（チクロピジン，クロピドグレル）

- アデノシン二リン酸（ADP）受容体 $P2Y_{12}$ を阻害することによって，アデニル酸シクラーゼが抑制できなくなる．その結果，cAMP レベルの上昇を介した細胞内 Ca^{2+} 濃度の上昇も阻害されるため血小板凝集が抑制される．
- 作用は投与中止後 7〜10 日持続する．

▶周術期に抗凝固・抗血小板療法が考慮される病態

▶PCI に伴う抗血小板療法

- 心血管系イベントを起こすリスクが中等度から高度でアスピリンを内服している患者が非心臓手術を受ける場合，アスピリンの投与は継続する．
- リスクが低い患者は 7〜10 日前にアスピリンの投与は中止する．
- 冠動脈バイパス手術を受ける場合には，アスピリンの投与は継続し，2 種類の抗血小板薬を内服している患者では，アスピリンのみ内服継続し，クロピドグレルなどは手術 5 日前に中止する．
- 冠動脈ステント留置後で，2 種類の抗血小板薬を内服している患者が手術を受ける場合，ベアメタルステントでは挿入から 6 週間，薬剤溶出性ステントの場合は 6 カ月手術を延期する．
- やむをえない理由でこうした患者が手術を受ける必要がある場合，抗血小板薬は継続して手術を行う．

▶静脈血栓塞栓症の抗凝固療法

- 深部静脈血栓が形成される高リスク群では術前に未分画ヘパリンの投与が推奨される．
- 硬膜外麻酔施行時にはカテーテル抜去から 2 時間あけて再開する．
- 術後血栓形成のリスクが継続し長期予防が必要な場合には，ワルファリンに切り替えて INR 1.5〜2.5 を目標とした継続投与を行う．

▶弁膜症

- 虚血性脳卒中の既往のある僧帽弁逸脱症や僧帽弁輪部石灰化症例，動脈硬化性の大動脈病変症例ではアスピリン 50〜100mg の投与が推奨される．
- 心房細動や塞栓を伴う僧帽弁狭窄ではワルファリンによる抗凝固を行う．

▶心臓外科手術後

- 人工弁置換や僧帽弁形成術後 3 カ月未満では INR を 2〜3 に維持するようにワルファリンの投与が推奨される．

▶心房細動に伴う脳梗塞

- 塞栓形成の高リスク患者では $CHADS_2$ スコア 2 点以上の高リスク

患者へのワルファリンやリバーロキサバン,アピキサバン,エドキサバンのいずれかによる抗凝固療法が推奨される.

周術期抗血栓療法のブリッジング:内服薬の中止後,未分画ヘパリン静脈内投与によるブリッジングが術前に行われている場合,ヘパリンは手術の4〜6時間前に中止する.低分子ヘパリンの皮下注射によるブリッジングが術前に行われている場合,術前最後の投与は手術24時間前にする.また,低分子ヘパリンは術後48〜72時間に再開すべきである.

参考文献

1) Narouze S, Benzon HT, Provenzano DA, et al. Interventional spine and pain procedures in patients on antiplatelet and anticoagulant medications: guidelines from the American Society of Regional Anesthesia and Pain Medicine, the European Society of Regional Anaesthesia and Pain Therapy, the American Academy of Pain Medicine, the International Neuromodulation Society, the North American Neuromodulation Society, and the World Institute of Pain. Reg Anesth Pain Med. 2015; 40: 182-212.
2) Horlocker TT, Wedel DJ, Rowlingson JC, et al. Regional anesthesia in the patient receiving antithrombotic or thrombolytic therapy: American Society of Regional Anesthesia and Pain Medicine Evidence-Based Guidelines 3rd ed. Reg Anesth Pain Med. 2010; 35: 64-101.
3) Rosencher N, Bonnet MP, Sessler DI. Selected new antithrombotic agents and neuraxial anaesthesia for major orthopaedic surgery: Management strategies. Anaesthesia. 2007; 62: 1154-60.
4) 日本ペインクリニック学会・日本麻酔科学会・日本区域麻酔学会合同抗血栓療法中の区域麻酔・神経ブロック ガイドライン作成ワーキンググループ. 抗血栓療法中の区域麻酔・神経ブロックガイドライン 2016.

〈飯田高史〉

3. 合併症を有する患者の麻酔

► 12 ヘパリン起因性血小板減少症（HIT）

POINT

- HIT は I 型と II 型があるが臨床的に問題になるのは II 型である.
- HIT はあらゆる種類のヘパリンでも発症する.
- ELISA 法による HIT 抗体検査（保険収載）は感度は高いが特異度は低いため，臨床的な診断が重要である.
- HIT 既往の患者に対するヘパリン再使用については，HIT 抗体消失後には考慮してもよい.

►HIT とは

- ヘパリン起因性血小板減少症（heparin-induced thrombocytopenia: HIT）は，ヘパリンによる軽度の血小板凝集作用の結果，血小板減少が引き起こされると考えられている Type I 型と，一過性に出現する自己抗体が血小板を活性化するために血小板減少を引き起こす Type II 型に分類される. I 型は臨床症状や血栓の合併症はなく，自然に回復する. II 型はヘパリン投与 5〜14 日後にヘパリン減少や血栓傾向が出現する.

- ヘパリン（未分画や低分子）に曝露された患者のうち，実際に血小板減少と血栓傾向をきたすのは 3%以下と考えられている[1].

- 血小板第 4 因子（PF4）とヘパリンの複合体に対する自己抗体: HIT 抗体（抗 PF4·ヘパリン複合体抗体）が産生され，血小板，単球，血管内皮の活性化，トロンビン産生が起こり，血管内血小板の凝集による血小板減少と血栓塞栓症を発症する. また活性化血小板から凝固促進因子であるマイクロパーティクルが放出されることで凝固系の活性化が起こる.

- HIT 抗体は偽陽性が多く過剰診断には注意が必要だが，感度が高いため陰性の場合は否定的である. 臨床情報から診断法に 4Ts[2]が知られている（表 1）.

術前
- HIT の既往があれば，HIT 抗体が陽性かどうかを確認する. HIT 抗体が陰性化していればヘパリン投与も考慮される. この時の使用は最小限にとどめ，術前・術後の抗凝固などは代用できるならアルガトロバンにし，人工心肺中などのみヘパリンを投与する. これらの過程について，術者，臨床工学技士，手術室看護師，麻酔科医で術前にコンセンサスを得ておく必要がある.

- HIT 抗体陽性でありヘパリンを使用しなくては実施不可能な手術の場合，可能であれば HIT 抗体陰性まで手術は延期が望ましい.

- 術前検査などで使用した少量のヘパリンでも HIT を起こすことが

表3 4Ts

①Thrombocytopenia（血小板減少症），②Timing of platelet count fall, thrombosis, or other sequelae（血小板減少，血栓症，その他の続発症の発症時期），③Thrombosis or other sequelae血栓症や皮膚障害，急性全身反応などの続発症），④Other cause for thrombocytopenia not evident（他に血小板減少の原因が存在しない）の4つの項目から採点．HITの可能性は0～3点：低い，4～5点：中間，6～8点：高い．

	2点	1点	0点
血小板減少の程度（％は経過中の最高値と比較）	血小板数が50％を超えて減少，ならびに最低血小板が2万/μL以上 3日以内の手術歴なし	血小板数が50％以上減少であるが術後3日以内，もしくは最低血小板数が1万～2万未満などスコア2点と0点の間	血小板数が30％未満の減少，もしくは最低血小板数が1万/μL未満
血小板減少開始時期からの経過日数（最近のヘパリン投与開始日を0日）	投与後5～10日の明確な血小板減少，もしくは過去30日以内のヘパリン投与歴があり1日以内発症	投与後5～10日であるが不明瞭，あるいは11日以降の血小板減少，もしくは過去31～100日以内のヘパリン投与歴がある1日以内発症	一連のシリーズでヘパリン投与から4日以内の血小板減少
血栓症やほかの偶発症の有無	確認された新たな血栓症発症，ヘパリン投与部位の皮膚壊死，ヘパリンおよび低分子ヘパリン投与時の急性全身反応，副腎出血	抗凝固療法中の静脈血栓の再発，血栓症疑い（画像診断待ち），ヘパリン投与部位の紅斑様の皮膚病変	血栓症や続発症がない
他の血小板減少が原因である可能性	明らかに血小板減少の原因が他に存在しない	他に血小板減少の可能性がある：微生物検査確定なしの敗血症，人工呼吸開始に伴う血小板減少，その他	他に明確な血小板減少の原因がある：72時間以内の手術，細菌感染，真菌感染，20日以内の化学療法か放射線照射，HIT以外が原因のDIC，血栓性血小板減少性紫斑病，薬剤起因性血小板減少，その他

(Warkentin TE, et al. J Thromb Haemost. 2010; 8: 1483-5 [2]) より改変)

あるため，周術期に異常な血小板減少をみたらヘパリンの使用の有無を確認する．

麻酔
- 心臓手術などヘパリンの使用が不可避な手術では可能であればHIT抗体陰性まで手術は延期．
- HIT抗体陰性であれば術中のみヘパリン使用（術前，術後は代替抗凝固薬）．
- HIT抗体陽性であり，手術の待機が不可能な場合代替抗凝固薬（アルガトロバンが多い）を使用．

HIT 患者に観血的動脈圧測定を行う場合
当院では以下のようにラインを作成している．
・観血的動脈圧ライン用圧バッグ
　　生理食塩水 500mL＋アルガトロバン（ノバスタン®）5mg

治療

- 臨床的に HIT が強く疑われる患者については血栓症の合併の程度にかかわらず，すべてのヘパリンの投与を中止する（カテーテル類のヘパリンフラッシュや観血的動脈圧測定ラインに使用しているヘパリンも含む）．
- 治療薬としては抗トロンビン薬であるアルガトロバンを使用する．肝機能が正常であれば，$0.7\mu g/kg/min$ から使用し活性化部分トロンボプラスチン時間（APTT）でモニタリングしながら基準値の 1.5〜3.0 倍程度でコントロールする[3]．血小板数が回復したところでワルファリンを追加（この時点ではアルガトロバンとワルファリンを併用することが大事），治療域に達したところでワルファリン単独に切り替えることが重要である．
- 病態は血栓症であるので血小板減少に対する血小板輸血は原則禁忌であるが，出血のリスクが非常に高い場合は血小板輸血を考慮する[4]．

参考文献

1) Arepally GM. Heparin-induced thrombocytopenia. Blood. 2017; 129: 2864–72.
2) Warkentin TE, Linkins LA. Non-necrotizing heparin-induced skin lesions and the 4T's score. J Thromb Haemost. 2010; 8: 1483–5.
3) 鈴木俊示, 松尾武文. HIT の治療. In 松尾武文, 他編. HIT 診療の手引き. 1 版. 神戸: HIT 情報センター; 2004. p.12-4.
4) Linkins L-A, Dans AL, Moores LK, et al. Treatment and prevention of heparin-induced thrombocytopenia. Chest. 2012; 141: e495S–e530S.

〈小野寺美子〉

3. 合併症を有する患者の麻酔

13 重症筋無力症

POINT

- スガマデクスの登場により，ロクロニウムの使用は添付文書上，禁忌から慎重投与に変更された（2016年）.
- 非脱分極性筋弛緩薬に対する感受性が高いことが多く，使用する際は筋弛緩モニターで反応をみながら通常量の1/10～1/5から投与を開始する．
- ロクロニウムの使用後も，理論的にはスガマデクスの投与により麻酔導入前の筋力に回復するはずであるが，術後の呼吸状態は慎重に観察すべきである．

術前

- 術前の症状を確認する．MGFA（Myasthenia Gravis Foundation of America）分類が用いられる（表1）.
- 抗アセチルコリン受容体抗体（抗AChR抗体）の抗体価を確認する．ただし，seronegative Myasthenia Gravisと呼ばれる抗AChR抗体陰性の重症筋無力症もある．抗AChR抗体陰性であっても，陽性患者と同様に非脱分極性筋弛緩薬への感受性が高いことが報告されている[1]．
- 呼吸機能検査を確認する．
- コリン作動性クリーゼ memo を避けるために手術当日は抗コリンエステラーゼ薬を中止する．
- 術後，人工呼吸器管理となる可能性を説明する．

表1 MGFA分類

Class I	眼筋型．眼輪筋の筋力低下も含む．他の全ての筋力は正常．
Class II	眼以外の筋の軽度の筋力低下．眼の症状の程度は問わない．
IIa	四肢・体軸>口腔・咽頭・呼吸筋の筋力低下
IIb	四肢・体軸≦口腔・咽頭・呼吸筋の筋力低下
Class III	眼以外の筋の中等度の筋力低下．眼の症状の程度は問わない．
IIIa	四肢・体軸>口腔・咽頭・呼吸筋の筋力低下
IIIb	四肢・体軸≦口腔・咽頭・呼吸筋の筋力低下
Class IV	眼以外の筋の高度の筋力低下．眼の症状の程度は問わない．
IVa	四肢・体軸>口腔・咽頭・呼吸筋の筋力低下
IVb	四肢・体軸≦口腔・咽頭・呼吸筋の筋力低下
Class V	挿管．人工呼吸器の有無は問わない（通常の術後管理は除く．経管栄養のみで挿管されていない場合はIVbに含む）．

コリン作動性クリーゼ：抗コリンエステラーゼ薬過剰により副交感神経が過剰興奮した状態．アトロピンの投与により対処する．
筋無力症クリーゼ：抗コリンエステラーゼ薬不足により筋無力症状が悪化した状態．抗コリンエステラーゼ薬の投与により対処する．

麻酔

- 全身麻酔を避けることが可能であれば区域麻酔を選択する．
- 筋弛緩薬を使用する場合は，筋弛緩モニターの使用・スガマデクス投与による筋弛緩回復を前提とする．
- 脱分極性筋弛緩薬に対して抵抗性を示すため用いない．
- 患者入眠後，筋弛緩投与前に筋弛緩モニターを装着する．筋弛緩モニタリングの精度を上げるため，ハンドアダプタを装着し，キャリブレーションも行う（I-2-4．筋弛緩モニタリング〔62頁〕参照）．
- 筋弛緩薬投与前の筋収縮反応を記録する．患者によっては筋弛緩投与前から4連刺激（TOF）反応に減衰（fade）を認める．
- 非脱分極性筋弛緩薬を投与する場合は通常量の1/10～1/5から投与を開始する．
- 投与例：ロクロニウムを挿管前に0.1mg/kg投与し，3分程度TOF反応を観察し，反応が消失しなければ0.1mg/kg追加投与する．TOF反応が消失するまでこれを繰り返す．
- ロクロニウムの総投与量が少なくても，スガマデクスは通常量必要である．
- 眼筋型重症筋無力症患者では，健常者と異なり，皺眉筋より母指内転筋が先に回復することが報告されている[2]（図1）．
- スガマデクス投与後，術前の状態に筋力が回復しているかを筋弛緩モニターで確認し，慎重に抜管する．

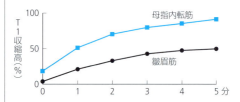

図1 文献2における眼筋型重症筋無力症患者2名のスガマデクス投与後のT1収縮高（2名の平均値）の回復過程

健常者では母指内転筋より皺眉筋が先に回復するが（I-2-4．筋弛緩モニタリング〔62頁〕参照），眼筋型重症筋無力症患者は母指内転筋が先に回復するのがわかる．

術後

- 呼吸筋の回復が不十分な場合は人工呼吸器管理とする．

参考文献

1) Itoh H, Shibata K, Nitta S. Sensitivity to vecuronium in seropositive and seronegative patients with myasthenia gravis. Anesth Analg. 2002; 95: 109-13.
2) Iwasaki H, Takahoko K, Otomo S, et al. Monitoring of neuromuscular blockade in one muscle group alone may not reflect recovery of total muscle function in patients with ocular myasthenia gravis. Can J Anaesth. 2013; 60: 1222-7.

〈岩崎　肇〉

3. 合併症を有する患者の麻酔

➤ 14 輸血拒否患者

P O I N T

- 「宗教的輸血拒否に関するガイドライン」[1]を基に院内のコンセンサスを確認する.
- 患者の年齢（18 歳以上, 15 歳以上～18 歳未満, 15 歳未満）で, 対応が分かれる（図 1）.
- 代用血漿製剤や自己血回収装置などの準備をしっかり整える.
- 親, 子どもともに, 術前術後の心のケアを考える.

- 2008 年に日本麻酔科学会から「宗教的輸血拒否に関するガイドライン」が制定された. このガイドラインには, 年齢に応じた対応, これまでの判例に基づいた解説, 宗教的輸血拒否者の主張と心理特性への配慮などが記載されている.

術前

▶**院内の輸血拒否患者の手術に対するコンセンサスはあるか**

- 無輸血治療を行うかの判断は, 病院の方針に基づいて行うべきである. 各診療科の医師, 看護師, コメディカルで共通したコンセンサスを得て治療を行う必要がある.
- もし, 病院の方針・コンセンサスが統一されていない場合, ワーキンググループなどで方針を作成し, 倫理委員会で検討することが望ましい.
- 患者が 18 歳以上で, 輸血を拒否した場合, 輸血を用いた治療をすることはできない（図 1）.
- 病院の方針で, 無輸血治療が行えないと判断した場合は, 転院を勧め, 転院先を探す.

▶**患児の親が輸血を拒否している場合**

- 15 歳未満の患児で, 親が輸血を拒否しており, 輸血の必要性を十分に協議し説明しても最終的に親から輸血の同意が得られない場合は, 児童相談所に連絡し, 親権喪失を裁判所へ申立し, 輸血を行う.
- 15 歳以上 18 歳未満で, 患児・親ともに輸血を拒否している場合は, 18 歳以上と同様に, 輸血を用いた治療は行えない.

▶**代用血漿製剤などの在庫の確認**

- 代用血漿製剤として, HES 製剤や, アルブミン製剤を手術に応じて多めに用意する.
- 病院内の在庫は限られているので, 薬剤部などに連絡し, 事前に準備できる量, 当日緊急時に取り寄せられる見込みの量などを把握しておくことが重要である.

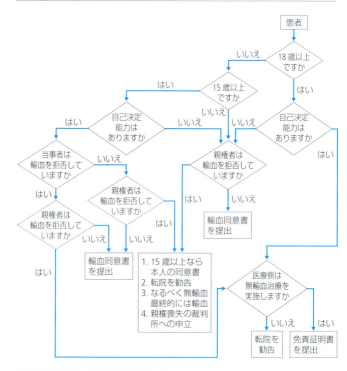

図1 宗教的輸血拒否に関するフローチャート
(日本麻酔科学会. 宗教的輸血拒否に関するガイドライン[1])

麻酔

▶貧血対策

- 術前からの貧血に対しては,鉄製剤,エリスロポエチンによる投与を考慮する.
- 末梢組織への酸素供給が足りているか確認するため,血中の乳酸値(測定できない場合は,pHやアニオンギャップから推定する)を測定する.また,酸素含有量や,酸素運搬能をモニターする上で,中心静脈の静脈血酸素飽和度(肺動脈カテーテルやプリセップカテーテル),心拍出量を測定できるモニター(肺動脈カテーテルやフロートラックなど)は有用である.
- 貧血患者の酸素運搬能を保つには,酸素飽和度,心拍出量で代償する必要があるため,人工呼吸器やカテコラミンによるサポートも考慮する.

術後

▶**心のケア**
- 信仰や親の意思に反して輸血を受けたという理由によって深い自責の念に苦しむことがないように，入院中から退院後まで継続的に児童/思春期心理などの専門家などによるカウンセリングを実施する.
- 親権停止により輸血実施した場合，その後速やかに一時的な親権停止を解除し，親権者が輸血治療後の子どもを温かく受け入れることができるように継続的に支援する.

参考文献　1)　日本麻酔科学会. 宗教的輸血拒否に関するガイドライン＜2008 年 2 月 28 日制定＞. http://www.anesth.or.jp/guide/

〈黒澤　温〉

3. 合併症を有する患者の麻酔

▶ 15 稀な疾患

①神経・筋疾患

a Parkinson 病

- 抗 Parkinson 病薬の中止により,症状の急激な増悪や悪性症候群を引き起こす危険性があるため,手術室入室直前まで抗 Parkinson 病薬の投与を継続し,術後できるだけ早期に再開する.
- 術後に呼吸器合併症を引き起こしやすいため,予防に努める.

- 中脳黒質緻密層ドパミン性神経細胞の変性を主病変とする緩徐進行性の変性疾患である.
- 術前診察では発症時期,現在の症状,治療内容などを把握する.
- 穿刺時の体位保持が可能であれば区域麻酔は可能であるが,施行後の低血圧に注意する.オピオイドの使用は,筋硬直や呼吸抑制の危険性があるので,避けた方がよい.
- 全身麻酔中,レミフェンタニルは筋弛緩薬を併用すれば問題なく使用できるが,術後の呼吸抑制の観点からもフェンタニルは最小限の使用が望ましい.
- ノルエピネフリン減少,自律神経系の機能異常などの中枢性血圧調節障害により難治性低血圧に陥りやすいため,積極的な輸液を行う.血圧低下時は,ドパミンは受容体の反応性が減弱しており,エフェドリンは交感神経節末のノルエピネフリン貯蔵量を減少させるため望ましくない.フェニレフリンやノルエピネフリンの投与が望ましい.
- PONV は誤嚥性肺炎のリスクを増大させ,また,抗 Parkinson 病薬の内服が遅れるため Parkinson 病症状の悪化につながる.ドロペリドールやメトクロプラミドは錐体外路症状を悪化させる危険性があるため,使用は避ける.麻酔導入時のデキサメタゾン 4〜8mg 予防投与は,使用可能である.
- 咽頭筋力,喀痰排出能力が低下し,呼吸器合併症を引き起こしやすいため,十分な覚醒,筋力の回復,呼吸・精神の安定を得てから慎重に抜管する.

b 多発性硬化症

- 全身麻酔薬には特別な禁忌はないが，局所麻酔薬の使用により，脱髄神経の永久遮断，血液脳関門の破綻による薬物の脳内移行の可能性があり，脊髄くも膜下麻酔・硬膜外麻酔は避けた方がよい．
- 体温上昇により症状が増悪することがあるので，体温管理を慎重に行う．

- 空間的，時間的に多彩な神経症状を呈する脱髄性疾患である．緩解と増悪を繰り返し，慢性的に経過する．
- 術前診察では神経学的評価をしっかり行う．外傷，感染，手術，麻酔などのストレスにより神経症状が増悪する可能性があり，手術に伴い症状が増悪する可能性を説明しておく．
- フェンタニルは脂溶性が高く血液脳関門を通過しやすいため，投与量は最小限が望ましい．
- 非脱分極性筋弛緩薬は作用時間が遷延する可能性があり，筋弛緩モニターで反応をみながら慎重に投与する．スガマデクスは使用可能である．
- 術後は BIS モニター，筋弛緩モニターなどを指標に慎重に抜管を行う．

c Huntington 病

- 短時間作用性の麻酔薬を使用し，術後早期の完全覚醒を目指す．
- 咽頭・喉頭機能が障害されるため，術後は上気道閉塞や嘔吐による誤嚥性肺炎に注意する．

- 舞踏運動と精神症状を主徴とする常染色体優性遺伝疾患であり，第4染色体の短腕上に異常遺伝子が同定されている．
- 術前診察では身体症状，精神症状，気道の評価などを行う．抗精神病薬などの常用薬は手術当日まで継続する．
- 区域麻酔は禁忌ではないが，体位の保持が難しいため困難な場合が多い．
- 全身麻酔薬には特別な禁忌はない．オピオイドも使用可能であるが，術後の呼吸抑制と悪心・嘔吐を避けるため，最小限の使用が望ましい．
- 非脱分極性筋弛緩薬は作用が増強する可能性があり，筋弛緩モニターで反応をみながら投与し，術後はスガマデクスで完全に拮抗する．

d 神経線維腫症

● 腫瘍はあらゆる部位に発生し，それに伴い様々なリスクが存在するため，術前評価が重要である．

- 常染色体優性の遺伝性疾患であり，異常遺伝子の座位により1型と2型に分類される．1型がRecklinghausen病である．
- 神経線維腫は口腔，咽喉頭，気管，気管支にも存在しうるため，気道狭窄や挿管困難をきたす可能性がある．術前に胸部X線やCT上で気管の偏位などは必ず確認しておく．挿管困難の可能性があれば意識下挿管や気管支鏡下での挿管を考慮する．
- 縦隔に神経線維腫がある場合には腫瘍による上大静脈の圧迫や大量出血の可能性があるため，CTなどで腫瘍の位置や大きさを確認しておく．大量出血の可能性があれば，輸血の準備や輸血ルートの確保などを行う．
- 脊髄くも膜下麻酔や硬膜外麻酔を施行する場合は，事前に脳腫瘍や脊髄腫瘍の存在を除外する．
- 脳腫瘍や脳動脈狭窄があれば術中の血圧変動により脳圧亢進や脳虚血，頭蓋内出血をきたし得るため，慎重に血圧管理を行う．

e 周期性四肢麻痺

● 血清カリウム値をモニタリングし，カリウムの補正は慎重に行う．心電図異常や不整脈に注意する．
● ブドウ糖投与はインスリン分泌を刺激し，細胞内へカリウムを流入させて低カリウム血症を助長する可能性があるため，慎重に行う．

- 筋細胞膜イオンチャネル異常により四肢・体幹に一過性弛緩麻痺が反復して出現する病態で，麻痺出現時の血清カリウム（K）値の変動から低K性，高K性，正K性に分類される．
- 本邦では甲状腺機能亢進症に伴う低K血性周期性四肢麻痺が多く，術前に甲状腺機能について検査し，甲状腺ホルモン値の正常化を図る．また，血清K値を是正しておく．
- 脱分極性筋弛緩薬の使用は避ける．非脱分極性筋弛緩薬に対する感受性が充進している可能性があり，筋弛緩モニターを使用して反応をみながら慎重に少量ずつ投与する．
- 術後48時間程度，患者の血清カリウム値が安定するまでは慎重に観察する．

Anesthesiology Green Note

f 筋ジストロフィー

● 悪性高熱を誘発する恐れのある揮発性吸入麻酔薬，脱分極性筋弛緩薬の使用は避ける．
● 鎮痛薬による遷延性呼吸抑制を防ぐため，短時間作用薬の必要最小量の使用を心がける．

- 進行性の筋力低下と骨格筋の線維化・脂肪変性・萎縮などを主徴とする遺伝性ミオパチーの総称である．Duchenne 型，Becker 型，肢帯型，顔面肩甲上腕型，眼筋咽頭型，先天性（本邦では福山型が多い），筋強直性などがある．
- 骨格筋だけでなく心臓・脳など様々な部位に異常を伴うことがあり，術前に症状をしっかり把握する．
- 全身麻酔を避けることが可能であれば区域麻酔を選択する．
- 非脱分極性筋弛緩薬の効果は予測できないため，筋弛緩モニターで反応をみながら慎重に少量ずつ投与する．スガマデクスは使用可能である．
- 筋萎縮による呼吸機能低下や咽頭喉頭反射の減弱による誤嚥の可能性があるため，抜管は慎重に行い，抜管後も注意深い観察が必要である．

g 皮膚筋炎，多発性筋炎

● 非脱分極性筋弛緩薬は筋弛緩モニターで反応をみながら慎重に投与する．
● 咽頭筋の筋力低下例では誤嚥に注意する．

- 体幹，四肢近位筋，咽頭筋の対称性筋力低下や筋痛を主症状とする横紋筋の炎症性疾患である．
- 心臓障害や呼吸筋筋力低下による呼吸不全を認めることがあり，術前に心機能評価や呼吸機能評価を行う．
- 術前にステロイドの内服量を確認し，必要に応じてステロイドカバーを行う．
- 呼吸器病変の合併例が多く，可能であれば区域麻酔を選択する．特に間質性肺炎を合併することが多く，高濃度酸素投与は間質性肺炎の急性増悪の原因となるため長時間曝露は可能な限り避ける．
- 術後は肺炎や無気肺などの呼吸器合併症の予防に努める．

3 合併症を有する患者の麻酔

JCOPY 498-05536

403

3. 合併症を有する患者の麻酔

▶ 15 稀な疾患

②呼吸器疾患

a 急性呼吸窮迫症候群（ARDS）

● 換気量の制限，気道内圧の制限，高二酸化炭素血症の許容，適切
な PEEP といった，肺保護戦略に基づいた人工呼吸器管理を行う。

- 急性呼吸窮迫症候群（acute respiratory distress syndrome：
ARDS）の定義について，2012 年に発表された Berlin Definiton[3]
を表 1 に示す。
- 術前に全身麻酔に耐えられるかどうか検討する。
- 極力全身麻酔を避け，区域麻酔や局所浸潤麻酔など，呼吸状態に
与える影響が少ない麻酔法を選択する。
- 全身麻酔の場合，導入時に無呼吸となると急速に低酸素に陥るた
め，自発呼吸を残した導入も考慮する。
- 6〜8mL/kg 程度に換気量を制限する。
- 気道内圧（プラトー圧）を 30cmH$_2$O 以下に制限する[4]。
- しばしば高二酸化炭素血症による呼吸性アシドーシスを呈するが，
高二酸化炭素血症は容認する[4]。
- 適切な呼気終末陽圧（positive end-expiratory pressure：PEEP）
をかける。

表1 Berlin Definition（2012）

発症	原疾患,呼吸器症状の出現・悪化から1週間以内
画像所見	胸部X線撮影またはCTを施行し，両側肺の透過性減弱・胸水・無気肺・小結節などで説明できる場合を除く
低酸素血症	mild ARDS：P/F比≦300 moderate ARDS：P/F比≦200 severe ARDS：P/F比≦100 （PEEPまたはCPAP≧ 5cmH$_2$O）
除外項目	心不全や水分過剰では説明のできない呼吸不全（危険因子が明らかでない場合は心エコーなどで静水圧性肺水腫を除外）

b Kartagener 症候群

● 周術期の呼吸器感染症対策が最重要である。
● 術前に内臓位置や血管・気管分枝などの解剖構造を把握し，それ
に合わせた対策を講じる。

- 内臓逆位，慢性副鼻腔炎，慢性気管支拡張症を 3 主徴とする常染色体劣性遺伝を示す症候群である．
- 術前から抗菌薬や去痰薬の投与，体位ドレナージ，呼吸訓練などの呼吸器感染症対策を行う．
- 全身麻酔は術後の呼吸器感染症のリスクが高いので，可能であれば区域麻酔を選択する．
- 右胸心では，心電図電極は通常の鏡像位置におく．肺手術では，気管支の位置を確認してチューブを選択する．大血管逆位では，内頚静脈への中心静脈カテーテル留置の際は，左側を第一選択とする．

■ 挿管困難の原因となり得る主な疾患・病態

- **先天性症候群**
  - Down症候群
  - Edwards症候群
  - Goldenhar症候群
  - Klippel-Feil 症候群
  - Pierrel Robin症候群
  - Treacher Collins症候群
  - Cri-du-chat症候群
  - Crouzon病
  - Apert症候群
- **頭頚部疾患**
  - 上気道腫瘍（咽頭，喉頭）
  - 下気道腫瘍（気管，気管支，縦隔）
  - 顎関節症候群
  - 乳頭腫瘍
- **皮膚・結合織・骨格・関節疾患**
  - Behçet病
  - 強皮症
  - 関節リウマチ
  - 強直性脊椎炎
  - 神経線維腫症
- **感染症**
  - 感染性喉頭蓋炎
  - クループ
  - 口腔・咽頭周囲の膿瘍
  - 肺炎・気管支炎
  - 破傷風

- **内分泌・代謝疾患**
  - 甲状腺機能低下症
  - Cushing症候群
  - 先端肥大症
  - 甲状腺腫
  - Klinefelter症候群
  - Turner症候群
  - ムコ多糖症
  - 糖尿病
- **外傷**
  - 外傷性異物
  - 頚椎損傷
  - 頭蓋骨骨折
  - 上顎骨・下顎骨損傷
  - 喉頭骨折
  - 軟部組織・頚部損傷
- **その他**
  - サルコイドーシス
  - 胃逆流症
  - 血管浮腫
  - 喉頭浮腫
  - 放射線療法
  - 気管切開や長期挿管の既往
  - 肥満
  - 妊娠

(Miller RD, 編. ミラー麻酔科学. 東京: メディカル・サイエンス・インターナショナル; 2007. p.1261[7] より改変)

3. 合併症を有する患者の麻酔

➤ 15 稀な疾患

③循環器疾患

a 肥大型心筋症

- 左室流出路閉塞を増強させないために，前負荷・後負荷を減少させず，心筋収縮力を増強させない麻酔管理を行う．
- 頻脈は避ける．心房細動によって血行動態が悪化する症例では洞調律化をはかる．

- 主として左室，時に左右両室の肥大と拡張不全を特徴とする心筋の変性疾患である
- 術前に心エコーで収縮能，拡張能，冠血流予備能などを評価する．特に左室流出路閉塞の存在やその程度は周術期管理に大きく影響するため，左室流出路の評価をしっかり行う．
- 経食道心エコーは左室流出路閉塞（left ventricular outflow obstruction：LVOTO）や僧帽弁の収縮期前方運動（systolicantettor modon：SAM），僧帽弁逆流（mitral regurgitadon：MR）の評価などに大変有用である．
- LVOTO が悪化すると循環動態の悪化をきたす危険性がある．肺動脈カテーテルで心拍出量の減少，肺動脈楔入圧の上昇，経食道心エコーでの左室拡張末期径の縮小，左室駆出率の増加，SAM，LVOTO，MR の確認により LVOTO の悪化を疑う．
- 心収縮性亢進の原因として浅麻酔，交感神経系の亢進，強心薬の使用などがある．浅麻酔が考えられる時は麻酔薬の増量，交感神経系亢進が考えられる症例ではβ遮断薬の投与，強心薬の投与が原因であると考えられる症例では強心薬の減量または中止など原因に対応した治療を行う．
- 前負荷減少の原因としては出血，利尿薬投与や硝酸薬投与などが挙げられる．前負荷が減少している場合には輸液・輸血負荷を行う．拡張能障害をきたしている症例では過剰な輸液負荷は心不全の原因となるため厳密な輸液管理が必要となる．
- 後負荷減少の原因としては麻酔薬や血管拡張薬投与などがあげられる．血管収縮薬の投与などを検討する．
- 発作性心房細動の既往または慢性心房細動がある症例が多く，心房細動発症時にはシベンゾリンやジソピラミドなどを用いて洞調律化をはかる．心室性不整脈に対しては，アミオダロンやβ遮断薬が有効である．

Anesthesiology Green Note

b 川崎病

● 発症後 6 カ月までは手術は延期することが望ましい.
● 心筋障害の存在を念頭に置き,心筋の酸素需給バランスを保つ.

● 診断基準を表 1 に示す.麻酔管理上の注意点は急性期（炎症・発熱時）の麻酔管理,慢性期冠動脈病変を持つ患児の麻酔管理,冠動脈バイパス時の麻酔管理に分けられる.
● 40％程度に冠動脈拡大や冠動脈瘤が発生するが,発症後 6 カ月で5％以下に低下する.心障害が安定する発症後 6 カ月までは手術の延期が望ましい.
● 急性期に麻酔を行う場合は,他の合併疾患に対する手術がほとんどである.急性期の麻酔は一般的な発熱患児の管理に準ずるが,心筋障害の存在を念頭に置き,心筋の酸素需給バランスを保つことが重要である.
● 慢性期の麻酔は,心筋虚血がない場合は通常通り行う.心筋虚血が認められる場合,心筋の酸素需給バランスに注意した管理が必要となる.
● 冠動脈バイパス術の麻酔管理は成人冠動脈バイパス術と同様である.

表1 川崎病の主要症状

1. 5日以上続く発熱（ただし,治療により5日未満で解熱した場合も含む）
2. 両側眼球結膜の充血
3. 口唇・口腔所見: 口唇の紅潮,いちご舌,口腔咽頭粘膜のびまん性発赤
4. 不定形発疹
5. 四肢末端の変化:
   急性期: 手足の硬性浮腫,掌蹠ないしは指趾先端の紅斑
   回復期: 指先からの膜様落屑
6. 急性期における非化膿性頚部リンパ節腫脹

このうち5つ以上,もしくは4つと冠動脈瘤が確認されたものが本症と診断される.

3 合併症を有する患者の麻酔

JCOPY 498-05536

407

c 心臓腫瘍

● 腫瘍の存在位置や嵌頓の有無の確認，冠動脈塞栓に伴う心筋虚血症状，肺動脈塞栓症状などの術中モニタリングとして経食道心エコーが有用である．

- ● 原発性よりも転移性腫瘍の方が多く，原発性腫瘍は良性のものが約75％を占める．成人良性腫瘍で最も多いのは粘液腫であり，良性腫瘍の約50％を占める．
- ● 術前に経胸壁心エコーや経食道心エコーで腫瘍の発生部位や大きさなどを確認しておく．
- ● 右心系腫瘍のある症例に対して中心静脈カテーテル挿入や人工心肺装置の脱血管挿入の際にも経食道心エコーが有用である．
- ● 可動性のある粘液腫などでは体位により，腫瘍の房室弁への嵌入などが起こり，循環虚脱を呈することがあるため注意が必要である．腫瘍の嵌入による循環虚脱を予防するため，輸液による十分な前負荷投与が必要である．
- ● 術後も心房細動，心房粗動，完全房室ブロックなどの不整脈や，塞栓子により脳梗塞や肺塞栓が起こることがあり，注意を要する．

d サルコイドーシス

● 気道にサルコイド結節が存在する場合には気道確保困難の可能性があるので，対策が必要である．
● 心サルコイドーシス合併例では体外式ペースメーカー，除細動器を準備する．

- ● 類上皮細胞性肉芽腫形成を特徴とする全身性疾患で，肺，皮膚，眼，肝臓，心臓など様々な部位に病変を生じる．麻酔管理上，特に問題となるのはサルコイド結節が気道に存在する場合と心サルコイドーシスが存在する場合である．
- ● 全身のどの部位に病変を生じているのか，術前評価が重要である．
- ● 肺の線維化により呼吸機能が低下している場合には呼吸管理にも注意を要する．
- ● 抜管時は，喉頭機能障害に伴う誤嚥や喉頭サルコイドーシスによる気道閉塞に対し注意が必要である．

Anesthesiology Green Note

e 大動脈炎症候群（高安動脈炎）

- 麻酔中は主要臓器血流が低下しやすいので，血圧低下を避ける．
- 頚動脈に病変があり，脳虚血症状がみられる症例では，挿管時の頚部伸展や麻酔中の体位により脳血流が減少する可能性があるので注意する．

- 大動脈とその主要分岐および肺動脈，冠動脈などに狭窄，拡張，瘤形成などをきたす非特異性炎症性疾患である．
- 主要臓器の血管病変，虚血性障害の程度，合併症などを術前に評価し，個々の症例に応じた麻酔計画を立てる．
- 四肢での血圧測定と血管造影の所見から，どの部位の血圧が動脈圧をよく反映するか検討する．
- 虚血性心疾患，脳血管障害，大動脈弁閉鎖不全症，肺高血圧症などを合併している場合があり，循環動態の安定に努め，病態に応じた対応を行う．
- 脳血管障害がある症例では，脳循環のモニタリングが必要になる．脳循環のモニターとして脳波，誘発電位，経頭蓋ドップラー，近赤外線酸素モニター，内頚静脈酸素飽和度などがある．可能であれば意識を残す麻酔法を選択する．

f Marfan 症候群

- 大動脈解離や大動脈破裂を防ぐために厳重な血圧管理を行う．
- 自然気胸を合併することがあり，呼吸管理に注意する．

- 常染色体優性遺伝を示す結合組織疾患で，心血管系，肺，筋骨格系，眼などに多彩な特徴的所見を呈する．
- 術前に心血管系病変について把握し，入念な麻酔計画を立てる．
- 肺尖部嚢胞や気胸を合併する場合があるため，胸部 CT などで確認しておく．
- 大動脈弁閉鎖不全が重篤な場合，冠動脈血流維持のため拡張期血圧は高めにするが，大動脈解離や大動脈破裂を防ぐため高血圧は避ける．
- 頚椎損傷，関節脱臼の可能性や側彎を認めることがあるため，体位変換は注意深く行う．
- 術中に気胸の可能性が考えられる場合には亜酸化窒素の使用は避け，できる限り自発呼吸下の麻酔管理を行う．陽圧換気を行う場合には気道内圧の上昇に十分注意する．

3. 合併症を有する患者の麻酔

▶ 15 稀な疾患

④内分泌・代謝疾患

a Cushing 症候群

- 周術期管理の要点は，慢性的コルチゾール過剰分泌に伴う合併症のコントロールである．
- 骨折，感染を起こしやすいので注意する．

- 様々な原因により視床下部，下垂体，副腎皮質系における制御機構が正常に働かなくなり，副腎皮質ステロイドの慢性的過剰分泌により生じる一連の症候群である．
- 心血管系合併症の発生リスクが高いので，心血管系の術前精査を行う．
- 手術侵襲に応じてステロイドカバーを行う．
- 血管が脆弱となっており，大量出血をきたしやすいので，中心静脈や動脈圧ラインの確保を考慮する．
- 糖尿病患者の麻酔に準じ，インスリンを使って血糖コントロールを行う．血糖値の他，血中ケトン体値，乳酸値，base excess を指標に管理する．
- 病的肥満によりマスク換気および挿管困難のリスクも高いため，困難気道管理のガイドラインに従って麻酔導入時の気道管理を行う．呼気終末陽圧（PEEP）を使用した人工呼吸管理を行う．
- コルチゾールの鉱質コルチコイド作用により代謝性アルカローシスと低カリウム血症が生じるため，必要に応じて塩化カリウムなどで調整を行う．
- 肥満に骨粗鬆症を伴っているため骨折や神経損傷が起きやすく，体位には十分気をつける．また，皮膚が菲薄化しているため，皮膚の損傷に注意する．免疫力が低下して感染を起こしやすいため，中心静脈路の確保，硬膜外カテーテル挿入時などは清潔操作に十分注意する．
- 肥満のため硬膜外チューブ挿入が難しいことはあるが，硬膜外麻酔は深呼吸を可能とし，術後の呼吸器合併症の予防につながる．
- 肥満のため術後も呼吸抑制をきたしやすいため，自発呼吸が十分になってから抜管し，抜管後も注意して観察し，呼吸器合併症に注意する．
- 静脈血栓塞栓症（VTE）の発生頻度が高いめため，予防に努める．

410

b 原発性アルドステロン症

● 術中は観血的動脈圧測定を行い，循環動態変動の監視と電解質の
モニタリングを行う．

- 副腎皮質球状層に発生した腫瘍などからアルドステロンが過剰に
分泌され，腎尿細管に作用して，ナトリウム蓄積，カリウム喪失
をきたし高血圧，低カリウム血症，筋力低下，テタニーなどの症
状を呈する疾患である．
- 術前に血圧をコントロールし，低カリウム血症および高ナトリウ
ム血症を補正しておく．
- 術前に血圧，電解質がコントロールされていれば麻酔上大きな問
題はないが，十分にコントロールできずに手術となった場合は，低
カリウム血症や不整脈，呼吸筋の筋力低下が麻酔管理上問題とな
り，術中の電解質補正や不整脈の薬物治療，術後人工呼吸管理が
必要となることもある．
- 原発性アルドステロン症の多くは片側の腺腫であるため周術期の
ステロイド投与は必要ない．
- 副腎摘出後，高血圧が改善すれば降圧薬や抗アルドステロン薬の
投与を中止する．

c 副甲状腺機能亢進症

● 導入時の低血圧を避けるため，術前に十分な輸液を行い，脱水と
カルシウムの補正をする．
● 急速なカルシウムの上昇により，不整脈が誘発されることがある．
● 高カルシウム血症により非脱分極性筋弛緩薬の効果が減弱する
可能性があるため，術中は筋弛緩モニターの反応も指標にその投
与量を調節する．

- 腺自体の原因で副甲状腺ホルモン（PTH）の異常分泌をきたす原
発性と，血中カルシウム（Ca）低下により PTH 分泌が亢進した続
発性がある．原発性の 80%は副甲状腺腫で，PTH 過剰産生に伴う
高 Ca 血症が麻酔管理上問題となる．
- 術前に腎機能を評価しておく．
- 骨症状が強い場合，手術体位による病的骨折，気管挿管時の歯牙
損傷に注意する．
- 特に 4 腺を摘出した場合などは術後，低 Ca 血症によるテタニー
が生じることがあり，必要に応じて Ca やビタミン D_3 を補給する．

d 副甲状腺機能低下症

- 術前に低カルシウム血症の補正をする.
- 低カルシウム血症により筋弛緩薬の効果が遷延する可能性があるため，筋弛緩モニタリングを行う.

- 副甲状腺ホルモン（PTH）の分泌低下もしくは PTH に対する不応性によって低カルシウム（Ca），高リン（P）血症をきたす疾患である.
- 術前に QT 間隔の延長や不整脈がないかを確認し，QT 延長を認めた場合は低 Ca 血症の補正を行う. 低 Ca が原因で低 Mg 血症がある場合は，まず Mg から補正する.
- 低 Ca 血症により骨格筋の興奮域値が低下し，喉頭痙攣が起こりやすいため，挿管時・抜管時は特に注意する.
- 心電図では QT 延長や，重症例では房室ブロックがみられることがあり，術中も心電図や Ca 値をモニタリングし，必要に応じて Ca の補正を行う.
- 過換気はイオン化 Ca 濃度を低下させ，不整脈を引き起こす可能性があるため避ける.

e ムコ多糖症

- ムコ多糖類沈着による上気道軟部組織の硬化と舌の巨大化，短頚などの関与により，気道確保がきわめて困難な症例が多い.

- 体内のムコ多糖を分解する種々の酵素が欠損することにより，全身にムコ多糖の一種であるグリコサミノグリカンが蓄積し，骨関節病変，皮膚・結合組織病変，中枢神経障害，呼吸器・循環器・消化器など多様な臨床所見を呈する先天性代謝異常である. 欠損酵素の種類により I 型からVII型に分類される.
- 導入時の分泌過多は気道閉塞や喉頭痙攣の誘因となるため，アトロピンの前投薬は有用である.
- 気道確保がきわめて困難なことが多く，導入は自発呼吸下にファイバー挿管を行うのが安全である. ラリンジアルマスクやエアウェイも準備する. また，輪状甲状靭帯切開の準備も行う.
- 環軸椎亜脱臼が合併している症例では，頚髄損傷を避けるため，挿管時や体位変換時には注意する.
- 抜管もハイリスクであり，再挿管の準備を行い慎重に抜管する. 抜管後も気道閉塞のリスクがあり，十分な観察が必要である.

Anesthesiology Green Note

f Klinefelter 症候群

- 糖尿病を合併している場合は，周術期にわたって血糖管理を行う．
- 口蓋裂を合併する場合，挿管困難など気道管理が問題となることがある．

- 過剰な X 染色体を有する男性性腺機能不全の総称である．X 染色体数が多いほど精神遅滞が重度となり，他の奇形も合併しやすくなる．
- 精神発達障害，口蓋裂，下顎突出，鼠径ヘルニア，骨粗鬆症，糖尿病，自己免疫疾患などを呈することがある．どのような症状を合併しているか，術前に把握しておく．
- 麻酔薬，関連使用薬物などの異常反応は報告されておらず，ほとんどの麻酔薬が使用可能である．

g Turner 症候群

- 小顎や短頸などの挿管困難症の特徴をもつことが多く，挿管困難に対する対策をとる．
- 様々な合併疾患が知られており，術前に入念に評価し，それぞれに対する対策を行う．

- X 染色体の 1 本の全欠失または短腕の欠失による，低身長や二次性徴の欠如を特徴とする遺伝的障害である．表 1 に示すような様々な合併疾患が知られている．
- 難聴がある場合は，麻酔の説明や導入に工夫が必要である．
- 糖尿病を合併している症例では周術期の血糖管理を行う．
- 声門から気管分岐部までの距離が短く片肺挿管になりやすいため，挿管時や体位変換時に注意を要する．麻酔維持中にも気管チューブの固定位置を再確認する．
- 易骨折性なので体位変換時は注意する．

表1 Turner症候群に関連する合併症（文献1より改変）

- ・循環器系：先天性大動脈縮窄症，心房中隔欠損，二尖弁性大動脈弁，大動脈解離，高血圧
- ・内分泌系：糖尿病，下垂体前葉機能低下，甲状腺機能低下，橋本病，Basedow病
- ・運動器系：小顎，高口蓋弓，頸部奇形，外反肘，側彎症，大腿骨頭すべり症，若年性関節リウマチ，骨粗鬆症，易骨折性
- ・その他：腎奇形，腎機能異常，潰瘍性大腸炎，Crohn病，滲出性または真珠腫性中耳炎，難聴，高脂血症，肝機能低下，心身症

3 合併症を有する患者の麻酔

JCOPY 498-05536

413

3. 合併症を有する患者の麻酔

➤ 15 稀な疾患

⑤皮膚・粘膜・結合織疾患

a 天疱瘡，類天疱瘡

- 皮膚および粘膜を保護し，水疱形成を避ける.
- 口腔，気道粘膜に対する刺激により水疱ができやすいためできるだけ全身麻酔は避ける.

- 天疱瘡，類天疱瘡はいずれも全身の皮膚・粘膜に水疱やびらんが形成される自己免疫性水疱症である. 両者には表1のような差異が認められる.
- 術前の皮膚の状態を把握しておく.
- ベッド移動や体位変換は可能な限り本人にしてもらう.
- 手術台には弾性体を敷いて荷重が分散するようにし，圧迫部位が生じないよう注意する.
- 心電図の電極シールは小さめのものを使用する. 血圧計のカフの内側にはガーゼなどを巻き, 測定回数もできるだけ少なくする. 場合によっては観血的動脈圧測定も考慮する.
- ステロイドが長期間投与されていることが多く，必要であればステロイドカバーを行う.
- 可能であれば区域麻酔を選択する. ただし皮下浸潤麻酔は水疱形成の可能性が指摘されているため避ける.
- 挿管を行う場合は細めの気管チューブを用い，カフ圧をモニターして気管粘膜に過剰な圧をかけないように注意する. 固定にはテープよりもリボンやチューブホルダーの使用が望ましい.
- 心電図の電極シールなどをはがす際には愛護的に行う.
- 長期間にわたりステロイドが投与されていることが多いため，易感染性，創傷治癒遅延などの合併症に注意する.

表1 天疱瘡と類天疱瘡

	天疱瘡	類天疱瘡
病理組織的	表皮内水疱	表皮下水疱
水疱性状	弛緩性 破れやすく周囲へ拡大しやすい	緊満性 拡大しない
発症年齢	20〜60歳	60歳以上

（文献1より改変）

Anesthesiology Green Note

b 多形性紅斑

● 薬剤アレルギー歴を詳細に聴取し，原因薬や被疑薬は使用しない．
● 気管粘膜保護のため気管挿管はできるだけ避け，気管挿管を行った場合は，抜管後の気道浮腫に注意する．

- 発熱や全身倦怠感などの症状を伴い，全身に紅斑やびらんが多発する疾患である．
- 既往歴に多形性紅斑がある場合は術前診察時にアレルギー歴を聴取する．原因薬が同定されていない場合はパッチテスト，薬剤RAST，薬剤リンパ球刺激試験（DLST）など同定検査を行う．
- 現在，症状がある症例では，脱水や低蛋白血症を術前に補正する．
- 術中の血圧測定のマンシェットや心電図電極シールは十分に注意して使用する．眼は必要時には眼軟膏の保護のみとし，テープを使用しない．
- 気管挿管を行う場合は気道粘膜を保護するため湿潤剤を塗布した細めの気管チューブを使用し，喉頭鏡は注意深く操作する．チューブの固定は紐やチューブホルダーを使用する．口腔咽頭や喉頭の浮腫が著明な場合には気管切開も考慮する．
- 病変皮膚からの水分・電解質の喪失が多いことから，脱水，電解質バランスに注意して十分な輸液を行う．

c 乾癬

● 乾癬の皮疹部には黄色ブドウ球菌が存在することが多く[5]，同部位の穿刺は避ける．
● 乾癬皮疹の悪化・発生を予防するため，術中は皮膚保護，術後はオピオイドによる瘙痒に対処する．

- 紅斑と鱗屑を特徴とする慢性の皮膚疾患である．
- 局所麻酔や静脈路の確保など，穿刺を伴う処置を予定する場合は該当部位を術前診察時に確認する．
- 非ステロイド性抗炎症薬，β遮断薬，ステロイドの全身投与は乾癬を悪化させる可能性がある[5]ため，これらの薬剤の使用は避けることが望ましい．
- オピオイドによる痒みは抗ヒスタミン薬が無効なことが多く，ナロキソンが有効であるとの報告がある[5]．

3 合併症を有する患者の麻酔

d Behçet 病

● 易感染性があるため，可能な限り侵襲的な処置を避け，手指衛生を心がけて感染予防に努める．

- 口腔アフタ，皮膚症状，眼症状，外陰部潰瘍の4症状と，その他の副症状を呈する全身炎症性疾患である．
- 口腔・咽喉頭の潰瘍の再発の繰り返しによる瘢痕形成によって，変形をきたし，気管挿管が困難な症例があるため，術前に口腔・咽喉頭の状態を評価する．挿管困難が予想される症例では，意識下挿管や気管支ファイバーを用いた挿管なども考慮する．
- 神経型 Behçet 病で脳脊髄液に異常所見を認める症例では脊髄くも膜下麻酔は禁忌と考えられる．他の病型であっても無症候性神経病変の存在や組織障害，感染リスクを考慮すると極力回避すべきである．
- 硬膜外麻酔は穿刺による組織障害，感染リスク，硬膜穿刺の可能性があるため慎重に適応を決定する．
- 禁忌とされる全身麻酔薬や鎮痛薬はないが，ステロイドなどの治療薬の副作用により肝機能障害や腎機能障害を合併している可能性があり，慎重に麻酔薬の投与を行う．

e Sjögren 症候群

● 他の膠原病などの合併疾患について術前に把握し，麻酔計画を立てる．
● 角膜の乾燥を予防し，口腔・鼻粘膜の加湿，保護に努める．

- リンパ球浸潤を伴う涙腺，唾液腺などの慢性炎症により，涙液・唾液などの分泌量が低下し，目や口腔などの乾燥を呈する自己免疫疾患である．
- 間質性腎炎などの腎病変，間質性肺線維症などの肺病変を合併していることがあり，腎機能，呼吸機能を確認する．
- 前投薬としてアトロピンの使用を避ける．
- 慢性関節リウマチを合併している症例では挿管困難な症例もあり，困難度が高い場合は気管支ファイバー挿管や意識下挿管なども検討する．また，体位変換の際は頚部を愛護的に扱う．
- 人工鼻を使用する．胃管挿入や経鼻挿管の場合，粘膜が損傷されやすいため，潤滑剤を十分に塗布し，愛護的に行う．角膜損傷を予防するため，眼軟膏，アイパッチなどで目を保護する．

3. 合併症を有する患者の麻酔

▶ 15 稀な疾患

⑥血液疾患

a 血友病

● 定期的に凝固因子活性を測定し，必要に応じて凝固因子の補充を行う.

- 第Ⅷ因子（血友病 A），第Ⅸ因子（血友病 B）遺伝子の異常により，各凝固因子蛋白の量的あるいは質的異常が生じ，血液凝固活性が低下する先天性凝固異常症の１つである.
- 欠乏因子の判定，重症度，補充療法の有無，治療による凝固因子の推移などを術前に確認しておく.
- 手術侵襲を考慮し，必要であれば凝固因子製剤や血液製剤の準備を行う. 日本血栓止血学会より公表されているガイドラインを参考に，術前の欠乏因子活性が手術侵襲に応じた目標ピーク因子レベルに達していない場合は凝固因子の補充を行う. 術中も定期的に凝固因子活性を測定し，目標ピーク因子レベルを維持するよう凝固因子の補充を行う.
- 血液凝固障害を呈するため，脊髄くも膜下麻酔，硬膜外麻酔は避け，全身麻酔が一般的である.
- 関節，筋肉に出血しやすいので術中体位に気を付ける.
- 出血しやすいため，挿管操作は愛護的に行う. 経鼻挿管や鼻からの胃管の挿入は避ける.

b 抗リン脂質抗体症候群

● 静脈血栓塞栓発症のリスクが高く，慎重な周術期管理が必要である.
● 抗リン脂質抗体症候群と診断されていない症例もあり，APTT の延長，不育症，反復流産が既往にある場合は，抗リン脂質抗体症候群を疑う.

- 抗リン脂質抗体症候群（antiphospholipid antibody syndrome：APS）は，リン脂質に対する自己抗体によって血液凝固異常をきたし，動静脈血栓塞栓症，血小板減少，習慣性流産などを生じる疾患である.
- 抗血小板療法，抗凝固療法が行われていることが多く，硬膜外麻

酔や脊髄くも膜下麻酔を考慮する場合は休薬期間に注意する.
- 静脈血栓塞栓症の予防のため, 弾性ストッキングの装用や間欠的空気マッサージの施行を考慮する. 血栓症のリスクが特に高いと予想される場合は下肢深部静脈血栓症のスクリーニングや下大静脈フィルター留置も考慮する.
- 静脈血栓塞栓症発症のリスクが高く, 手術に伴う長時間臥床, 抗凝固療法の中断, 脱水, 感染, 低体温などの因子により血栓症を発生しうるため, これらの因子をできるだけ避ける.
- 術後も抗凝固療法とともに, 弾性ストッキングの装用や間欠的空気マッサージを施行し, 静脈血栓塞栓症の予防に努める. また, 十分な鎮痛を行い, 早期離床に努める.

c 白血病

- 感染症が生じると致命的となる可能性があるため, 清潔操作を徹底する.
- 貧血や出血傾向がある症例も多く, 出血量に留意し, 必要に応じて輸血を行う.

- 造血系細胞が骨髄の中で腫瘍化して自律性増殖をする病態である.
- 術前に紫斑, 肝脾腫, 感染兆候の有無, 血液データなどを確認する.
- 肝脾腫が著しい症例ではフルストマックとして迅速導入を考慮する.
- 気管挿管などの手技により容易に出血することがあり, 愛護的に行う.
- 出血傾向がある場合や中枢神経系への白血病細胞の浸潤がある場合は脊髄くも膜下麻酔・硬膜外麻酔は避ける.
- 手術侵襲や麻酔による免疫能の低下により易感染性に陥りやすく, 術後肺炎などを生じないよう注意する.

d 特発性血小板減少性紫斑病

● 手術侵襲から必要とされる血小板数に満たない場合，血小板の補充を考慮する．
● 術中の出血量の減少に努め，必要に応じて輸血を行う．

- 特発性血小板減少性紫斑病（idiopathic thrombocytopenic purpura：ITP）は血小板に対する自己抗体により血小板が破壊され，血小板減少が起きる自己免疫疾患である．
- 各手術において必要とする血小板数を表1に示す．必要血小板数に足りない場合，予定手術までに時間の余裕がある時は，免疫グロブリン大量療法にステロイド治療を併用する方法が2〜3日で血小板数増加を得られ，有用であるが，緊急手術の場合は血小板輸血を考慮する．
- 経鼻挿管は避ける．
- 術中の出血を減少させ，血小板の喪失を少なくするように努める．術野での止血対策を強化してもらうとともに，手術の種類に応じて低血圧麻酔を行うなど麻酔方法を検討する．必要に応じて血小板，新鮮凍結血漿，赤血球液を準備し，輸血を行う．
- 脾摘後は多くの患者では血小板数がただちに上昇する．脾摘以外の手術では，術後も抗血小板抗体の存在のために通常より血小板の半減期は短くなることを考慮し，必要に応じて血小板輸血などを考慮する．

表1 成人ITPの各種外科的処置時に推奨される血小板

外科的処置	推奨血小板数
小手術	≧5万/mm^2
大手術	≧8万/mm^2
脾摘	≧5万/mm^2
分娩（経腟分娩）	≧5万/mm^2
（帝王切開）	≧8万/mm^2

（文献6より改変）

参考文献

1) 高崎眞弓, 他編. 麻酔科診療プラクティス 1 まれな疾患の麻酔. 東京: 文光堂; 2001. p.22, 26-9, 36-7, 47, 50-3, 56-7, 60-2, 66-7, 86, 106-9, 113-5, 120-1, 132-5, 139, 144, 169, 178, 180-1, 184-7, 200-3, 219, 220-3, 238.

2) 高崎眞弓, 他編. まれな疾患の麻酔 A to Z. 東京: 文光堂; 2015. p.17-20, 33-4, 91-2, 96-7, 101, 123, 130-1, 133-4, 139, 141, 142, 157-8, 336-7, 339-40, 344-5, 347-8, 368-9, 374-5, 384-6, 398-9, 402-3, 406, 408-9, 412-4, 462-5, 470-1, 516-7.

3) ARDS Definition Task Force, Ranieri VM, Rubenfeld GD, et al. Acute respiratory distress syndrome: the Berlin Definition. JAMA. 2012; 307: 2526-33.

4) Dellinger RP, Levy MM, Rhodes A, et al. Surviving Sepsis Campaign: international guidelines for management of severe sepsis and septic shock, 2012. Intensive Care Med. 2013; 39: 165–228.

5) Baluch A, Kak A, Saleh O, et al. Psoriasis and anesthetic considerations. Middle East J Anaesthesiol. 2010; 20: 621-9.

6) 厚生労働省難治性疾患克服研究事業血液凝固異常症に関する調査研究. ITP 治療の参照ガイド作成委員会, 藤村欣吾, 宮川義隆, 他. 成人特発性血小板減少性紫斑病治療の参照ガイド 2012. 臨床血液. 2012; 53: 433-42.

7) Miller RD, 編. ミラー麻酔科学. 東京: メディカル・サイエンス・インターナショナル; 2007. p.1261.

〈佐藤　泉〉

索引

■あ

悪性高熱	92, 343
亜酸化窒素	78, 79, 268, 276
アスピリン	389
アセチルコリン受容体	91
アセトアミノフェン	303
アデノイド切除	274
アドレナリン	94
アドレナリン添加	100
アナフィラキシー	338
アナフィラキシーショック	338
アルガトロバン	393
アルブミン製剤	111
アルプロスタジル	97
アンジオテンシンII受容体遮断薬	16
アンジオテンシン変換酵素阻害薬	16
安定頻拍	332

■い

胃エコー	10
医師法第 23 条	2
異常低血圧	387
胃切除	182
イソプレナリン	94
医療ガス配管	112
医療法第 1 条 4 第 2 項	2
イレウス	188
インスリン	16, 381
咽頭腫瘍	368
喉頭展開困難	7
イントラリポス®	103
インフォームドコンセント	2

■う

植込み型除細動器	378
右室圧	32

右房圧	30, 32
運動誘発電位	54, 211

■え

エアウェイ	116
腋窩アプローチ	163
エコーガイド下血管穿刺法	140
エスモロール	17
エドロホニウム	92
エフェドリン	94
エホバの証人	110

■お

オピオイド	87

■か

開頭クリッピング	240
解離定数	100
過灌流症候群	211
覚醒下挿管	126
下行大動脈短軸断面	47
下行大動脈置換術	208
下行大動脈長軸断面	47
下肢切断術	259
下垂体腺腫手術	246
ガス麻酔薬	77
かぜスコア	15
片手法	115
褐色細胞腫摘出術	266
活性化凝固時間	75
活性化部分トロンボプラスチン時間	
	75
カテコラミン	94
カフ上吸引付きチューブ	122
カラードプラ法	43
カリウム除去フィルター	108
カルシウム拮抗薬	17

カルペリチド	98
川崎病	407
肝移植術	312
冠拡張薬	375
換気血流不均等	320
肝機能障害	371
冠血管拡張薬	98
観血的動脈圧	27
眼血流	59
緩徐導入	148
間接視喉頭鏡	121
肝切除	185
関節リウマチ	384
乾癬	415
完全左脚ブロック	23
眼動脈超音波検査	59

■ き

気管支喘息	322
気管支ファイバー挿管	121
気管支ブロッカー	193
気管挿管器具	121
気管挿管方法	125
気管チューブ	121, 301
危機的出血への対応ガイドライン	109
気胸	367
気胸肺	73
機能性僧帽弁逆流	220
気腹	191
急性呼吸窮迫症候群	404
吸入麻酔薬	77
弓部大動脈置換術	208
仰臥位	356
仰臥位低血圧症候群	293
凝固モニタリング	75
共振現象	27
胸部大動脈ステントグラフト挿入術	209
胸部大動脈置換術	207
胸部大動脈瘤手術	205
胸部傍脊椎ブロック	172
強膜内陥術	276
局所脳酸素飽和度	51

局所麻酔薬	99
局所麻酔薬中毒	102
虚血	22
虚血性視神経症	250
虚血性心疾患	374
巨大ブラ	366
禁煙期間	6
緊急手術	19
筋弛緩拮抗薬	93
筋弛緩モニタリング	62
筋弛緩薬	91
筋ジストロフィー	403
近赤外線分光法	51
筋線維束攣縮	278
筋無力症クリーゼ	395

■ く

空気塞栓	247
クリオプレシピテート	110
クロニジン	17
クロピドグレル	390

■ け

経胃中部短軸断面	47
経食道心エコー	43
経頭蓋超音波ドプラ	56
頚動脈ステント留置術	211
頚動脈内膜剥離術	211
経尿道的前立腺切除術	261
経尿道的尿管砕石術	265
経尿道的膀胱腫瘍切除術	261
経鼻挿管	127
外科的糖尿病	380
ケタミン	84
血圧計カフ	25
血液 / ガス分配係数	79, 268
血漿増量剤	106
血小板濃厚液	109
血友病	417
幻肢痛	260
懸滴法	157
原発性アルドステロン症	411

■ こ

降圧薬	97
高カリウム血症	107
抗凝固薬	388
高血圧	327
高血圧緊急症	328
抗血小板薬	388
抗コリンエステラーゼ薬	93
抗コリン薬	12
膠質液	105
甲状腺機能亢進・低下症	382
甲状腺クリーゼ	383
甲状腺摘出術	273
甲状軟骨形成術	269
抗てんかん薬	17
喉頭痙攣	325
喉頭展開	126
喉頭微細手術	272
抗 Parkinson 病薬	17
高頻度振動換気法	302
抗不整脈薬	16, 98
硬膜外血腫	156
硬膜外自家血パッチ	352
硬膜外麻酔	156, 201
硬膜穿刺後頭痛	155, 351
抗リン脂質抗体症候群	417
股関節手術	251
鼓室形成術	268
骨セメント	256
コリン作動性クリーゼ	395
コルチコステロイド	17
混合静脈血酸素飽和度	32, 36
コンパートメントモデル	67

■ さ

催奇形性	287
再手術	361
最小肺胞濃度	78, 302
砕石位	359
再挿管	361
臍帯血ガス	293
臍ヘルニア	307

細胞外液	105
細胞外液補充液	106
酢酸リンゲル液	106
鎖肛	309
鎖骨下アプローチ	162
鎖骨上アプローチ	162
坐骨神経ブロック	167
左室拡張末期圧	34
左房圧	34
サルコイドーシス	408
三尖弁閉鎖不全症	40
酸素消費量	36

■ し

ジアゼパム	12
耳下腺腫瘍摘出	268
ジギタリス製剤	16
子宮外妊娠	284
子宮鏡手術	280
子宮収縮薬	292
子宮全摘術	282
子宮胎盤血流	288, 296
子宮内膜掻爬術	280
軸椎亜脱臼	384
止血帯	253
膝窩アプローチ	168
失明	358
シバリング	347
脂肪乳剤	103
斜角筋間アプローチ	161
ジャクソンリース回路	116
斜視手術	276
シャント	213
従圧式換気	141
縦隔腫瘍手術	197
周期性四肢麻痺	402
宗教的輸血拒否に関する　ガイドライン	397
重症筋無力症	395
重炭酸リンゲル液	106
皺眉筋	63
従量式換気	141
手術体位	356

手術の中止・延期	14
術後悪心・嘔吐	345
術後嗄声	353
術後神経障害	356
術前診察	4
術前絶飲食	9
術前評価	4
上下肢骨折手術	256
笑気	276
上行大動脈置換術	207
上喉頭神経ブロック	128
硝子体手術	276
小児	298
小児心臓手術	233
静脈血栓塞栓症	390
静脈麻酔薬	81
上腕動脈表在化	213
食道全摘	184
食道閉鎖	309
ショックインデックス	20
徐脈	330
ジルチアゼム	97
腎移植術	314
心筋虚血	49
シングルルーメンチューブ	122
神経線維腫症	402
神経ブロック	151, 160, 165, 172
人工股関節置換術	251
人工呼吸モード	141
人工心肺下心臓手術	215
人工膝関節置換術	253
心室性期外収縮	333
心室中隔欠損症	40, 237
新生児薬物離脱候群	288
新鮮凍結血漿	109
心臓腫瘍	408
迅速導入	126
心タンポナーデ	48
心停止	335
心停止アルゴリズム	336
心電図	21
浸透圧利尿薬	98
心拍出量	32, 36, 39

深部静脈血栓症	256
腎不全	363
心房細動	31, 333, 390
心房性ナトリウム利尿ペプチド	98
心房中隔欠損症	40, 237

■ す

錐体外路症状	179
膵頭十二指腸切除	187
睡眠時無呼吸症候群	368
頭蓋内圧	241
スガマデクス	93
スキサメトニウム	91
スタチン製剤	17
ステロイドカバー	384
スニッフィング位	125
スパイラルチューブ	122
スペクトラムドプラ法	43

■ せ

声帯手術	269
生体腎移植術	314
声門上器具	118
脊髄くも膜下麻酔	153
脊椎手術	249
赤血球濃厚液	109
説明と同意	2
セボフルラン	78, 80
線維束攣縮	92
仙骨硬膜外麻酔	156, 304
前十字靭帯再建術	253
全静脈麻酔	146
先天性食道閉鎖症	309
前立腺全摘術	263

■ そ

挿管困難	405
早期産	308
僧帽弁狭窄症	222
僧帽弁形成術・置換術	222
僧帽弁前尖収縮期前方運動	223
僧帽弁閉鎖不全症	222
ソーダライム	112

鼠径ヘルニア 307

■ た

ターニケット 253
ターニケットペイン 254
胎児毒性 288
大腿神経ブロック 165
大動脈炎症候群 409
大動脈解離手術 226
大動脈弁バルーン拡張 230
胎盤通過性 288
ダヴィンチサージカルシステム 316
高安動脈炎 409
多形性紅斑 415
脱分極性筋弛緩薬 91
ダナパロイド 389
多発性筋炎 403
多発性硬化症 401
ダブルルーメンチューブ 123, 127, 193
断層法 43
ダントロレン 344
タンパク結合率 100

■ ち

チアミラール 85
チオペンタール 85
チクロピジン 390
中心静脈圧 30, 32
中心静脈血酸素飽和度 38
中心静脈ライン 138
中部食道右室流入流出路断面 47
中部食道四腔断面 45
中部食道上下大静脈断面 47
中部食道上行大動脈短軸断面 47
中部食道上行大動脈長軸断面 46
中部食道大動脈弁短軸断面 47
中部食道長軸断面 46
中部食道二腔断面 46
超音波頚動脈血流モニター 57
腸間膜牽引症候群 189
超緊急帝王切開術 293
腸骨鼠径・腸骨下腹神経ブロック 175

腸切除 188
直視型喉頭鏡 121
貯血式自己血輸血 251
鎮静 150
鎮静薬 11

■ つ

吊り上げ式腹腔鏡下手術 191

■ て

帝王切開術 291
低カリウム血症 107
低血圧 327
低血圧麻酔 249, 252
抵抗消失法 157
低酸素 319
低酸素血症 319
低酸素症 319
低酸素性肺血管収縮 192
低出生体重児 305, 308
低心機能患者 376
低侵襲心臓外科手術 222
低流量麻酔 149
デクスメデトミジン 83
デスフルラン 78, 80
テトラカイン 101
デルマトーム 157
電気痙攣療法 278
電磁干渉 378
天疱瘡 414

■ と

統合失調症 386
透析 363
糖尿病 380
動脈圧波形解析法 39, 41
動脈血酸素飽和度 36
動脈ライン 137
特発性血小板減少性紫斑病 419
ドナー 313
ドパミン 94
ドブタミン 94
トリクロホスナトリウム 12

425

■ な

トロンボエラストグラム	75
内頚静脈球部酸素飽和度	52
内頚動脈内膜剥離	211
内側前腕皮神経	214
生ワクチン	15
ナロキソン	89

■ に

ニカルジピン	97
ニコランジル	17, 97
二次ガス効果	148
ニトログリセリン	97
日本麻酔科学会気道確保 アルゴリズム	129
乳酸リンゲル液	106
尿崩症	248
妊娠	286
妊婦	295

■ ね

ネオスチグミン	92
熱希釈法	39

■ の

脳腫瘍手術	243
脳脊髄液ドレナージ	205
ノルアドレナリン	94

■ は

肺エコー	70
肺気腫	366
肺血管抵抗	236
肺血栓塞栓症	256, 341
肺切除	192
肺塞栓症	48
肺体血流比	233
肺動脈圧	32
肺動脈カテーテル	32, 40, 139
肺動脈楔入圧	32, 34
肺動脈弁閉鎖不全症	40
バソプレシン	96

抜管	133
バッグ・バルブ・マスク	116
白血病	418
バランス麻酔	144
針先点滅法	140
パルスオキシメータ	138
反回神経麻痺	354

■ ひ

ビーチチェア位	257
皮下気腫	191
非観血的動脈圧	24
膝関節手術	253
ヒスタミン H_2 受容体拮抗薬	12
肥大型心筋症	406
非脱分極性筋弛緩薬	92
ビデオ喉頭鏡	122
皮膚筋炎	403
披裂軟骨内転術	269
頻拍	330
ピン方式	113

■ ふ

不安定頻拍	331
フェイスマスク換気	115
フェニレフリン	94
フェンタニル	87
フェントラミン	17, 267
フォンダパリヌクス	388
不活化ワクチン	15
腹横筋膜面ブロック	173
腹臥位	250, 358
腹腔鏡下結腸切除	190
腹腔鏡下胆嚢摘出	190
副交感神経遮断薬	12
副交感神経反射	189
副甲状腺機能亢進症	411
副甲状腺機能低下症	412
腹直筋鞘ブロック	174
腹部大動脈置換術	199
腹部大動脈瘤手術	199
不整脈	22, 330
ブピバカイン	101, 154

ブラ	367
プリセップ CV オキシメトリーカテーテル	38, 53
フルストマック	126, 189
フルマゼニル	83, 86
フルルビプロフェン	303
フロートラックセンサー	27, 42
プローブサイズ	235
プロカイン	99, 101
プロスタサイクリン PGI$_2$	189
フロセミド	98
プロタミン	217
プロトロンビン時間	75
プロプラノロール	17
プロポフォール	81
プロポフォール静注症候群	82
分光光度法	36
分離肺換気	192

■へ

平均血圧	25
閉鎖神経ブロック	169
ペースメーカー	378
ベクロニウム	92
ペチジン	348
ヘパリン	388
ヘパリン起因性血小板減少症	392
ヘパリンリバウンド	228
扁桃摘出	274

■ほ

膀胱全摘術	263
膀胱尿管新吻合	265
房室解離	31
放射線照射後	368
母指内転筋	63
母指内転筋モニタリング	63
ポストテタニックカウント	62
ボリュームビュー	42

■ま

麻酔器	112
麻酔器の始業点検	113

麻酔前投薬	11
マスク換気	115
マスク換気困難	7
末梢静脈ライン	136
末梢挿入中心静脈カテーテル	139
麻薬性鎮痛薬・拮抗薬	87
マンニトール	98, 241

■み

水中毒	262
ミダゾラム	12, 83
未破裂脳動脈瘤手術	240
ミルリノン	97

■む

ムコ多糖症	412

■め

メピバカイン	101

■も

モノアミンオキシダーゼ阻害薬	16
モルヒネ	88, 294
モルヒネ -3- グルクロニド	88

■や

薬剤の母乳移行	286
薬物相互作用	68
薬物動態シミュレーション	69
薬物動態モデル	67
薬物動態・薬力学モニタリング	67
薬力学モデル	68

■ゆ

誘発電位	241, 245
輸液製剤	105
輸血関連急性肺障害	110
輸血拒否患者	397
輸血製剤	108

■よ

腰神経叢ブロック	170
予防接種	15

四連刺激　　　　　　　　62

■ ら

ライン確保　　　　　　　136
ラテックスアレルギー　　　7
ラリンゴマイクロ手術　　272
ラリンジアルマスク　118, 301
ランジオロール　　　　　97
卵巣腫瘍手術　　　　　　284

■ り

リークテスト　　　　　　193
リクルートメント手技　　320
リドカイン　　　　　99, 101
利尿薬　　　　　　　　　98
良肢位　　　　　　　　　356
両手法　　　　　　　　　115
輪状甲状腺　　　　　　　130

■ る

類天疱瘡　　　　　　　　414
ループ利尿薬　　　　　　98

■ れ

レーザースペックルフロー
　グラフィー　　　　　　59
レーザーフレックスチューブ　272
レギチーン®　　　　　　267
レボブピバカイン　　　　101
レミフェンタニル　　　　88
連続心拍出量　　　　　　37

■ ろ

漏斗胸手術　　　　　　　195
ロクロニウム　　　　　　92
ロピバカイン　　　　　　101
ロボット支援腹腔鏡下前立腺全摘術
　　　　　　　　　　　316

■ わ

ワルファリン　　　　　　388
腕神経叢ブロック　　　　160

■ 数字

1 回拍出量変動　　　　　29
3-3-2 チェック　　　　　8
3 コンパートメントモデル　67
3 電極システム　　　　　21
4-2-1 ルール　　　　　　105
4Ts　　　　　　　　　　393
5 電極システム　　　　　22

■ A

α 遮断薬　　　　　　　　17
ACE 阻害薬　　　　　　　16
ACT　　　　　　　　　　75
active cardiac condition　376
A-line　　　　　　　　　71
Allen's test　　　　　　138
Apfel スコア　　　　　　345
APTT　　　　　　　　　75
ARB　　　　　　　　　　16
ARDS　　　　　　　　　404
ASA physical status 分類　6
ASD　　　　　　　　　　237
awake craniotomy　　　245

■ B

β 遮断薬　　　　　　　　17
BAV　　　　　　　　　　230
Behçet 病　　　　　　　416
BIS　　　　　　　　　　256
BIS（bispectral index）モニター　65
Blalock-Taussig シャント手術（BTS）
　　　　　　　　　　　238
B-line　　　　　　　　　71
BNP　　　　　　　　　　376
BURP（backward-upward-rightward
　pressure）　　　　　126

■ C

CABG　　　　　　　　　219
CaO_2　　　　　　　　　37
cardiopulmonary resuscitation
　（CPR）　　　　　　　336

CAS	211
CCO	37
CCS 分類	219
CEA	211
Child-Pugh 分類	185, 371
CO	36
context-sensitive half time（CSHT）	89
cricoid pressure	275
cross-sectional area（CSA）	10
Cushing 症候群	410
C$\bar{\text{v}}$O$_2$	37
CVP	30

■ D

DAM（difficult airway management）	129
Diprifusor™	82

■ E

echo free space	48
EMG チューブ	123, 273
Enhanced recovery after surgery （ERAS）プロトコール	10
EVAR	199, 201

■ F

Fallot 四徴症（TOF）	237
Fick の原理	36
Fontan 手術	238

■ G

γ	95
Glenn 手術	238
Gross 分類	309

■ H

HELLP 症候群	291
HES 製剤	107, 364
HFOV	302
HIT	392
HPV	192

Hugh-Jones の呼吸困難の重症度分類	6
Huntington 病	401

■ I

INVOS®	51
iv-PCA（intravenous-patient control analgesia）	177

■ J

Jacoby 線	153
JRC 蘇生ガイドライン 2015	335

■ K

Kartagener 症候群	404
kissing sign	48
Klinefelter 症候群	413

■ L

LAP	34
laryngospasm notch	326
LiDCOrapid	42
lipid rescue	104
LMA	119
LSFG	60
lung pulse	71
lung sliding	71
LVEDP	34

■ M

MAC	78, 302
Macintosh 型喉頭鏡	121
malignant hyperthermia	343
Mallampati 分類	7
MAOI	16
Marfan 症候群	409
Meigs 症候群	284
MEP（motor evoked potential）	54
MGFA 分類	395
MICS	222
Miller 型喉頭鏡	121
M モード	43, 72
MRI 検査	150

429

N

NIBP	24
NIRS	51
NO	239
NSAIDs	296
Nuss 法	195
NYHA 分類	6, 219

P

Parkinson 病	400
PAWP	34
PCI	390
PCV	141
PDEⅢ阻害薬	98
PDPH	155
pencil point 針	153
PICC	139
PiCCO$_2$	42
PI カテーテル	306
PONV	280
postdural puncture headache （PDPH）	351
post operative nausea and vomiting （PONV）	345
Pringle 法	186
PRIS	82
PT	75
PTC	62
PVC	333

Q

Qp/Qs	233
Quinke 針	153

R

RAE チューブ	123
RALP	316
rapid pacing	231
rapid tocolysis	291
Recklinghausen 病	402
Revised Cardiac Risk Index	374
rSO$_2$	51

S

SAM	223
SaO$_2$	36
SAS	368
ScvO$_2$	38
SGA	118
SjO$_2$	51
Sjögren 症候群	416
SmartPilot® View	69, 144, 245, 270
Stanford 分類	226
step down 法	81
ST 上昇	23
ST 低下	23
stroke volume variation （SVV）	29
S$\bar{v}$O$_2$	36, 41

T

TAP block	173
TAVI	229
TCI （target controlled infusion）	81
TCI ポンプ	82
TE-371	82
TEE	43
TEE プローブの洗浄法	45
TEG	75
TEVAR	209
thyroidmental distance	8
TIVA	146
TLARI	110
TOF ウォッチ®	62, 63
torsade de pointes	333
train-of-four （TOF）	62
transcranial Doppler （TCD）	56
triple-airway-maneuver	115
TUL	265
TUR-Bt	261
Turner 症候群	413
TUR-P	261
TUR 症候群	262

U

upper lip bite test	8

■ V

Vaughan Williams 分類	333
VCV	141
VIMA	148

■ W

$\dot{V}O_2$	36
VSD	237
West 分類	35

麻酔科グリーンノート   ©

発　行	2018 年 5 月 15 日　　1 版 1 刷
監修者	国　沢　卓　之
編著者	岩　崎　　肇
発行者	株式会社　中外医学社
	代表取締役　青　木　　滋

〒 162-0805　東京都新宿区矢来町 62
電　　話　　(03) 3268-2701 (代)
振替口座　　00190-1-98814 番

印刷・製本 / 三和印刷(株)　　　　〈MS・HU〉
ISBN978-4-498-05536-0　　　　Printed in Japan

JCOPY ＜(社)出版者著作権管理機構 委託出版物＞

本書の無断複写は著作権法上での例外を除き禁じられています.
複写される場合は，そのつど事前に，(社)出版者著作権管理機構
(電話 03-3513-6969, FAX 03-3513-6979, e-mail: info@
jcopy. or. jp) の許諾を得てください.